U0239968

本草品汇精要

⑤

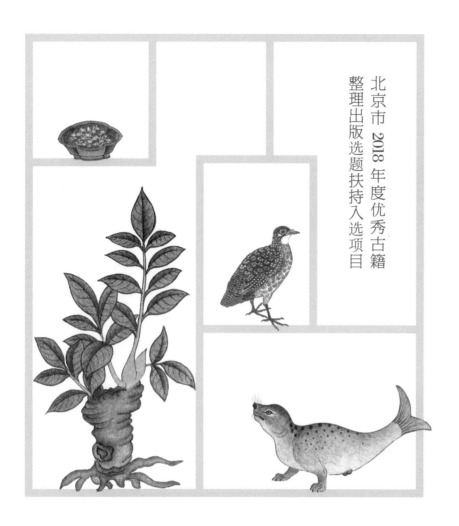

北京市 2018 年度优秀古籍
整理出版选题扶持入选项目

〔明〕刘文泰 等/撰

曹 晖/校注

北京科学技术出版社

图书在版编目（CIP）数据

本草品汇精要 . 5 /（明）刘文泰等撰；曹晖校注 . —北京：北京科学技术出版社，2019.10

ISBN 978-7-5304-9810-1

Ⅰ . ①本… Ⅱ . ①刘… ②曹… Ⅲ . ①本草—中国—明代 Ⅳ . ① R281.3

中国版本图书馆 CIP 数据核字（2019）第 081325 号

本草品汇精要5

校　　注：	曹　晖
责任编辑：	侍　伟　李兆弟　董桂红　吕　艳
责任校对：	贾　荣
责任印制：	李　茗
封面设计：	蒋宏工作室
图文制作：	樊润琴
出 版 人：	曾庆宇
出版发行：	北京科学技术出版社
社　　址：	北京西直门南大街16号
邮政编码：	100035
电话传真：	0086-10-66135495（总编室）
	0086-10-66113227（发行部）　　0086-10-66161952（发行部传真）
电子信箱：	bjkj@bjkjpress.com
网　　址：	www.bkydw.cn
经　　销：	新华书店
印　　刷：	北京捷迅佳彩印刷有限公司
开　　本：	787mm×1092mm　　1/16
字　　数：	468千字
印　　张：	39
版　　次：	2019年10月第1版
印　　次：	2019年10月第1次印刷

ISBN 978-7-5304-9810-1/R・2506

定　价：980.00元

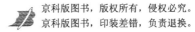

目　录

本草品汇精要卷之三十五

米谷部上品 …………… 4

胡麻 ………… 4

巨胜子 ………… 7

胡麻油 ………… 9

青蘘 ………… 11

麻蕡 ………… 13

白油麻 ………… 16

饴糖 ………… 19

灰藋 ………… 21

师草实 ………… 23

寒食饭 ………… 23

䒱米 ………… 23

狼尾草 ………… 23

本草品汇精要卷之三十六

米谷部中品 …………… 28

生大豆 ………… 28

大豆黄卷 ………… 31

赤小豆 ………… 33

酒 ………… 36

粟米 ………… 40

秫米 ………… 43

粳米 ………… 46

青粱米 ………… 49

黍米 ………… 51

丹黍米 ………… 53

白粱米 ………… 55

黄粱米 ………… 57

䆉米 ………… 59

舂杵头细糠 ………… 61

小麦 ………… 63

大麦 ………… 66

穬麦 ………… 69

曲 ………… 71

荞麦 ………… 74

藊豆 ………… 76

豉 ………… 78

绿豆 ………… 82

白豆 ………… 84

胡豆子 ………… 86

东廧 ………… 86

麦苗 ………… 86

本草品汇精要卷之三十七

米谷部下品 …………… 90

醋 ………… 90

糯稻米 …………… 93

稷米 …………… 96

腐婢 …………… 99

酱 ………… 101

陈廪米 ………… 103

罂子粟 ………… 105

豌豆 ………… 108

青小豆 ………… 110

糟笋中酒 ……… 112

社酒 ………… 112

蓬草子 ………… 112

寒食麦仁粥 …… 112

本草品汇精要卷之三十八

菜部上品 ………… 116

　冬葵子 ………… 116

　苋实 ………… 119

　胡荽 ………… 122

　邪蒿 ………… 125

　茼蒿 ………… 127

　胡瓜叶 ………… 129

　石胡荽 ………… 131

　芜菁 ………… 133

　白冬瓜 ………… 137

　白瓜子 ………… 140

　甜瓜 ………… 142

　瓜蒂 ………… 144

　越瓜 ………… 147

　芥 ………… 149

白芥 …………… 152

莱菔根 ………… 154

菘菜 …………… 157

苦菜 …………… 160

荏子 …………… 162

黄蜀葵 ………… 165

红蜀葵 ………… 167

龙葵 …………… 170

苦耽 …………… 172

苦苣 …………… 174

苜蓿 …………… 176

荠 …………… 178

罗勒 …………… 180

蕨 …………… 182

本草品汇精要卷之三十九

菜部中品 ………… 186

　生姜 ………… 186

　干姜 ………… 189

　蓼实 ………… 192

　葱实 ………… 195

　韭 ………… 199

　薤 ………… 202

　荶菜 ………… 205

　荆芥 ………… 207

　白襄荷 ………… 210

　紫苏 ………… 213

　水苏 ………… 216

　香薷 ………… 219

2

薄荷 …………………… 222
葫芦 …………………… 225
甘露子 ………………… 227
蘑菇 …………………… 229
香菜 …………………… 231
薇菜 …………………… 233
天花 …………………… 235
胡萝卜 ………………… 237
秦荻梨 ………………… 239
醍醐菜 ………………… 240
翘摇 …………………… 241

本草品汇精要卷之四十

菜部下品 ……………… 246
苦瓠 …………………… 246
葫 ……………………… 249
蒜 ……………………… 252
胡葱 …………………… 255
莼 ……………………… 257
水靳 …………………… 259
马齿苋 ………………… 261
茄子 …………………… 264
繁蒌 …………………… 267
白苣 …………………… 270
落葵 …………………… 272
堇 ……………………… 274
蕺 ……………………… 276
马芹子 ………………… 278
芸薹 …………………… 280

菠薐 …………………… 282
苦荬 …………………… 284
鹿角菜 ………………… 286
莙荙 …………………… 288
东风菜 ………………… 290
雍菜 …………………… 292
玉簪花 ………………… 293
甘蓝 …………………… 296

本草品汇精要卷之四十一

本草图经本经外草类… 301
水英 …………………… 301
丽春草 ………………… 303
坐拏草 ………………… 305
紫堇 …………………… 307
杏叶草 ………………… 309
水甘草 ………………… 311
地柏 …………………… 313
紫背龙牙 ……………… 315
攀倒甑 ………………… 317
佛甲草 ………………… 319
百乳草 ………………… 321
撮石合草 ……………… 323
石荠 …………………… 325
百两金 ………………… 327
小青 …………………… 329
曲节草 ………………… 331
独脚仙 ………………… 333
露筋草 ………………… 335

红茂草 …………………… 337
见肿消 …………………… 339
半天回 …………………… 341
龙牙草 …………………… 343
苦芥子 …………………… 345
野兰根 …………………… 347
都管草 …………………… 349
小儿群 …………………… 351
菩萨草 …………………… 353
仙人掌草 ………………… 355
紫背金盘草 ……………… 357
石逍遥草 ………………… 359
胡堇草 …………………… 361
无心草 …………………… 363
千里光 …………………… 365
九牛草 …………………… 367
刺虎 ……………………… 369
生瓜菜 …………………… 371
建水草 …………………… 373
紫袍 ……………………… 375
老鸦眼睛草 ……………… 377
天花粉 …………………… 379
琼田草 …………………… 381
石垂 ……………………… 383
紫金牛 …………………… 385
鸡项草 …………………… 387
拳参 ……………………… 389
根子 ……………………… 391
杏参 ……………………… 393
赤孙施 …………………… 395

田母草 …………………… 397
铁线 ……………………… 399
天寿根 …………………… 401
百药祖 …………………… 403
黄寮郎 …………………… 405
催风使 …………………… 407
阴地厥 …………………… 409
千里急 …………………… 411
地芙蓉 …………………… 413
黄花了 …………………… 415
布里草 …………………… 417
香麻 ……………………… 419
半边山 …………………… 421
火炭母草 ………………… 423
亚麻子 …………………… 425
田麻 ……………………… 427
鸩鸟威 …………………… 429
茆质汗 …………………… 431
地蜈蚣 …………………… 433
地茄子 …………………… 435
水麻 ……………………… 437
金灯 ……………………… 438
石蒜 ……………………… 439
荨麻 ……………………… 441
山姜 ……………………… 443
马肠根 …………………… 445
撒馥兰 …………………… 447

本草图经本经外木蔓类 … 449
　大木皮 ………………… 449

崖棕	451	玉英	503
鹅抱	453	璧玉	503
鸡翁藤	455	合玉石	503
紫金藤	457	紫石华	503
独用藤	459	白石华	503
瓜藤	461	黑石华	504
金棱藤	463	黄石华	504
野猪尾	465	厉石华	504
烈节	467	石肺	504
杜茎山	469	石肝	504
血藤	471	石脾	504
土红山	473	石肾	504
百棱藤	475	封石	504
祁婆藤	477	陵石	504
含春藤	479	碧石青	504
清风藤	481	遂石	505
七星草	483	白肌石	505
石南藤	485	龙石膏	505
石合草	487	五羽石	505
马接脚	489	石硫青	505
芥心草	491	石硫赤	505
醋林子	493	石耆	505
天仙藤	495	紫加石	505
		终石	505

本草品汇精要卷之四十二

有名未用总一百九十四

种	503	玉伯	506
		文石	506
		曼诸石	506
青玉	503	山慈石	506
白玉髓	503	石濡	506
		石芸	506

石剧	……………	506	天雄草	……………	510
路石	……………	506	雀医草	……………	510
旷石	……………	507	木甘草	……………	510
败石	……………	507	益决草	……………	510
越砥	……………	507	九熟草	……………	510
金茎	……………	507	兑草	……………	510
夏台	……………	507	酸草	……………	510
柒紫	……………	507	异草	……………	510
鬼目	……………	507	灌草	……………	511
鬼盖	……………	507	蓜草	……………	511
马颠	……………	508	莘草	……………	511
马唐	……………	508	勒草	……………	511
马逢	……………	508	英草华	……………	511
牛舌实	……………	508	吴葵华	……………	511
羊乳	……………	508	封华	……………	511
羊实	……………	508	陕华	……………	511
犀洛	……………	508	排华	……………	511
鹿良	……………	508	节华	……………	511
菟枣	……………	508	徐李	……………	512
雀梅	……………	509	新雉木	……………	512
雀翘	……………	509	合新木	……………	512
鸡涅	……………	509	俳蒲木	……………	512
相乌	……………	509	遂阳木	……………	512
鼠耳	……………	509	学木核	……………	512
蛇舌	……………	509	木核	……………	512
龙常草	……………	509	枸核	……………	512
离楼草	……………	509	荻皮	……………	512
神护草	……………	509	桑茎实	……………	512
黄护草	……………	510	满阴实	……………	512
吴唐草	……………	510	可聚实	……………	513

6

让实 …………………… 513　　苗根 …………………… 516

蕙实 …………………… 513　　参果根 ………………… 516

青雌 …………………… 513　　黄辩 …………………… 516

白背 …………………… 513　　良达 …………………… 516

白女肠 ………………… 513　　对庐 …………………… 516

白扇根 ………………… 513　　粪蓝 …………………… 516

白给 …………………… 513　　委蛇 …………………… 516

白并 …………………… 513　　麻伯 …………………… 516

白辛 …………………… 514　　王明 …………………… 517

白昌 …………………… 514　　类鼻 …………………… 517

赤举 …………………… 514　　师系 …………………… 517

赤涅 …………………… 514　　逐折 …………………… 517

黄秫 …………………… 514　　并苦 …………………… 517

徐黄 …………………… 514　　父陛根 ………………… 517

黄白支 ………………… 514　　索干 …………………… 517

紫蓝 …………………… 514　　荆茎 …………………… 517

紫给 …………………… 514　　鬼麗 …………………… 517

天蓼 …………………… 514　　竹付 …………………… 518

地朕 …………………… 515　　秘恶 …………………… 518

地芩 …………………… 515　　唐夷 …………………… 518

地筋 …………………… 515　　知杖 …………………… 518

地耳 …………………… 515　　垄松 …………………… 518

土齿 …………………… 515　　河煎 …………………… 518

燕齿 …………………… 515　　区余 …………………… 518

酸恶 …………………… 515　　三叶 …………………… 518

酸赭 …………………… 515　　五母麻 ………………… 518

巴棘 …………………… 515　　疥拍腹 ………………… 518

巴朱 …………………… 515　　常吏之生 ……………… 518

蜀格 …………………… 516　　救赦人者 ……………… 518

累根 …………………… 516　　丁公寄 ………………… 519

7

城里赤柱 …………… 519
城东腐木 …………… 519
芥 …………………… 519
载 …………………… 519
庆 …………………… 519
腜 …………………… 519
雄黄虫 ……………… 519
天社虫 ……………… 519
桑蠹虫 ……………… 520
石蠹虫 ……………… 520
行夜 ………………… 520
蜗篱 ………………… 520
麋鱼 ………………… 520
丹戬 ………………… 520
扁前 ………………… 520
蚘类 ………………… 520
蜇厉 ………………… 520
梗鸡 ………………… 520
益符 ………………… 520
地防 ………………… 521
黄虫 ………………… 521
薰草 ………………… 521
姑活 ………………… 521
别羁 ………………… 521
牡蒿 ………………… 521
石下长卿 …………… 522
麢舌 ………………… 522
练石草 ……………… 522
弋共 ………………… 522
覃草 ………………… 522

五色符 ……………… 523
襄草 ………………… 523
翘根 ………………… 523
鼠姑 ………………… 523
船虹 ………………… 523
屈草 ………………… 523
赤赫 ………………… 524
淮木 ………………… 524
占斯 ………………… 524
婴桃 ………………… 524
鸩鸟毛 ……………… 524
彼子 ………………… 525

今退二种 一种宋附, 一种名医
别录 ……………… 526
地菘 ………………… 526
鸡肠草 ……………… 526

本草品汇精要附录… 527
解百药及金石等毒例 … 527
服药食忌例 ………… 530
凡药不宜入汤酒者 … 531
药味畏恶反忌 ……… 532
妊娠服禁 …………… 547
旧本地名即今当代郡邑 … 548

药图图名目录…………559
药名笔画索引…………581
后记…………………609

8

本草品汇精要

·卷之三十五·

米谷部
上品

三种	神农本经 朱字
二种	名医别录 黑字
二种	宋本先附 注云宋附
一种	今分条
四①种	陈藏器余

已上总一十二②种，内五③种今增图

---

① 四：原作"三"，据下文"四种陈藏器余"改。
② 一十二：原作"一十一"，据药味总数改。
③ 五：原作"四"，据同卷目录下实际今增图
数改。

胡麻_{叶附}　　　巨胜子_{油、叶附，原附胡麻下，今分条并增图}

胡麻油_{宋附，今增图}　　青蘘^①_{今增图}　　　麻蕡^②_{子附}

白油麻_{宋附}　　　饴糖_{今增图}　　　　灰藋_{今增图}

四种陈藏器余

师草实　　　　　寒食饭　　　　　　莴米

狼尾草

---

① 蘘：原注"音薪"。
② 蕡：原注"音坟"。

本草品汇精要卷之三十五

米谷部上品

○ 谷之木

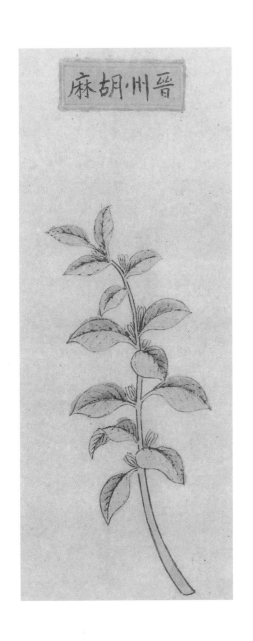
麻胡州晋

胡麻

无毒　植生

胡麻出神农本经。主伤中，虚赢，补五内，益气力，长肌肉，填髓脑。久服轻身，不老。以上朱字神农本经。坚筋骨，疗金疮，止痛及伤寒，温疟，大吐后虚热赢困，明耳目，耐饥渴，延年。以上黑字名医所录。

名　藤苰、鸿藏、方金。

苗　〔图经曰〕苗梗如麻，而叶圆锐，光泽，嫩时可作蔬，道家多食之。按《广雅》云：藤苰，胡麻也。陶隐居云：其茎方者名巨胜，圆者名胡麻。苏恭云：其实角作八棱者名巨胜，六棱、四棱者为胡麻。如此，巨胜、胡麻为二物矣。或云本生胡中，形体类麻，故名胡麻也。然仙方中乃有服食胡麻、巨胜二法，功用小别，亦如天雄、附子有分二物之义。今按时用内实扁小而三棱者为胡麻，四棱差大而方者为巨胜，今服食家最为要药。又一种，形类大麻，叶如荏而狭尖，茎方，高四五尺，开黄花，结子成房，如胡麻角而小，其色黄，俗谓之黄麻。其实黑色，如韭子而粒细，味苦如胆，略无膏油，乃是今之油麻，非此胡麻也。〔衍义曰〕胡麻，诸家之说参差不一，止是今脂麻，更无他义。盖其种出于大宛，故言胡麻。今胡地所出者，皆肥大，其纹鹊，其色紫黑，有如此区别，取油亦多。故《诗》云：松下饭胡麻，此乃是所食之谷无疑，与白麻油为一等，如川大黄、川当归、川升麻、上党人参、齐州半夏之类，不可与他土者更为二物，盖特以其地之所宜立名也，是知胡麻与白油麻为一物。尝官于顺安军、雄、霸州之间，备见之。又二条皆言无毒，治疗大同，今之用白油麻世不可一日阙也。然亦不至于大寒，宜详审之。

地　〔图经曰〕生上党川泽，今处处有，皆园圃所种，稀复野生。〔道地〕出胡地者佳。

时　〔生〕春生苗。〔采〕八月、九月取子。

收　日干。

用　子，三棱者佳。

色 紫黑。

味 甘。

性 平。

气 气厚于味，阳也。

臭 香。

主 养五脏，坚筋骨。

制 〔雷公云〕若修事一斤，先以水淘，浮者去之，沉者漉出，令干，以酒拌蒸，从巳至亥，出，摊晒干，于臼中舂令粗皮一重尽，拌小豆相对同炒，小豆熟即出，去小豆用之。上有薄皮亦留用，力在皮壳也。一法九蒸九暴。

治 〔疗〕〔药性论云〕患崩中血凝疰者，生捣内汤中绞汁服。〔日华子云〕疗产后羸困及止心惊。〔别录云〕生嚼，涂小儿头疮及浸淫恶疮，妇人阴疮。〔补〕〔日华子云〕补中益气，耐寒暑，疗劳气。○叶，作汤沐，润毛发，滑皮肤，益血色，令发长。

合治 合白大豆、枣，九蒸九暴，作丸食，令人不饥，延年，断谷。○合苍耳子，捣末服，疗风癞。

禁 蒸不熟，令人发落。○生菜。

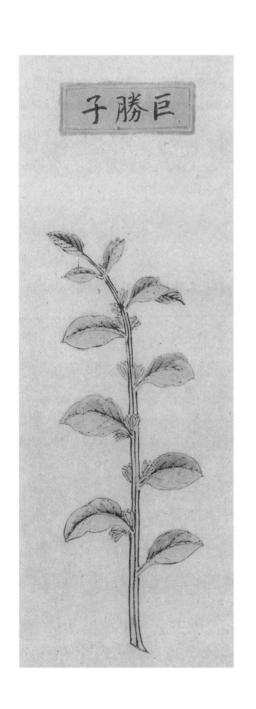

巨胜子

无毒　植生

巨胜子主五脏虚损，羸瘦，益气力，坚筋骨。○油，主天行热闭肠结。○叶，可沐头，令发长，润泽。
名医所录。

名 狗虱、方茎。

苗 〔图经曰〕巨胜与胡麻形体相类。陶隐居云：茎圆者为胡麻，茎方者为巨胜。苏恭云：其实作角八棱者名巨胜，六棱、四棱者名胡麻。如此，胡麻、巨胜为二物矣。然八棱之中，最为大胜，故名巨胜也。《广雅》云：狗虱，巨胜也。葛稚川亦云：胡麻中有一叶两荚者为巨胜。今按时用其角内实扁小而三棱者为胡麻，差大、四棱而方者为巨胜也。

地 〔图经曰〕生上党川泽，今处处有之，皆园圃所种，稀复野生。〔道地〕生胡地者甚佳。

时 〔生〕春生苗。〔采〕八月、九月取子。

收 日干。

用 子，四棱者佳。

色 紫、黑。

味 甘、酸、涩。

性 平，缓。

气 气之薄者，阳中之阴。

臭 香。

主 益五脏，填骨髓。

制 九蒸九暴，捣之。

治 〔疗〕〔日华子云〕利大小肠，催生落胞，逐风温气，游风，头风，涂头长发。〔补〕〔日华子云〕益肺气，润五脏，填精髓。〔别录云〕饵之令人不老，耐风湿。

合治 合白蜜等分为丸，名静神丸，益肺气，润五脏，休粮，填骨髓。

禁 蒸不熟，令人发落。

胡麻油

无毒

胡麻油主利大肠，胞衣不落。生者磨疮肿，生秃发。名医所录。

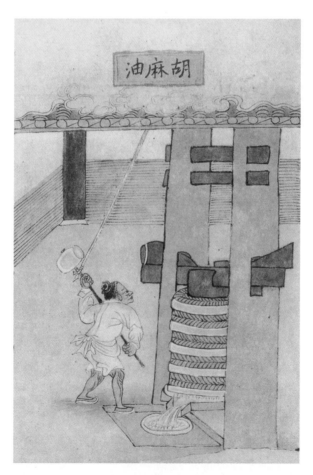

苗〔谨按〕胡麻春生苗，梗如麻，其梗圆，高三四尺而叶圆锐光泽，至秋结实，其实作角四棱、六棱者是。人采其实，去壳用仁，榨取其油，外润毛发，内滋脏腑，盖润利之功多也。

地〔图经曰〕生上党川泽，今处处有之，皆园圃所种，稀复野生。〔道地〕生胡地者甚佳。

时〔生〕无时。〔采〕无时。

色 青黄。

味 甘。

性 微寒。

气 气之薄者，阳中之阴。

臭 香。

制 熬熟入药，生亦可用。

治〔疗〕〔陈藏器云〕利天行热秘，肠内结热。○生油，杀虫。〔别录云〕主喑哑。

禁 多食损声，令体重。

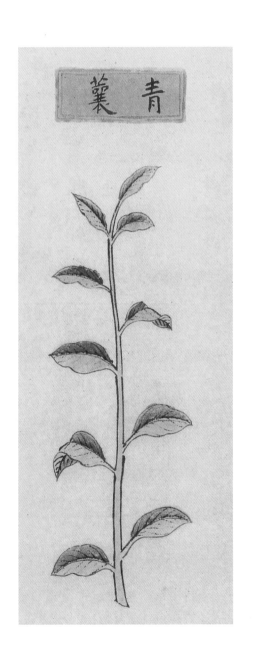

青蘘

无毒　植生

青蘘①主五脏邪气，风寒湿痹，益气，补脑体②，坚筋骨。久服耳目聪明，不饥，不老，增寿。神农本经。

———————
① 蘘：原注"音箱"。"箱"，原作"箱"，据目录改。
② 体：《证类本草》作"髓"。

名　梦神。

苗　〔衍义曰〕青蘘，即油麻叶也。陶隐居《注》亦曰：胡麻叶也。胡地脂麻，鹊色，子颇大。《日华子》云：叶作汤沐，润毛发，乃是今人所取胡麻。叶以汤浸之，良久，涎出，汤遂稠黄色，妇人用之梳发，由是言之胡麻与白油麻，今之所谓脂麻者是矣。青蘘即其叶无疑。

地　〔图经曰〕生上党川泽，今处处有之，皆园圃所种，稀复野生。〔道地〕出胡地、大宛者甚佳。

时　〔生〕春生苗。〔采〕四月、五月。

收　阴干。

用　叶。

色　青。

味　甘。

性　寒，缓。

气　气之薄者，阳中之阴。

臭　朽。

主　润毛发，益血气。

治　〔疗〕〔图经曰〕利大肠。作汤沐头，令发长。〔日华子云〕作汤沐，滑皮肤。

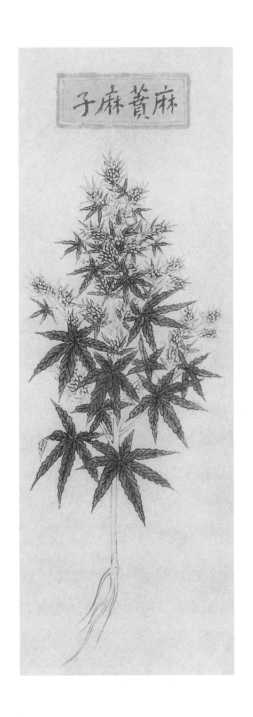

麻蕡

有毒　附麻子① 植生

麻蕡②出神农本经。主五劳七伤，利五脏，下血寒气，多食令见鬼狂走。久服通神明，轻身。○麻子，味甘，平，主补中益气，肥健不老。以上朱字神农本经。麻蕡，破积，止痹，散脓。○麻子，无毒，主中风汗出，逐水，利小便，破积血，复血脉，乳妇产后余疾，长发，可为沐药。久

---

① 附麻子：原作"麻子附"，据义例改。

② 蕡：原注"音坟"。

服神仙。以上黑字名医所录。

名 麻勃、荸、麻母。

苗 〔图经曰〕苗高丈许，叶似黄蜀葵而小，有锯齿，七月开花，子如苘实，即大麻子也。其皮沤之，可绩为布。麻蕡又谓麻勃，乃麻上花勃勃者，七月七日采。麻子，九月采，入土者不用。陶隐居以麻蕡为牡麻，牡麻则无花，苏恭以为蕡即实，非花也。又引《尔雅》蕡，荣实。及《礼》云：苴，麻之有蕡者，皆谓蕡为子也。谓其子条重出为误。按《本经》麻蕡，主七伤，利五脏，多食令人狂走。观古今方书用麻子，所治亦尔。又麻花，非所食之物，如苏之论似当矣，然朱字云麻蕡味辛，麻子味甘，此又似二物，疑本草与《尔雅》《礼记》有称谓不同者耳。又古方亦有用麻花者，云味苦，微热，无毒，主诸风及女经不利，以䗪虫为使。然则蕡也、子也、花也，其三物乎？据《绍兴校定》云：此即世之作布麻者，盖麻蕡乃麻花衣勃，其麻子即实也。然有花者即无实，有实者即不生花，似有牡牝，故分两种尔。注云：以蕡为子，理颇远矣，性味、主治各具《本经》，及诸方亦间用之，随其所宜也。其花衣勃，食之麻人，《本经》云有毒，麻实即无毒矣[①]。

地 〔图经曰〕生泰山川谷，今处处田圃莳之。

时 〔生〕春生苗。〔采〕七月七日取花勃，九月取实。

收 日干。

用 花上勃及实。

色 青、绿。

---

① 据《绍兴校定》云……无毒矣：此段文字系本书编者新补内容。

味 辛。

性 平。

气 气之薄者，阳中之阴。

臭 朽。

制 〔衍义曰〕凡用麻子，以帛包之，沸汤中浸，汤冷出之，垂井中一夜，勿令着水，次日日中暴干，就新瓦上按去壳，簸扬取仁，粒粒皆完也。

治 〔疗〕〔图经曰〕皮青，淋汤，濯瘀血。○根，煮汁冷服，主下血不止。○根及叶，疗踠折骨痛不可忍，并挝打瘀血，心腹满，气短，捣汁服。如无，煮干麻亦同。〔唐本注云〕根，产难衣不出，破血壅胀，带下，崩中不止。○沤麻汁，止消渴。○叶汁，杀蛔虫，并傅蝎毒。〔药性论云〕花，治一百二十种恶风，黑色遍身苦痒，逐诸风，恶血。○叶，沐发，长润。○麻仁，除大肠风热结涩及热淋。〔日华子云〕大麻，补虚劳，逐一切风气，长肌肉，益毛发，去皮肤顽痹，下水气及下乳，止消渴，催生，横逆产。

合治 合大豆熬香，捣末，蜜丸服，令不饥，耐老，益气。

禁 不宜多食，损血脉，滑精气，痿阳气，妇人发带疾。

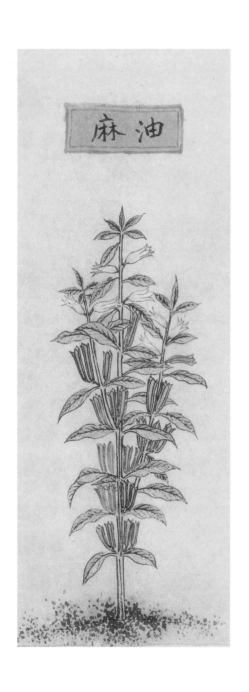

白油麻

无毒　植生

白油麻主虚劳，滑肠胃，行风气，通血脉，去头浮风，润肌。食后生啖一合，终身不辍。与乳母食，其孩子永不病生。若客热，可作饮汁服之。停久者，发霍乱。又生嚼，傅小儿头上诸疮良。久食抽人肌肉。生则寒，炒则热。○油，冷，无毒，杀五黄，下三焦热毒气，通大小肠，治蛔心痛，傅一切疮疥癣，杀一切虫。陈者煎膏，生肌长肉，止痛，消痈肿，补皮裂。名医所录。

苗〔图经^①曰〕白油麻与胡麻一等，但以其色言之，比胡麻差淡，亦不全白，今人谓之脂麻，前条已具。炒熟，乘热压出油，而谓之生油，但可点照。须再煎炼，方可谓之熟油，始可食之，复不中点照，亦一异也。如铁自火中出而谓之生铁，亦此义耳。

地〔图经曰〕出上党川泽及中原川谷，今处处有之，皆园圃所种，不复野生。

时〔生〕二月、三月。〔采〕七月、八月。

收 暴干。

用 仁、油、叶。

色 白。

味 甘。

性 大寒。

气 气之薄者，阴中之阳。

臭 香。

主 润肌肤，滑脏腑。

治〔疗〕〔图经曰〕白麻，除痈疽热病。○麻油，治蚰蜒入耳，以油煎饼，枕卧，须臾自出。〔别录云〕白麻，豌豆疮服之，即不生白浆水。蜘蛛咬人，研傅。小儿急疳疮，嚼傅。小儿软疖，焦炒，乘热嚼傅。○生麻，疗心痛无问冷热。

合治 油合葱、豉煎香，置患人枕边，令空腹，嗅而不食，疗胸喉间有痕虫，其虫即出。○乌麻油一盏，合水半盏，鸡子白

---

① 图经：《证类本草》作"衍义"。

一枚，熟搅令匀服，治伤寒三五日，忽有黄。〇白麻合酒煎，去麻服，疗呕。〇油一升，薤白三斤，油中煎令薤黑，去渣，合酒服令百脉血充盛，服金石人先宜服。〇叶捣，和浆水，绞去滓，沐头，去风润发。〇油一合，合鸡子两颗、芒硝一两，搅服之，少时即泻，治热毒，瘥。

　　禁　久食抽人肌肉。多食发冷疾，滑骨髓，发脏腑渴，困脾脏。凡饮食物，须逐日熬熟，若经宿者即动气。有**牙齿并脾胃疾，切不可吃。**

　　解　压丹石热毒。

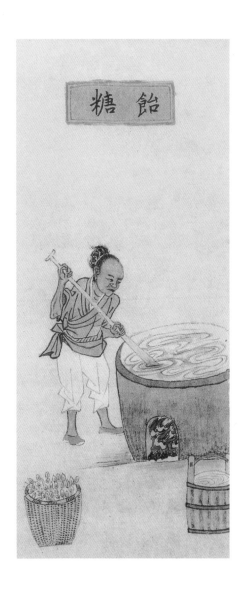

饴糖

无毒　煎炼成

饴①糖主补虚乏，止渴，去血。名医所录。

---

① 饴：原注"音贻"。

地 〔蜀本图经曰〕饴即软糖也，乃作蘖所成。北人谓之饧，以粳米、粟米、大麻、白术、黄精、枳①椇②子等并堪作之。今医家用以和药，惟糯与粟米作者入药为佳，余不堪用。蜀黍米亦可造，唐白乐天诗一楪较牙饧者是也。〔汤液本草云〕其色紫凝，如深琥珀色，谓之胶饴。色白而枯者，非胶饴即饧糖也。不入药用，中满不宜用，呕家切忌。仲景谓呕家不用建中汤，以甘故也。

收 瓷器贮之。

用 糯米作者佳。

色 紫、赤。

味 甘。

性 微温。

气 气之厚者，阳也。

臭 香。

行 足太阴经。

治 〔疗〕〔日华子云〕消痰止嗽。〔孟诜云〕止渴，去留血。〔别录云〕止吐血。误吞钱及环钗，渐食一斤便出。鱼骨鲠在喉中，为丸如鸡子黄大，吞之即瘥。〔补〕〔日华子云〕益气力，润五脏。〔孟诜云〕补虚乏，健脾胃气，益中。

合治 合酒服，疗打损瘀血。○合蔓菁、薤汁中煮沸服，治伤寒大毒嗽。

禁 多食动脾风，中满不宜用。

忌 呕家勿用。

---

① 枳：原注"音止"。
② 椇：原注"音矩"。

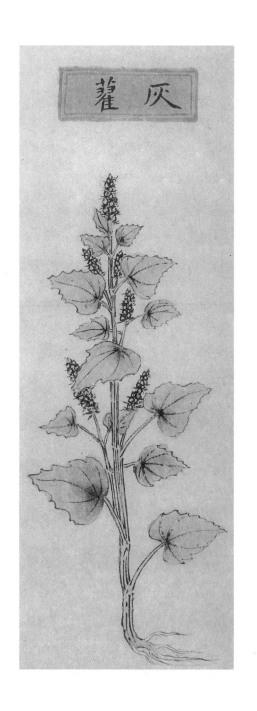

灰藋

无毒　植生

灰藋主恶疮，虫、蚕、蜘蛛等咬，捣碎，和油傅之，亦可煮食。亦作浴汤，去疥癣风瘙。烧为灰，口含及内齿孔中，杀齿䘌疳疮。取三四度淋取汁，蚀息肉，除白癜风，黑子奸[①]，著肉作疮。子炊为饭，香滑，杀三虫。名医所录。

———————
① 奸：《证类本草》作"面奸"。

名 金锁天。

苗 〔图经曰〕生熟地叶心有白粉，似藜，而藜心赤，茎大堪为杖，亦杀虫。人食为药，不如白蘵也。〔雷公云〕时呼为灰蘵，是金锁天。叶扑蔓翠上，往往有金星，堪用。若白青色，是忌女茎，不入用也。《绍兴校定》云：灰蘵，乃野生之物，《本经》主治多以外用，其子炊饭杀虫，但未闻用验之据，村人或以作菜煮食也。

地 处处有之。

时 〔生〕春生苗。〔采〕夏秋取。

收 日干。

用 茎、叶。

色 白。

味 甘。

性 平。

气 气厚于味，阳也。

臭 香。

主 杀三虫，除疥癣。

制 〔雷公云〕若使金锁天叶，茎高低二尺五寸妙也，若长若短不中使。凡用，勿令犯水，先去根，日干，用布拭上肉毛令尽，细剉，焙干用之。

四种陈藏器余

师草实味甘，平，无毒。主不饥，轻身。出东海洲岛，似大麦，秋熟，一名禹余粮，非石之余粮也。《海药》云其实如毯子，八月收之，彼常食之物。主补虚羸乏损，温肠胃，止呕逆，久食健人。一名然谷，中国人未曾见也。

寒食饭主灭瘢痕，有旧瘢及杂疮，并细研傅之。饭灰，主病后食劳。别录云[①]治蛟龙瘕，寒食饧三升，每服五合，一日三服，遂吐出蛟龙，有两头及尾也。

苘米味甘，寒，无毒。主利肠胃，益气力，久食不饥，去热，益人，可为饭。生水田中，苗子似小麦而小，四月熟。《尔雅》云：守田，似燕麦，可食，一名守气也。

狼尾草子作黍食之，令人不饥。似茅，作穗，生泽地。《广志》云：可作黍。《尔雅》云：孟，狼尾，今人呼为狼茅子、蒯草子，亦堪食，如秫米，苗似茅。

本草品汇精要卷之三十五

---

① 别录云：《证类本草》作"千金秘要"。

本草品汇精要

·卷之三十六·

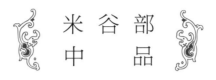

米谷部
中　品

三^①种　**神农本经** 朱字

一十六种　**名医别录** 黑字

四^②种　**宋本先附** 注云宋附

三种　**陈藏器余**

已上总二十六种，内一十七种今增图

---

① 三：原作"二"，按"生大豆"为《本经》药文，故增一。

② 四：原作"五"，"生大豆"原作宋本先附药，今据义例改为《本经》药，故减一。

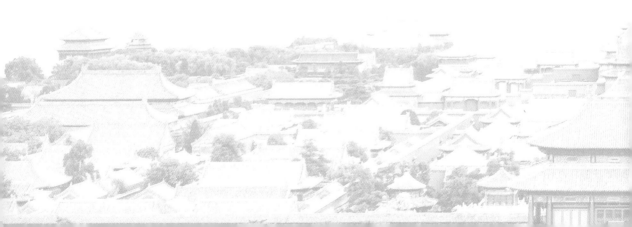

生大豆[①]穬豆附　　大豆黄卷今增图　　赤小豆

酒糟附，今增图　　粟米粉、粘[②]、糗附，今增图

秫米今增图　　粳米今增图　　青粱米

黍米今增图　　丹黍米　　白粱米今增图

黄粱米今增图　　糵[③]米今增图　　春杵头细[④]糠今增图

小麦苗、面、麸、麦[⑤]附　　大麦苗、面、麦[⑥]糵附，今增图

穬麦今增图　　曲宋附，今增图　　荞麦宋附，今增图

藊[⑦]豆叶附　　豉今增图　　绿豆宋附，䅎豆附，今增图

白豆宋附，今增图

三种陈藏器余

胡豆子　　　　东廧　　　　麦苗

----

① 生大豆：原下有小字注文"宋附"，今据义例删。

② 粘：原作"泔"，据正文改。

③ 糵：原作"蘗"，据正文药名改。

④ 细：原脱，据正文药名补。

⑤ 麦：原无，据总目补。

⑥ 麦：原无，据总目补。

⑦ 藊：原注"音扁"。

本草品汇精要卷之三十六
米谷部中品

························ ○ 谷之木

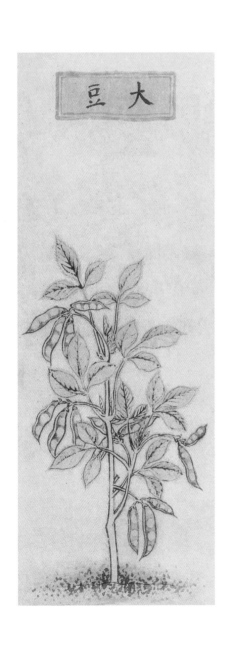

豆大

生大豆

无毒　附稆豆　植生

生大豆出神农本经。涂痈肿。煮汁饮，杀鬼毒，止痛。以上朱字神农本经。逐水胀，除胃中热痹，伤中，淋露，下瘀血，散五脏结积，内寒。杀乌头毒。久服令人身重。炒为屑，味甘，主胃中热，去肿，除痹，消谷，止腹胀。以上黑字名医所录。

苗〔图经曰〕苗高二三尺，茎叶有毛，花白，作荚，至秋收之。其豆有黑、白二种，黑者入药，白者不用。其紧小者为雄，入药尤佳。豆性本平，修治便有数等之效。煮其汁甚凉，可以压丹石毒及解诸药毒。作腐则寒而动气，炒食则热，投酒主风，作豉极冷，黄卷及酱皆平。牛食之温，马食之凉，一体而用别，大抵宜作药使尔。仙方修制黄末，可以辟谷度饥岁。然多食令人体重，久则如故矣。〔陈藏器云〕一种穭①豆，味甘，无毒，生田野，小黑。《尔雅》云：戎菽，一名驴豆，又名䔖豆。炒令黑，及热投酒中，渐渐饮之，去贼风风痹，更治妇人产后冷血。亦堪作酱。

地〔图经曰〕生泰山平泽，今处处有之。

时〔生〕三四月生苗。〔采〕九月取实。

收 日干。

用 实，黑者良。

色 黑。

味 甘。

性 平。

气 气厚于味，阳也。

臭 朽。

助 得前胡、乌喙、杏仁、牡蛎良。

反 恶五参、龙胆。

制 煮汁或炒入药用。

治〔疗〕〔日华子云〕黑豆，调中下气，通关脉。〔陈藏器云〕大豆，生服半两，除心胸烦热，去热风恍惚。煮食下热气肿，

---

① 穭：原注"音吕"。

压丹石烦热。汁消肿。〔孟诜云〕大豆，煮饮服，除胃中热痹，肠中淋露，下淋血，散五脏结聚内寒。〔蜀本云〕大豆，煮食，疗温毒水肿。〔别录云〕黑豆叶，捣傅蛇咬处。○大豆汁，涂小儿火疮及小儿斑疮、豌豆疮，并服汁。〔补〕〔陈藏器云〕大豆，明目镇心，温补。久服好颜色，变白，去风，不忘。

合治　黑豆五升，合酒一斗半，看酒紫黑色，去豆饮之，破血去风，除气防热，产后两日尤宜服。如中风口噤，加鸡白屎二升和熬，投酒中服，神效。○大豆炒令烟未断，乘热合酒中服，疗风痹，瘫痪，口噤，产后诸风。○穞豆炒黑乘热合酒中，渐渐饮之，去贼风，妇人产后冷血。○大豆合桑柴灰煮汁服，下水鼓腹胀。○大豆一升，合青竹箅子四十九枚，长四寸，阔一分，和水煮熟，日夜服，疗卒失音。○大豆合甘草煮汤饮，去一切热毒气。○大豆合饭捣涂，疗一切毒肿。

禁　豆腐多食动气。

解　金石诸药毒，杀乌头、附子毒。

忌　猪肉。

大豆黄卷

无毒

大豆黄卷出神农本经。主湿痹，筋挛，膝痛。以上朱字神农本经。五脏胃气结积，益气，止毒，去黑皯，润泽皮毛。以上黑字名医所录。

苗　〔图经曰〕黄卷是以生大豆为蘖，待其芽出是也。方书名黄卷皮，今蓐妇药中用之。

地　〔图经曰〕处处有之。

时　〔生〕无时。〔采〕无时。

收　暴干。

用　蘖。

色　黄。

味　甘。

性　平，缓。

气　气厚于味，阳也。

臭　腥。

制　以大豆不拘多寡，先以井水淘净，堆置筐内，筐口封罨蒲草，外以缸覆之，令其温暖，每日频频汲水溉，候其发蘖，取出日干用之。

治　〔疗〕〔别录云〕卷蘖，破妇人恶血。

合治　作末，合猪膏为丸服，能肥健人。

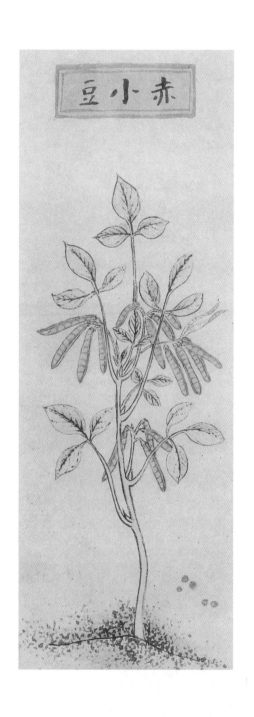

赤小豆

无毒　丛生

赤小豆出神农本经。主下水，排痈肿脓血。以上朱字神农本经。寒热，热中，消渴，止泄，利小便，吐逆，卒澼，下胀满。以上黑字名医所录。

名 脱气、藿①。

苗 〔谨按〕人家园圃多种之。春布子于熟地而生，苗高二三尺，作丛，茎、叶俱青绿色而微有毛，四五月间开红白花，随着长荚，每荚生子五七枚，至秋叶黄时，摘其荚而取其实也。其实驴食则脚轻，人食则体重耳。

地 〔图经曰〕生江淮间，今处处有之。〔衍义曰〕关西、河北、京东西皆有，人多食之。

时 〔生〕春苗。〔采〕秋取。

收 暴干。

用 实。

质 类白豆而红小。

色 赤。

味 甘、酸。

性 平，缓。

气 气味俱薄，阴中之阳。

臭 腥。

主 利水道，消痈肿。

治 〔疗〕〔图经曰〕消水肿从脚入腹，煮烂取汁，温渍膝下。若已入腹，但服豆，勿杂食。患脚气人以豆置袋中，足下朝夕展转践踏，即瘥。诸肿毒欲作痈疽者，水和末涂，便消散毒气。〔药性论云〕消热毒痈肿，散恶血不尽，烦满。治水肿，皮肌胀满，捣薄涂痈肿上，及缩气行风，疗水气，能令人美食。○汁，洗小儿急黄烂疮。〔唐本注云〕叶，止小便数，去烦热。〔日华子云〕

① 藿：原注"叶名"。

豆粉，消烦，排脓。〔衍义曰〕花，疗宿酒，渴病，妙。〔补〕〔药性论云〕健脾胃。〔日华子云〕豆粉，补血脉。○叶，食之明目。

合治　合桑白皮煮食，疗湿气痹肿。○合通草煮食，下气。○作末合鸡子白调，涂热毒痈肿。○以豆五合，合葫一头、生姜一分、商陆根一条，同水煮豆烂，去葫等，空腹取豆细嚼及徐啜汁令尽，疗水气，脚气，肿消勿服。○作末合鸡子白涂丹毒即消。○作末合葛花末服，饮酒不知醉。○作末合醋，傅疽初发。

禁　逐津液，抽肌肉，久食令人枯瘦。

解　诸肿热毒。

酒

有毒

酒主行药势，杀百邪恶毒气。名医所录。

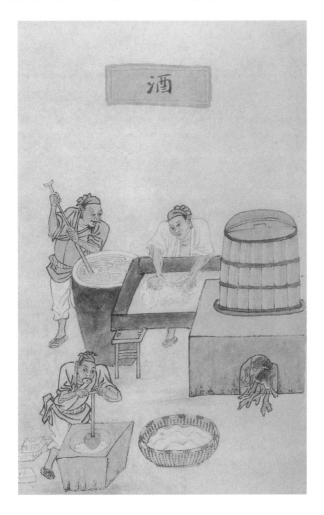

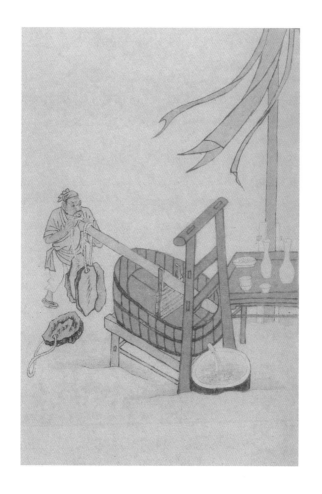

名 长春酒、清酒、灰酒、地黄酒、糟下酒、白酒、苦酒、饼子酒、葡萄酒、秔酒、糯酒、四夷酒、秫黍酒、蜜酒、煮酒、桑椹酒、鹿头酒、紫酒、豉酒、麻姑酒、羔儿酒、姜酒、金酒、东阳酒、社坛余胙酒、小豆曲酒、醇酒、新熟无灰酒、香药曲酒、豆酒、秋露白、醴①。牛膝、虎骨、仙灵脾、通草、大豆、牛蒡、枸杞等皆可酿浸作酒，今不悉载。〔谨按〕酒为消忧发怒，宣言畅意之物也。品类甚多，饮家但尚其味适口，不顾入药何如，多饮未有不作疾者。盖此主行药势，损益兼行，用之最宜斟酌。所以入药

① 醴：原注"甜酒也"。

修制，惟糯米、白曲造者为正也。按《汤液本草》云：辛者能散，苦者能下，甘者居中而缓。为引导可以通行一身之表，至极高之分。味淡者仅利小便而已。考之陶隐居云：大寒凝海，惟酒不冰。昔三人晨行遇大寒，食粥者病，腹空者死，饮酒者安。明其性热，独冠群物也。虽然余月晨行亦宜饮之，盖春月百毒蛰动，夏月暑热外凌，秋月湿气相搏，皆宜小饮以御之。由其能壮气，通血脉，俾里充实而外邪不得以侮之也。

收　瓷器盛贮。

用　白曲、糯米作者佳。

味　苦、甘、辛。

性　大热。

气　气味俱厚，阳也。

臭　香。

行　诸经。

治　〔疗〕〔唐本注云〕葡萄酒，消痰破癖。〔日华子云〕酒，通血脉，厚肠胃，除风，下气。○社坛余胙酒，治孩儿语迟，以少许吃。吐酒喷屋四角，辟蚊子。○糟，罯扑损瘀血，浸洗冻疮及傅蛇、蜂叮毒。○糟下酒，开胃下食，暖水脏，温肠胃，消宿食，御风寒。〔陈藏器云〕酒，润皮肤，散石气。○甜糟，温中，冷气，消食，亦润皮肤，调脏腑。三岁糟下有酒，以物承之，堪磨风瘙，止呕哕。〔别录云〕紫酒，治角弓风。○姜酒，主偏风，中恶。○葱、豉酒，解烦热。○蜜酒，疗风疹。〔补〕〔别录云〕桑椹酒，补五脏，明耳目。○葱、豉酒，补虚劳。○葡萄酒，益气调中，耐饥强志。取藤汁酿酒亦佳。○狗肉汁酿酒，大补。○春酒，令人肥白。

合治 热暖酒一碗合姜服，治中恶，痓忤，及通脉，养脾气，扶肝。○大豆一升，熬令汗出，簸去灰尘，投入二升酒中，久时顿服，疗食丹石人胸背急闷热者。服后少顷汗出，瘥。朝朝服之，甚去一切风，及妇人产后诸风亦可服。

禁 酒浆照无影不可饮，醉卧扇之中恶风，久饮伤神损寿。

解 一切蔬菜毒。

忌 诸甜物与乳饮之，令人气结。食猪肉醉卧黍穰中，令人患大风。白酒同牛肉食，令人腹内生虫。

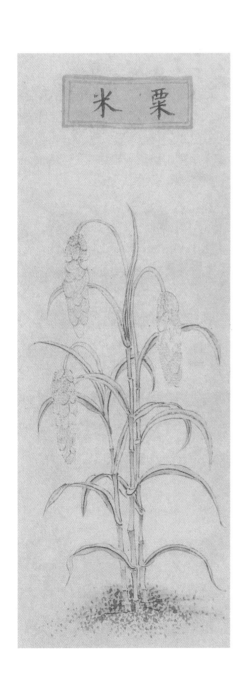

粟米

无毒　附粉、粏、糗　植生

粟米主养肾气，去胃
脾中热，益气。陈者
味苦，主胃热，消渴，
利小便。名医所录。

苗〔图经曰〕夏初生苗如稗，秋深结实，其粒比粱米而圆细。熟春令白，亦谓之白粱也。大抵人多种粟而少种粱，以其损地力而收获少耳。诸粱食之，比他谷最益脾胃，性亦相似。然其粟种类虽多，功用则无别矣。其泔汁及米粉皆入药。近世作英粉，乃用粟米浸累日令败，研澄取之，今人用去痱疮为佳。又有糗，一名麨^①，味酸，寒，无毒。和水服之，解烦热，止泄，实大肠，压石热，止渴。河东人以麦为之，粗者为干糗粮。东人以粳米为之，炒干磨成也。

地〔陶隐居云〕生江东及西间。〔唐本注云〕北土常食，多种之。

时〔生〕夏初生苗。〔采〕秋取实。

收 晒干。

用 实。

色 皮赤，肉白。

味 咸。

性 微寒。

气 气薄味厚，阴中之阳。

臭 香。

主 益脾胃，养肾气。

治〔疗〕〔图经曰〕粟米，浸累日令败，研澄取之，治痱疮。〔陶隐居云〕陈粟米作粉，止烦闷。〔唐本注云〕泔汁，主霍乱卒心烦渴，饮数升，立瘥。○臭泔，止消渴。〔陈藏器云〕粉，主卒得鬼打，水搅服之。亦主热腹痛，鼻衄，并水煮服之。○泔汁，主转筋入腹。

---

① 麨: 原注"昌少切"。

○酸泔，洗皮肤疮疥，服主五野鸡病及消渴。○下淀酸者，杀虫及恶疮。〔孟诜云〕陈粟米，止痢。〔别录云〕粟米，饮，主消渴，口干，胃中热，利小便。○碾粟米，傅小儿赤丹不止，又治小儿重舌。〔补〕〔衍义曰〕益脾胃。

合治 酸泔合臭樗皮煎服，主疳痢。○粉和水丸如桐子大，每服七丸，烂煮内醋中，治反胃，食即吐，细吞之，得下便已。○粟米半升杵如粉，和水丸如桐子大，煮令熟，点少盐，空心和汁吞下，治脾胃气弱，食不消化，呕逆反胃，汤饮不下。

禁 粟米浸至败者，食之损人。○泔汁，胃冷者不宜多食。

解 陈粟米压丹石热毒。○粳粟米解小麦虚热。○粉解诸毒。

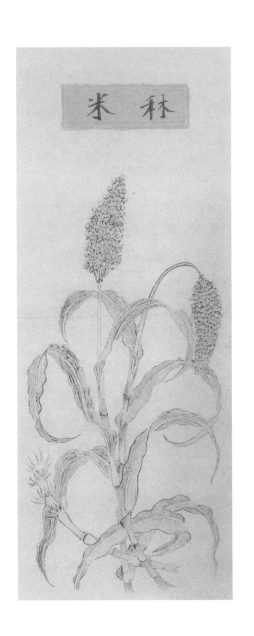

秫^①米

无毒　植生

秫米止寒热，利大肠，疗漆疮。名医所录。

---

① 秫：原注"音述"。

名　蜀黍。

苗　〔图经曰〕秫乃粟之粘者也。其苗高丈许，有节如芦，茎中有瓤，类通脱木而小白，叶长一二尺，实生茎端作穗。江南谓之粟，北土所谓蜀黍者是也。然有二种，其粘者为秫，可以酿酒；不粘者为粟，但可作糜食耳。〔唐本注云〕此米功用似稻秫也。今大都呼粟为秫，而稻秫为糯矣。北土最多，以粟、秫酿酒而汁少于黍米。粟、秫应有别功，但本草不载。凡黍稷、粟秫、秔糯，此三谷之秈①秫也。〔衍义曰〕初捣出淡黄白色，经久色如糯，最粘，故宜酿酒。今之村落作酒者是此，不堪为饭也。

地　处处有之。

时　〔生〕夏生苗。〔采〕七月②、八月取实。

收　日干。

用　实。

色　黄白。

味　甘。

性　微寒。

气　气之薄者，阳中之阴。

臭　香。

治　〔疗〕〔陶隐居云〕嚼烂，涂漆疮。〔日华子云〕嚼，傅犬咬，冻疮。〔孟诜云〕能杀疮疥毒，热壅，五脏气。○根，煮作汤，洗风。〔别录云〕秫米汁，治食鸭肉成病，胸满面赤不下食。及疗卒得浸淫疮有汁，多发于心，不早治，周身则杀人，

———————

① 秈：原注"音仙"。

② 月：原脱，据印本补。

熬秫米令黄黑，杵以傅之。并主寒热，利大肠，治漆疮，秫米饭食之，良。

合治 生捣，合鸡子白傅毒肿，良。○以一石合面三斗，和地黄一斤、茵陈蒿一斤，炙令黄，一依酿酒法，服之，疗筋骨挛急。

禁 动风，不可常食。

○ 谷之草

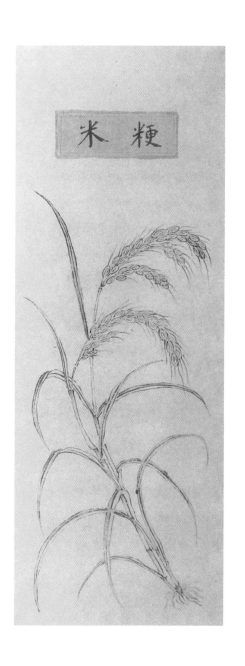

粳米

无毒　丛生

粳米主益气，止烦，止泄。名医所录。

苗〔图经曰〕三月布种于水田中，丛生，苗长尺许，曰秧。四五月分莳成亩，至秋开白花作穗，其实曰谷。长扁有芒，八九月熟则黄色。然其种有二，以粘为糯，不粘为秔。用之以白晚者胜，早熟者则不及。食之稍生则复不益脾，过熟则佳也。〔陶隐居云〕此即人常所食之米，但有白赤、大小、异族四五种，犹同一类。其陈廪米亦是此种，由储积经久，以廪军人，故谓之陈廪米。〔汤液云〕本草诸家共言益脾胃，如何白虎汤用之入肺，以其阳明为胃之经，色为西方之白，故入肺也。然治阳明之经即在胃也。色白，味甘，寒，入手太阴。又少阴证桃花汤用此，甘以补正气。竹叶石膏汤用此，甘以益不足也。

地〔食疗云〕出淮泗、京都、襄州，今处处皆有之。

时〔生〕春生苗。〔采〕九月取实。

收 晒干。

用 实。

色 白。

味 甘、苦。

性 平，微寒。

气 气厚于味，阳中之阳。

臭 香。

主 平和五脏，补益胃气。

行 手太阴经、少阴经。

制 舂白用。

治〔疗〕〔蜀本云〕粳米，断下痢，和胃气，长肌肉，温中。〔孟诜云〕仓粳米，炊之瓮中，水浸令酸，食之暖五脏六腑气。○白粳米汁，主心痛，止渴，断热毒痢。〔别录云〕小儿新生三日，应开肠胃，助谷神，碎米浓作汁饮，如乳酪，与儿大豆许饮之，频与三豆许，二七日可与哺。慎不得与杂药，红雪少少得也。〔补〕〔日华子云〕粳米，补中，壮筋骨，补肠胃。〔孟诜云〕火稻，宜人，温中益气，补下元。○仓粳米，补中益气，坚筋，通血脉，起阳道。〔衍义曰〕平和五脏，补益胃气。

合治　仓粳米久陈者蒸作饭，合醋，封毒肿。又研服之，去卒心痛。○合饧、杏仁、乳饼煮粥，食之三升，日三服，治蛟龙子生在芹菜上，人误食之入腹变成龙子，服后当吐出龙子有两头者，其病即愈。

禁　与马肉同食，发痼疾。

解　误与苍耳食，令人卒心痛。烧仓米灰和蜜浆解之，不尔即死。

○ 谷之草

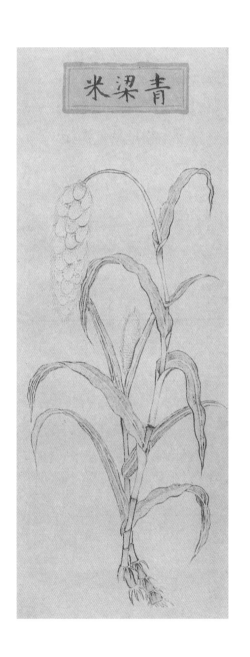

青粱米

无毒　丛生

青粱米主胃痹，热中，消渴，止泄痢，利小便，益气补中，轻身长年。名医所录。

苗〔唐本注云〕青粱谷穗有毛，粒青，而米亦微青，且细于黄粱也。谷粒似青稞而少粗，夏月食之清凉，但以味短色恶，不如黄、白粱，故人少种之。此谷早熟而收少也。作饧，清白胜余米。大抵人多种粟而少种粱，以其损地力而收获少。而诸粱食之比他谷益脾胃，性亦相似耳。〔衍义曰〕青、黄、白粱，此三种食之不及黄粱。青、白二种性皆惟凉，独黄粱性甘、平，岂非得土中和之气多耶。今黄、白二种，西洛间农家多种，为饭尤佳，余用则不相宜。然其粒尖小于他谷，收之实少，故耳种者亦稀，白色者味淡。

地〔陶隐居云〕青粱出北方。

时〔生〕春生苗。〔采〕秋收。

收 晒干。

用 实。

色 微青。

味 甘。

性 微寒。

气 气之薄者，阳中之阴。

臭 香。

主 益脾胃，止消渴。

制 舂白用。

治〔疗〕〔日华子云〕止泄精。〔补〕〔图经曰〕益脾胃。〔日华子云〕健脾。

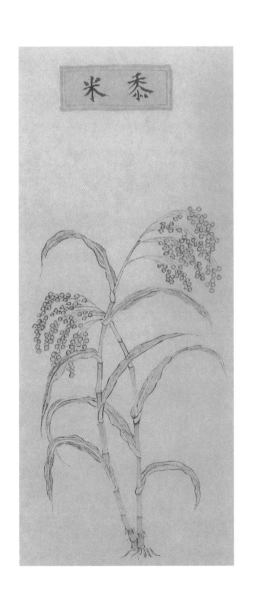

黍米

无毒　丛生

黍米主益气补中，多热，令人烦。名医所录。

苗 〔图经曰〕黍米乃肺之谷，盖补肺气也。然有二种，粘者为秫，可以酿酒；不粘者为黍，可以食之。如稻之有粳、糯耳。〔陶隐居云〕其苗如芦而异于粟，粒亦大，粟而多是秫。今人又呼秫粟为黍，非也。北人作黍饭，酿酒则皆用秫黍也。又有穄米，与黍米相似而粒殊大。

地 〔图经曰〕旧不载所出州土，今京东西、河、陕间皆有之。

时 〔生〕春生苗。〔采〕秋取实。

收 晒干。

用 实。

色 黄白。

味 甘。

性 温。

气 气之厚者，阳也。

臭 香。

主 益气安中。

治 〔疗〕〔别录云〕小儿鹅口，不能饮乳，以米汁傅之，瘥。及四十年心痛不瘥，以米淘汁温服，随多少，愈。〔补〕〔孙真人曰〕肺之谷也，肺病宜食，主益气。〔别录云〕益气安中，补不足，宜脉。

合治 烧为灰，合油涂杖疮，不作瘢，止痛。○穰茎烧灰，合酒服方寸匕，疗妊娠尿血。○合女曲等分各熬令焦，杵下以鸡子白傅之，治汤火所灼未成疮者。

禁 发宿病，久服昏五脏，令人好睡及烦闷。小儿食之不能行，缓人筋骨，绝血脉。

忌 与葵菜食之，成痼疾并痫病。○与牛肉、白酒同食，必生寸白虫。

解 煮穰汁饮数升，解食苦瓠中毒。

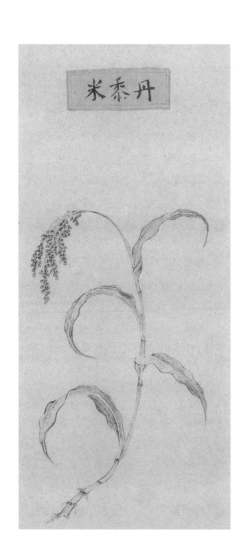

丹黍米

无毒　丛生

丹黍米主咳逆，霍乱，
止泄，除热，止烦渴。
名医所录。

苗〔图经曰〕此即赤黍米也，叶似芦而异于粟。然有二种，粘者为秫，可以酿酒；不粘者为黍，可食。如稻之有粳、糯也。〔衍义曰〕丹黍米皮赤，其米黄者，惟可为糜，不堪为饭，粘著难解。北人谓秫为黄米，亦谓之黄糯。酿酒比糯稻差劣也。

地〔图经曰〕丹黍米旧不载所出州土，今京东、河、陕皆有之，北地最多。

时〔生〕夏生苗。〔采〕秋收实。

收 晒干。

用 实。

色 皮赤，肉黄。

味 苦。

性 微温。

气 气厚于味，阳中之阴。

臭 香。

主 温中。

制 去皮，舂白用。

治〔疗〕〔日华子云〕下气，止咳嗽，除烦，止渴，退热。〔孟诜云〕患鳖瘕者，以新熟赤黍米淘取泔汁，生服一升，不过三度，愈。〔别录云〕饭食之，除烦热，主泄痢。○汁，傅小儿鹅口不乳。

合治 米三两煮薄饮，合酒和饮之，治伤寒后男子阴易，发汗出愈，随人加减。

禁 不可与蜜并葵同食。

○ 谷之草

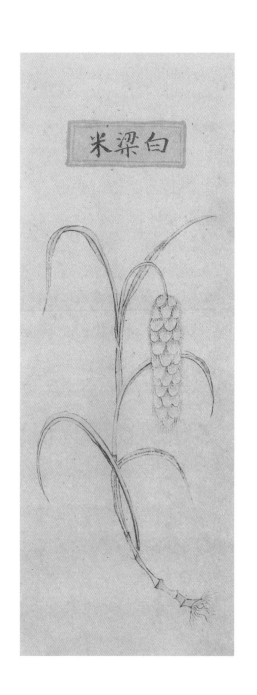

白粱米

无毒　丛生

白粱米主除热，益气。

名医所录。

苗〔唐本注云〕苗、实与诸粱^①都相似，但白粱穗大而多长芒，谷亦粗扁而长，不似粟圆也。其米白大，食之香美，为黄粱之亚矣。

地〔图经曰〕旧不著所出州土，今京东西、河、陕间及处处皆种莳之。

时〔生〕春生苗。〔采〕八九月取实。

收 晒干。

用 实。

色 白。

味 甘。

性 微寒。

气 气之薄者，阳中之阴。

臭 香。

主 和中益气。

治〔疗〕〔孟诜云〕除胸膈中客热，移五脏气，续筋骨。〔别录云〕米五合，水一升，煮粥顿服之，治霍乱不吐。○炊饭食之，治虚热，和中，止烦满。○粱粉，取铁铛熬令赤，以涂手足忽发疣，以众人唾和涂上厚一寸，即消。

合治 用米汁二合，合生姜汁一合服之，治患胃虚并呕吐食及水者。

---

① 粱：原作"梁"，据印本改。

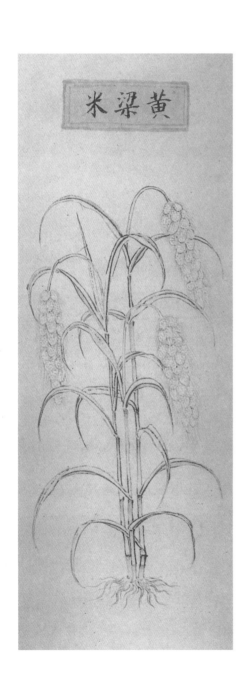

黄粱米

无毒　丛生

黄粱米主益气和中，止泄。名医所录。

苗〔唐本注云〕苗、实与白粱相似，但穗大毛长，谷米俱粗于白粱而收子少，不耐水旱。食之香美，逾于诸粱，人号为竹根黄也。

地〔陶隐居云〕出青、冀州。〔唐本注云〕出蜀、汉，两浙间亦有之。

时〔生〕春生苗。〔采〕八九月取实。

收 晒干。

用 实。

色 黄。

味 甘。

性 平，缓。

气 气厚于味，阳也。

臭 香。

治〔疗〕〔日华子云〕去客风，治顽痹。〔别录云〕米粉半升，水一半，和绞如白饮，顿服，治霍乱烦躁。○米五升，水一斗，煮取三升，清澄，稍稍饮之，治霍乱吐下后大渴。多饮则杀人。○作饮食之，止痢。去当风卧湿，遇冷所中等病。

合治 米末一升，合蜜水和，傅小儿面身生疮如火烧。○米粉和鸡子白，傅小儿赤丹不止。

蘖米

无毒

蘖米主寒中，下气，除热。名医所录。

苗〔陶隐居云〕此是以米为蘖尔，非别米名也。〔唐本注云〕蘖者，生不以理之名也，皆当以可生之物为之，即麦作蘖之义。陶称以米为蘖，其米岂能更生乎？止当取蘖中之米尔。按《食经》称用稻蘖，稻即穧谷之名，明非米作。〔衍义曰〕蘖米，即稻蘖米也。若已作米则难生蘖矣。今谷神散中用之，性又温于大麦蘖也。

收　暴干。

用　蘖。

色　黄白。

味　苦、甘。

性　微温。

气　气厚于味，阳中之阴。

臭　香。

主　消宿食，开胃口。

制　研碎用。

治〔疗〕〔日华子云〕除烦，消宿食，开胃。

舂杵头细糠

无毒

舂杵头细糠主卒噎。名医所录。

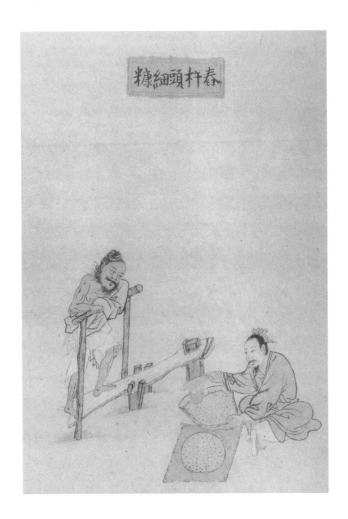

地〔陶隐居云〕旧不载所产，今在处皆有。治食卒噎不下，刮取含之即去，亦是春捣之义尔。天下事理，多有相影响如此者。〔绍兴校定云〕《本经》虽不载性味，然固当同米性矣。止云主卒噎，盖借意为用而已。

时〔生〕无时。〔采〕无时。

色 黄白。

味 甘。

性 平。

气 气之薄者，阳中之阴。

臭 香。

主 噎食。

治〔疗〕〔陶隐居云〕治卒噎不下，刮取含之即去。〔别录云〕烧末服方寸匕，令易产。

合治 合蜜丸如弹子大，不拘时含一丸咽津，治膈气，咽喉噎塞，饮食不下。

禁 不可作枕与小儿枕，枕之能损目。

○ 谷之草

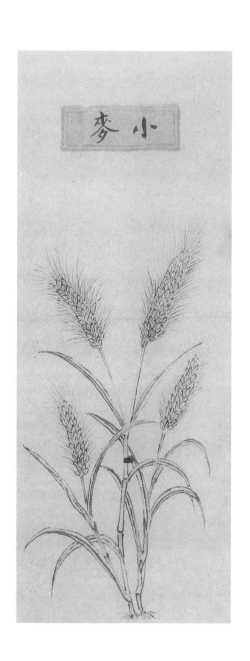

小麦

无毒　丛生

小麦主除热，止燥渴咽干，利小便，养肝气，止漏血、唾血。以作曲，温，消谷，止痢。以作面，温，不能消热止烦。名医所录。

苗〔图经曰〕小麦乃世之作面常食之物也。其麦秋种冬长，春秀夏实，具四时中和之气，故为五谷之贵。地暖处亦可春种之，至夏便收。然比秋种者，四气不足，故有毒尔。其实性寒，作面则味甘，温而有毒；作曲则平胃止痢；作麨则微寒。其皮为麸，则味甘，寒，无毒。又麦苗，味辛，寒而无毒，苗上黑霉^①谓之麦奴。又有女曲、黄蒸。女曲，完小麦为之，又名㼎^②子。黄蒸，磨小麦为之，又名黄衣也。

地〔图经曰〕旧不著所出州土，今南北处处有之。

时〔生〕秋生苗。〔采〕夏取实。

收 暴干。

用 苗、实、面、曲。

色 黄。

味 甘。

性 微寒。

气 气之薄者，阳中之阴。

臭 朽。

主 止消渴，利小便。

制 去芒、壳^③用。

治〔疗〕〔图经曰〕麸，调中去热。〔药性论云〕麦，能杀肠中蛔虫，熬末服之。〔唐本注云〕女曲、黄蒸并消食，止泄痢，下胎，破冷血。〔日华子云〕麦黄，温中下气，消食除烦。○麦苗，除烦闷，解时疾狂热，消酒毒，退胸膈热。患黄疸人绞汁服，

---

① 霉：原注"明饥切"。
② 㼎：原注"音桓"。
③ 壳：原作"谷"，据印本改。

并利小肠。作齑吃，甚益颜色。〔陈藏器云〕麸和面作饼，止泄。〇调中去热，健人。蒸热袋盛，熨人马冷失腰脚。〇麦苗，除酒疸，目黄，消酒毒，暴热。〇麦奴，主热烦。〔蜀本云〕麦作麨①，主消渴，止烦。〔孟诜云〕炒粉一合，和服断下痢。〔食疗云〕麦，养肝气，煮饮服之，良。作粉，调经络，续气脉。〔衍义曰〕麦，止暴淋，煎汤饮之。为面水调，治人中暑。马病肺卒热，亦以水调灌，愈。〔孙真人云〕小麦，除热止渴，利小便，养心气。〔别录云〕麦，除烦热，少睡多渴，用作饭水淘食之。〇面，疗鼻衄，以冷水调浆服之，立瘥。〇患头上皮虚肿薄如蒸饼，状如裹水，以口嚼面傅之，瘥。〔补〕〔日华子云〕面，养气，补不足，助五脏，久食实人。〔陈藏器云〕面，补虚，实人肤体，厚肠胃，强气力。〔孟诜云〕作粉，补中益气，和五脏，调脉。

合治 小麦麸合醋蒸，包所伤折处，止痛散血。〇白面半斤，炒令黄色，合醋煮为糊，涂于乳上，疗妇人乳痈不消。〇麸炒合醋，贴罯时疾热疮，汤火疮烂，扑损折伤，瘀血。

禁 小麦②动风气。作酱和鲤鱼食之，令人患口疮。

解 麦奴，解丹石、天行热毒。

---

① 麨：原注"充小切"。
② 小麦：原倒，据印本乙转。

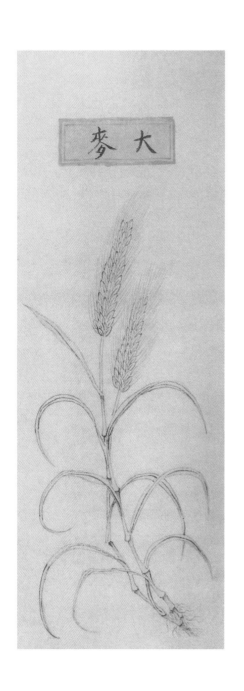

大麦

无毒　附麦蘖　<u>丛生</u>

大麦主消渴，除热，益气调中。又云：令人多热，为五谷长。名医所录。

名 䴬^①麦。

苗 〔图经曰〕苗、叶与小麦相似，但实差大而皮厚，为五谷长，故谓之大麦。入药用之，以秋种夏收者为佳。然春种者不具四时之气，故不及也。今医家惟作糵，则味甘，无毒，以为开胃、消食之要药也。

地 〔图经曰〕旧不著所出州土，今关中南北皆能种莳，处处有之。

时 〔生〕秋生苗。〔采〕夏取实。

收 暴干。

用 实及苗、糵。

色 黄。

味 咸。

性 温、微寒。

气 气厚于味，阳中之阴。

臭 朽。

主 益气调中。

助 蜜为之使。

制 去芒壳，水渍之，罨暖处，生芽为糵。

治 〔疗〕〔图经云〕面，平胃，止渴，消食。○糵，消化宿食，破冷气，止心痛胀满。〔唐本注云〕面，疗胀。〔日华子云〕糵，温中下气，开胃，止霍乱，除烦，消痰，破癥结，能催生。〔陈藏器云〕不动风气，调中止泄，令人肥健。〔孟诜云〕麦，久食之，头发不白，暴食之亦稍似脚弱，为下气及腰肾，故久食甚宜人。

———————

① 䴬：原注"音牟"。

〔孙真人云〕麦芒入目，煮大麦汁洗之。〔别录云〕麦，疗蟨蝼尿疮，嚼以傅之，日三上。○苗，杵汁服，治诸黄。○蘖，治妊娠欲去胎，以麦蘖二两，水一盏半，煎至一盏，分温三服。〔补〕〔陈士良云〕补虚劣，壮血脉，益颜色，实五脏。久食令人肥白，滑肌肤。

合治 蘖一升，合蜜一升服之，治妊娠得病欲去胎，即下，神验。○蘖末一合，合酒服之，治产后腹中鼓胀不通，转气急，坐卧不安，神验。

禁 麦，熟即益人，带生即冷，损人。蘖，落胎，久食消肾。

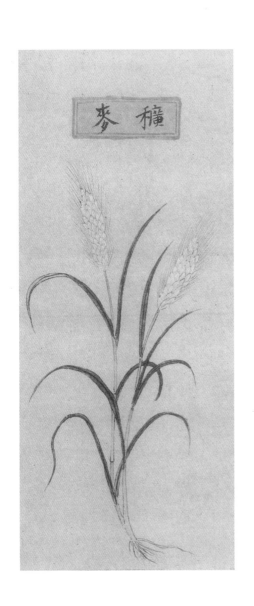

穬麦

无毒　丛生

穬麦主轻身，除热。久服令人多力，健行。以作蘖，温，消食和中。名医所录。

　　苗 〔图经曰〕穬麦乃麦之别种也。共有二种，一种类小麦，一种类大麦，皆比大小差大，亦可作蘖。然皆以秋种者为佳。山东、河北人正月种之者，名春穬，盖不具四时中和之气，入药恐不善也。

　　地 〔图经曰〕旧不著所出州土，今西川、山东、河北皆有之。

　　时 〔生〕秋生苗。〔采〕夏取实。

　　收 暴干。

　　用 实。

　　色 黄白。

　　味 甘。

　　性 微寒，缓。

　　气 气之薄者，阳中之阴。

　　臭 朽。

　　主 除热，补中。

　　制 去芒壳。

　　治 〔补〕〔日华子云〕作饼食，不动气。若暴食时间似动气。多食益人。〔萧炳云〕补中。

　　禁 患冷气人不宜服。

○

曲

无毒

曲疗脏腑中风气，调中，下气，开胃，消宿食，主霍乱，心膈气，痰逆，除烦，破癥结及补虚，去冷气，除肠胃中塞，不下食，令人有颜色。六畜食米胀欲死者，煮曲汁灌之，立消。落胎并下鬼胎。又神曲，使，无毒，能化水谷宿食癥气，健脾暖胃。名医所录。

地〔谨按〕丹溪修造神曲之法：以六月六日或六月上寅日五更，旋取清水和白面作饼如拳大，每饼中内生姜一块如指大，外用纸裹，悬于梁间，待隔年用之。造时切勿言语，亦不可使人知，方有验矣。今人以淮地酒曲入药，殊不及神曲为胜。《本经》所云落胎，盖谓有消化之性，非毒利之药可比也。

收　风干。

用　陈久者良。

色　白。

味　甘。

性　温。

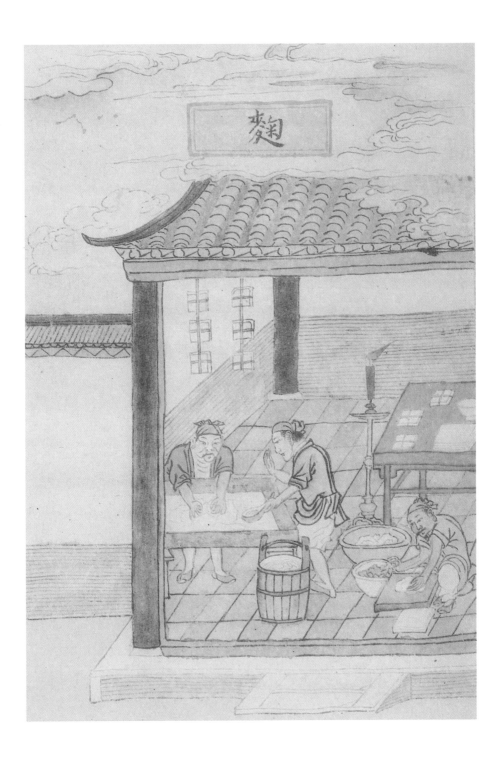

气 气之厚者，阳也。

臭 香。

主 健脾胃，消宿食。

行 足阳明经。

制 〔雷公云〕凡使，作末后，掘地坑，深二尺，用物裹内坑中至一宿，取出焙干用，或炒令香用。

治 〔疗〕〔图经曰〕平胃，止痢。〔别录云〕曲，治产后运绝，水服方寸匕，不瘥，更服。亦治小儿腹坚大如盘，胸中满，能食而不消。止河鱼之腹疾，能消谷及小儿痫，消食痔。○生曲末，治妊娠卒胎动不安，或腰痛，胎转抢心，下血不止，及胎动上迫，心痛如折，并和水绞取汁服之。○伤寒饮食劳复，曲一饼煮取汁服之。

合治 合粟米粥服方寸匕，疗赤白痢下，水谷食不消。○合独头蒜治狐刺，杵如帽簪头，内疮孔中，虫出，愈。

禁 妊娠不可服。

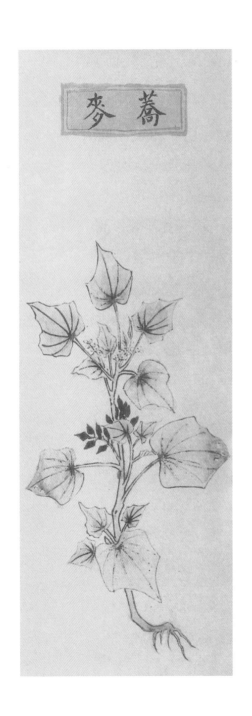

荞麦

无毒　丛生

荞麦实肠胃，益气力。久食动风，令人头眩。和猪肉食之，患热风，脱人眉须。虽动诸病，犹挫丹石。能炼五脏滓秽，续精神，作饭与丹石人食之，良。其饭法：可蒸，使气馏于烈日中暴令口开，使春取仁①作饭。○叶，作茹，食之下气，利耳目。多食即微泄。烧其穰作灰，淋洗六畜疮并驴、马躁蹄。名医所录。

---

① 仁：原作"人"，据《证类本草》改。

苗〔谨按〕荞麦五月布种于熟地，苗高一二尺，叶似杏叶而有角，茎赤中空，七八月作穗，开碎白花，渐结实，九月成熟，其皮赤黑，肉白，有三棱，与他麦收种不同，实形亦不似大小麦。今药品不甚用者，由其能动风气及令人昏眩故也。

地〔图经曰〕旧不著所出州土，今南北处处有之。

时〔生〕夏生苗。〔采〕九月取实。

收 日干。

用 实及茎叶。

色 皮赤，肉白。

味 甘、平。

性 寒。

气 气之薄者，阳中之阴。

臭 朽。

主 益气补胃。

制 实春去壳，磨细作面食之。其茎烧灰淋汁用。

治〔补〕〔图经曰〕实肠胃，益气力。

合治 合醋调，傅小儿赤丹不止及小儿游丹赤肿，并热疮赤肿。

禁 同猪、羊肉食之成风癞。多食发痼疾，动风气，脱人眉须。亦不可与平胃散及矾同食，食之杀人。

○ 谷之走

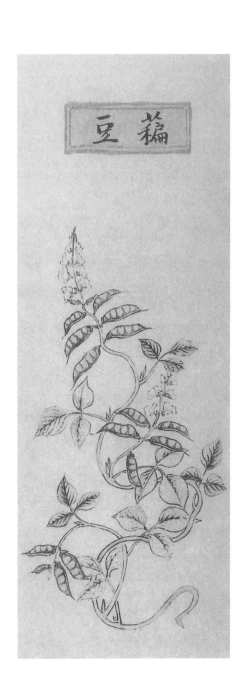

藊豆

无毒　蔓生

藊[①]豆主和中下气。
○叶，主霍乱吐下不
止。名医所录。

---

① 藊：原注"音扁"。

名 鹊豆。

苗 〔图经曰〕藊豆，人家多种于篱垣间，蔓延而上，每枝生三叶，似杏叶而大，五六月开花，花有紫、白二色，荚生花下，其荚蒸食之甚美。然实亦有黑、白二种，白者温，而黑者小冷，入药当用白者为佳。黑色者亦名鹊豆，以其黑间而脊有白道如鹊羽故尔。

地 〔图经曰〕旧不著所出州土，今处处有之。

时 〔生〕春生苗。〔采〕秋取实。

收 日干。

用 实。

色 白。

味 甘。

性 微温。

气 气之厚者，阳也。

臭 腥。

主 消暑和中。

制 去荚，剉碎用。

治 〔疗〕〔图经曰〕白豆，行风气，女子带下。○叶，止吐痢后转筋，生捣一把，以少酢浸汁饮之，立瘥。〔日华子云〕叶，傅蛇、虫咬。〔孟诜云〕豆，治霍乱吐痢不止。〔食疗云〕呕逆。〔衍义曰〕霍乱转筋。〔补〕〔日华子云〕豆，补五脏。〔食疗云〕久食头不白。

合治 花干末合米饮和服，治女子赤白带下。○豆末合醋服之，下气。○叶合醋煮服，治瘕。○叶汁合醋服，理转筋。

禁 患寒热病者不可食。患冷气者勿食。

解 解酒毒及河豚毒。杀一切草木毒。生嚼及煎汤服，取效。

豉

无毒

豉主伤寒，头痛，寒热，瘴气恶毒，烦躁满闷，虚劳喘吸，两脚疼冷。又杀六畜胎子诸毒。名医所录。

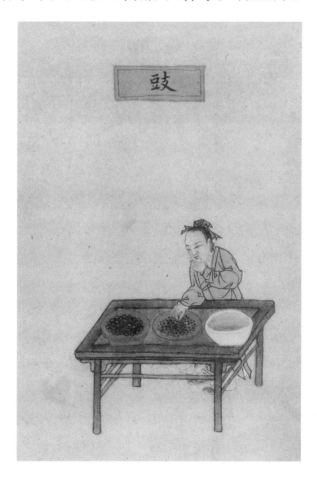

地〔陶隐居云〕此食中常用之物也。春夏天气不和，蒸炒以酒渍服之，至佳。依康伯法：先以醋、酒溲蒸暴燥，以麻油和，又蒸暴之，凡三过，乃末椒、干姜屑合和以进食，胜今作油豉也。出襄阳、钱塘，香美而浓，取中心者弥善。〔食疗云〕陕府豉汁，甚胜于常豉。以大豆为黄，蒸，每一斗用盐四升、椒四两，春三日、夏两日、冬五日即成。半熟，加生姜五两，既洁且精，胜埋于马粪中。黄蒸，以好豉心代之。〔陈藏器云〕出蒲州者味咸，作法与诸豉不同，其味烈。陕州又有豉汁，经年不败，大除烦热，入药并不如今之豉心，为其无盐故也。

收　日干。

用　豉心。

色　黑。

味　苦。

性　寒，泄。

气　气薄味厚，阴也。

臭　香。

主　发汗，除烦热。

助　得醯良。

制　捣碎用。

治〔疗〕〔药性论云〕止下血痢如刺者，豉一升，水渍才令相淹，煎一两沸，绞汁顿服。又熬末，能止汗，除时疾热病，烦燥。患寒热风、胸中生疮者，可捣为丸服。〔日华子云〕蛊气，疟疾，骨蒸并犬咬。〔陈藏器云〕蒲州豉，解烦热，热毒，寒热，虚劳，调中发汗，通关节，伤寒鼻塞。○陕州豉汁，大除烦热。〔汤液本草云〕去心懊憹。〔别录云〕口舌生疮，胸膈疼痛，用焦豉细末含一宿，便瘥。又除虫刺螫人，用好豉心熟嚼以傅之，少顷见豉中毛，即瘥。不见又嚼傅之，昼夜勿绝，见毛为度。又四肢骨破及筋伤蹉跌以致心闷，水二升，豉三升，渍绞取汁，饮之，瘥。又疗蠷螋尿疮，杵豉傅之。又患发背痛肿已溃、未溃者，用香豉三升，少与水和，熟捣成泥，可着肿处作饼子，厚三分，有孔勿覆，孔上布豉饼，以艾烈^①其上灸之，使温温而热，勿令破肉，如热痛即急易之，患当减。快得分稳，一日二度灸之，如先有疮孔中汁出，即瘥。又赤白痢，熬豉令小焦，杵服一合，日三，有验。又舌上出血如针孔，取豉一升，水三升煮之沸，去滓，服一升，日三。又治小儿寒热，恶气中人，以湿豉为丸如鸡子大，以磨腮上及手足心六七遍，又磨心脐上，旋旋祝之了，破豉丸看有细毛，弃道中，即瘥。又能安胎，豉汁服之妙。又患恶疮，熬豉为末傅之，不过三四次，瘥。

　　合治 豉蒸炒，合酒渍之，以滓傅脚气，瘥。○豉一升，合薤白一握，切，以水三升，先煮薤，内豉更煮汤色黑，去豉，分为二服，不瘥再服，疗伤寒暴痢腹痛者。○烂豉一分，蚯蚓湿泥二分，水研和，涂阴茎上生疮痛，干则易之，禁热食酒、菜、蒜。○以一升微炒令香，清酒三升渍满三日取汁，冷暖任人服之，疗久患盗汗者，不瘥，更作三两剂即止。○合葱白各半升，水二升煮取一升，顿服，治患酒病。○蒸豉，合白术浸酒常服之，辟温疫。○豉一升，合栀子十四枚剉，水三升煎取一升，分三服，治伤寒服药抢心烦热。○豉心五升，九蒸九暴，合酒一斗，取浸一宿，空心随性缓饮之，疗风毒脚膝挛急，骨节痛。○以黄泥裹豉煨熟，冷后取出豆豉为末，

---

① 烈：原作"列"，据《证类本草》改。

合莼①菜油，傅小儿头生恶疮，瘥。○合大蒜等分杵匀，丸如梧子大，每服盐汤下三十丸，治脏毒下血不止及血痢。○豉五合微炒，合酒一升半煎五七沸，任性稍热服，治伤寒后毒气攻手足及身体虚肿。○豉焦炒令烟绝，为末，合油调傅小儿丹毒，破作疮，黄水出者。

　　解　中药毒。

---

① 莼：原作"纯"，据《证类本草》改。

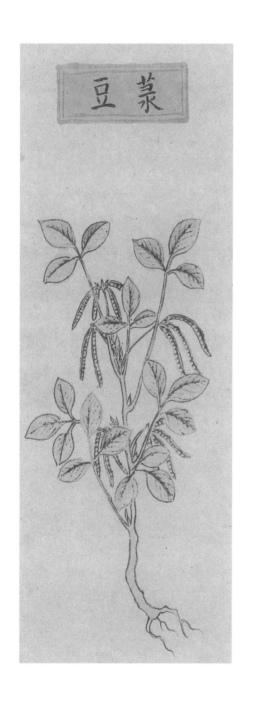

绿豆

无毒　附稙豆[1]

绿豆主丹毒，烦热，风疹，药石发动，热气，奔豚，生研绞汁服。亦煮食，消肿，下气，压热，解石。用之勿去皮，令人小壅，当是皮寒肉平。又有稙[2]豆，主霍乱吐下，取叶捣绞汁，和少醋温服。子，亦下气。名医所录。

---

① 附稙豆：原作"稙豆附"，据义例改。

② 稙：原注"音陟"。

苗〔谨按〕绿豆，苗高一二尺，丛生，茎叶有毛，其叶似大豆叶而小，五六月开白花，作荚，每荚有子五七枚，至八九月成熟。入药以圆小绿者佳。今人食之皆挞去皮，即少有壅气，而《本经》所言信矣。若愈病，故不可去其皮也。又有䅟豆，苗、子虽亦相似，而别是一种也。

地　南北处处皆有之。

时〔生〕春生苗。〔采〕秋收实。

收　日干。

用　实。

色　绿。

味　甘。

性　寒，缓。

气　气之薄者，阳中之阴。

臭　腥。

主　和五脏，去诸热。

行　十二经脉。

制　去荚和皮用。

治〔疗〕〔日华子云〕除热毒风及头风，头痛。作枕枕之，明目。〔孟诜云〕研汁煮服，止消渴，去浮风。〔补〕〔日华子云〕益气，厚肠胃。〔孟诜云〕和五脏，安精神，益气力，润皮肉，可常食之。

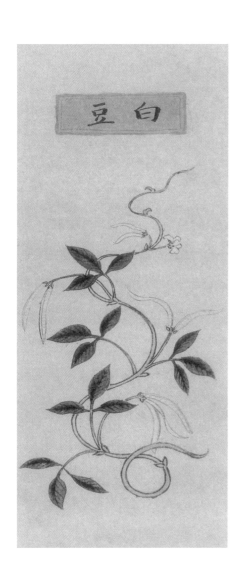

白豆

无毒　蔓生

白豆补五脏，益中，助十二经脉，调中，暖肠胃。○叶，利五脏，下气。名医所录。

名 豇豆。

苗 〔谨按〕白豆即今之豇豆也。蔓生，叶似藊豆叶而狭长，五六月开白花，作荚长尺许，每荚子有数枚，嫩时连荚作茹食之。至八九月实熟，北人采以和米作饭，故呼为饭豆也。其嫩叶可作菜食，生啖之亦佳。又一种苗、叶皆相似，但荚实紫黑为异，其疗疾之功亦无所稽。

地 处处有之。

时 〔生〕春生苗。〔采〕八九月取实。

收 日干。

用 实、叶。

色 白。

味 甘。

性 平。

气 气厚于味，阳也。

臭 腥。

主 暖肠胃。

制 去荚用。

治 〔疗〕〔孙真人云〕主肾病宜食。煞鬼气。

三种陈藏器余

胡豆子味甘，无毒。主消渴，勿以盐煮食之。苗似豆，生野田间，米中往往有之。

东廧味甘，平，无毒。益气轻身，久服不饥，坚筋骨，能步行。生河西，苗似蓬，子似葵，可为饭。《魏书》曰：东廧生焉，九月、十月熟。《广志》曰：东廧之子，似葵，青色，并凉间有之。河西人语：贷我东廧，偿尔田粱廧①。

麦苗味辛，寒，无毒。主蛊。煮取汁，细绢滤，服之。稳②，即芒秕也。

本草品汇精要卷之三十六

---

① 廧：原注"疾羊切"。
② 稳：原注"与本切"。

本草品汇精要

·卷之三十七·

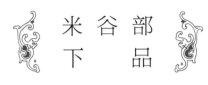

米谷部下品

一种	神农本经 朱字
五种	名医别录 黑字
一种	宋本先附 注云宋附
二种	今补
四种	陈藏器余

已上总一十三种，内三种今增图

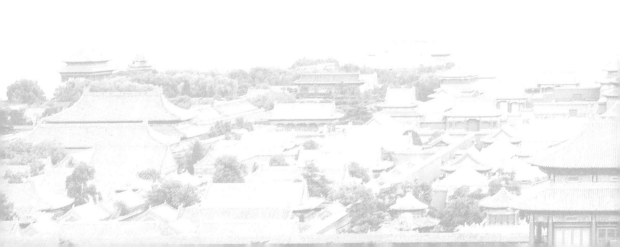

醋今增图	糯[①]稻米稳、穰、秆附	稷米
腐婢	酱今增图	陈廪米今增图
罂子粟宋附	豌豆今补	青小豆今补

四种陈藏器余

糟笋中酒	社酒	蓬草子
寒食麦仁粥[②]		

---

① 糯：原无，据正文药名补。
② 仁粥：原无，据正文药名补。

本草品汇精要卷之三十七
米谷部下品

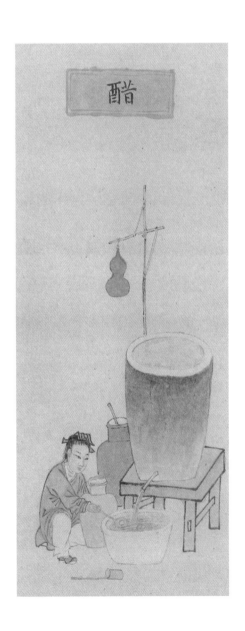

醋
无毒

醋主消痈肿，散水气，
杀邪毒。名医所录。

名　醯、苦酒。

地^①　〔陶隐居云〕醋、酒为用，无所不入，逾久逾良，亦谓之醯。以有苦味，俗呼为苦酒。〔衍义曰〕醋，酒糟为之，乞邻者是此物。然有米醋、麦醋、枣醋之类，皆不及。米醋最酽，入药多用，其谷气全也，故胜于糟醋耳。然今人食酸则齿软，谓其水生木，水气弱，木气盛，故如是也。造靴皮须得此而纹皱，故知其性收敛，不负酸收之说。

收　煮过，瓷器贮之。

用　米造者良。

色　黑。

味　酸。

性　温，收。

气　气薄味厚，阴中之阳。

臭　香。

主　消肿解毒。

治　〔疗〕〔日华子云〕妇人产后并伤损，及金疮血运，下气，除烦，破癥结并妇人心痛。〔陈藏器云〕除癥块坚积，消食，杀恶毒，破结气，心中酸水，痰饮。〔孟诜云〕产后血气运，取美清醋煎，稍稍含之，愈。〔食疗云〕醋糟，主气滞风壅，手臂、脚膝痛，炒裹之，三两易当瘥。〔汤液本草云〕敛咽疮。〔别录云〕转筋，取故绵以酽醋浸，甑中蒸及热，用裹病人脚，冷更易，勿停。又霍乱心腹胀痛，烦满短气，未得吐下者，饮醋三盏，老小赢者可饮一二盏，即瘥。

---

① 地：原无，据义例补。

合治 合黄檗皮渍，含之疗口疮。○合青木香研服之，止卒心痛，血气等病。○合生大黄煎服，治痃癖。○合大黄、飞丹，涂肿。○三年酽醋五升，热煎三五沸，合切葱白二三升煮一沸许，漉出，用布帛热裹，熨患风毒肿，白虎病当痛上，以瘥为度。○合硫黄磨，傅疬疡风即止。○三年酽醋合石灰，傅狐臭。○醇醋合附子微火煎，削令尖，塞耳内，治耳聋，效。○合胡粉半枣许服，疗鼻血出不止者。○合蚯蚓屎，傅身体手足卒肿。○合雀屎，傅痈，已有脓当坏，痈头上如小豆大即穿。○合豉研如膏，傅因单服硫黄发为痈疮上，干则易之。○醋一升，合枸杞白皮一升，煮取半升，含漱，齿痛即瘥。○合苍术渍，常以拭面，疗面上多䵟䵴，或似雀卵色者，渐渐除之。○合附子磨，傅蝎螫。○合生铁磨，傅蜈蚣、蜘蛛咬毒。○合泥，傅火疮，愈后无痕。○合大豆三升煮服，治妊娠月未足、胎死不出者，服讫死儿即分解。如未下，再服。○合芥共一瓯，疗目中常见镜子，因吃鱼脍太多所致。令病人饥时啜之，遂愈。

禁 不可多食，损人肌脏并腰及胃，又损筋骨，不益男子，损颜色，服诸药不可多食。

解 消诸毒，杀一切鱼、肉、菜毒。

忌 不可与蛤肉同食。

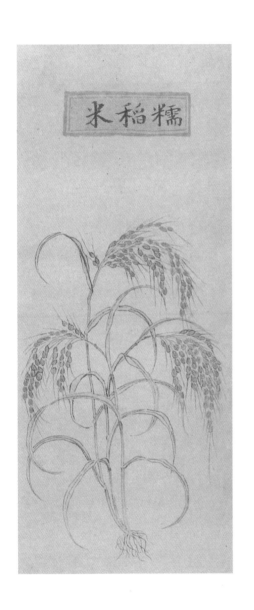

糯稻米

无毒　丛生

糯稻米主温中，令人多热，大便坚。名医所录。

苗 〔谨按〕糯稻米，其苗出于谷中，以谷雨日水浸其谷，出芽少许，分布于水田中，渐长尺余，曰秧。五月插莳成畔，其茎渐高三四尺，节间生叶如茅叶，六七月作穗，开细黄白花，结实如粳米谷，八九月成熟，割取其谷，日晒则米变白如霜而粘也。按《衍义》云：即今造酒者是，其性温，故可以为酒。酒为阳，故多热。今人蒸作食用者最多。

地 〔图经曰〕旧不载所出州土，今江南皆有之。

时 〔生〕春苗。〔采〕秋收。

收 晒干。

用 实，白如霜者佳。

质 类粳米。

色 白。

味 苦。又云：甘。

性 温。

气 气厚于味，阳中之阴。

臭 香。

主 补中益气。

治 〔疗〕〔日华子云〕糯米，以水煮粥，服一合，止霍乱。○稻稳，浓煎汁服，除蛊毒。○稻秆，治黄病通身，煮汁服之。〔陈藏器云〕糯米，作糜食一斗，止消渴。○稻穰，治黄病，身如金色，煮汁浸之。〔孟诜云〕糯米，除霍乱后吐逆不止，以清水研一碗，饮之即瘥。〔陈士良云〕糯米，能行荣卫中血积。〔孙真人云〕糯米，患脾病者，宜食，止泄。〔别录云〕治渴，以糯米二升淘取泔，饮讫则定。止霍乱心悸，热心烦渴，以糯米水渍研之，冷熟水混取米泔汁，任意饮之。止鼻衄不绝，微炒黄，为末，服二钱，新汲水调下。作饭食之，利大便。金疮水毒及竹木签刺，痈疽热毒，疮肿喉闭，咽喉肿痛，痄腮，并用糯米三升，拣去粳米，入瓷盆内，于端午前四十九日，以冷水浸之，一日两度换水，轻以手淘转，逼去水，勿令搅碎，浸至端午日取出阴干，生绢袋盛，挂通风处。旋取少许炒令焦黑，碾为末，冷水调如膏药，随大小裹定疮口，外以绢帛包定，更不要动，直候疮愈。若贴疮肿处，即换之，常令湿为妙。惟金疮及水毒不可换，恐伤动疮口。○稻穰，治天行热病，手肿欲脱者，烧灰汁渍之佳。〔补〕〔孙真人云〕糯米，益气。

合治 稻壳芒，炒令黄，细研作末，合酒服，治黄病，身如金色。○糯米合骆驼脂作煎饼，空腹服之，治痔疾，勿令病人知。○稻秆烧灰，合新熟酒未压者，和糟入盐合淋前灰取汁，淋马坠扑损痛处，立瘥。直至背损，亦可淋用。○糯米三合，水五升，细研，和蜜一合滤取汁，分两服，治霍乱心烦闷，发渴不止。

禁 妊身，糯米不可与杂肉食之，不利子。久食令人身软缓筋，使人多睡，发风动气，心悸，及痈疽疮疖中痛。亦不可合酒共食，醉难醒。多食则壅诸经络气，使四肢不收，发风昏昏。

解 芫青毒。

○ 谷之草

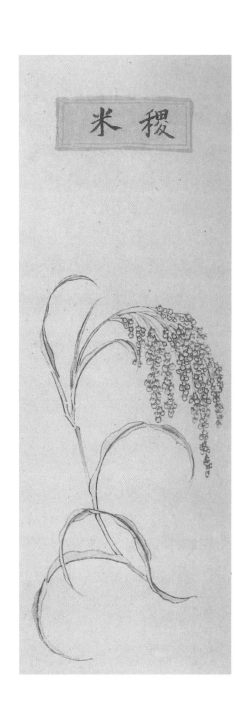

稷米

无毒　丛生

稷米主益气，补不足。

名医所录。

名 穄、縻、𪎭[①]、䵖。

苗 〔图经曰〕其苗、叶类黍，今所谓穄米也。书传皆称稷为五谷之长，五谷不可遍祭，故祀其长以配社。《吕氏春秋》云：饭之美者，阳山之穄。高诱云：关西谓之縻，冀州谓之𪎭，皆一物也。《广雅》解云：如黍，黑色。稗有二种，一黄白，一紫黑。其紫黑者，其芭有毛，北人呼为乌禾是也。今人不甚重此，惟祠事则用之。农家种之，以备他谷之不熟，则为粮矣。

时 〔生〕春苗。〔采〕秋收。

收 晒干。

用 实。

质 类黍而微扁。

色 黄。

味 甘。

性 缓。

气 气厚味薄，阳中之阴。

臭 香。

主 利胃益脾。

治 〔疗〕〔日华子云〕治热病。〔补〕〔孟诜云〕益诸不足。〔别录云〕益气力，安中，补不足。○茎穗作提扫破坏者，煮汁浴之，去浮肿。

合治 合五谷烧作灰蘸，和松脂、雄黄烧灰，治恶疮，疥癣，虫瘘痔，蜇毒，涂之，瘥。○合小豆煮汁服之，利小便。

禁 不宜多食，发冷气。又发三十六种冷病气，发痼疾。不可

---

① 𪎭：原注"音牵"。

与川附子同服。又不可与瓠子同食，能发冷病，发即黍穰汁饮之，即瘥。

解 服丹石人发热，食之热消，压丹石毒。解苦瓠毒，煮汁饮之即止。

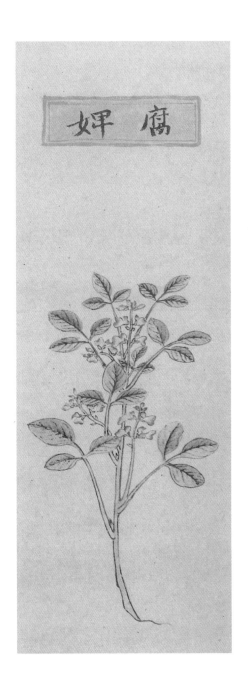

腐婢

无毒　丛生

腐婢出神农本经。主痎[1]疟寒热，邪气，泄痢，阴不起，病酒头痛。以上朱字神农本经。**止消渴。**以上黑字名医所录。

---

① 痎：原注"音皆"。

名　小豆花、藿^①。

苗　〔图经曰〕腐婢即赤小豆花也。陶隐居以为海边有小木，状似栀子，气作臭腐，土人呼为腐婢。唐本注云：腐婢，山南相承，呼为葛花。然则三物皆有腐婢之名，乃异类同名耳。今据《别说》云：腐婢今既收在谷部，当是小豆花也。设有别物同名，各随部分，不必多辩。此说与《图经》相合，诚为赤小豆花也，明矣。

时　〔生〕春生苗。〔采〕夏月取。

收　阴干。

用　花。

色　粉红。

味　辛。

性　平，散。

气　气之薄者，阳中之阴。

臭　臭。

主　痎疟泄痢。

治　〔疗〕〔图经曰〕止疟及心腹痛。〔药性论云〕明目，散气满不能食，煮一顿服之。又下水气并小儿丹毒热肿。〔别录云〕小豆藿一把，捣汁服，止渴，小便利复作淋。○小豆，止失血。

合治　合酒渍皮，治心腹恐。

解　能消酒毒。

---

① 藿：原注"叶名也"。

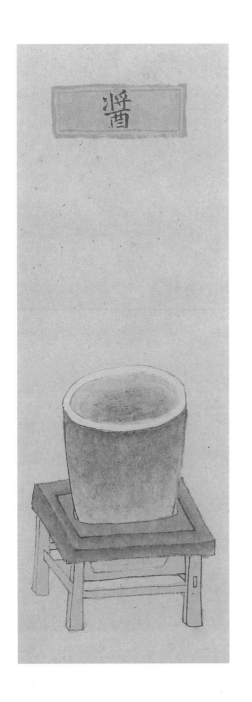

酱

无毒

酱主除热，止烦满，
杀百药，热汤及火毒。

名医所录。

地　〔陶隐居云〕酱多以大豆与面罨作而成，但纯麦者少，今此当是豆者，亦以久久弥妙。又有肉酱、鱼酱，皆呼为醢，不入药用。〔唐本注云〕榆仁酱辛美；芜荑酱大美，虽有少臭，亦辛好也。其豆面作者，乃世之常用，今处处有之，而入药以陈久者为良。

用　豆、面作者良。

色　赤。

味　咸、酸。

性　冷利。

气　气薄味厚，阴也。

臭　香。

治　〔疗〕〔唐本注云〕榆仁酱，利小便。○芜荑酱，杀三虫。〔日华子云〕酱，傅蛇、虫、蜂、虿等毒。〔食疗云〕酱，治小儿无辜。○榆仁酱，杀诸虫并心腹恶气。〔别录云〕酱汁，主飞蛾入耳，滴入耳即出。

禁　榆仁酱不宜多食，多食落发。妊娠不可以豆酱合雀肉同食，令儿面黑。

解　杀百药、一切鱼、肉、菜蔬、蕈毒。

陈廪米

无毒

陈廪米主下气，除烦渴，调胃，止泄。名医所录。

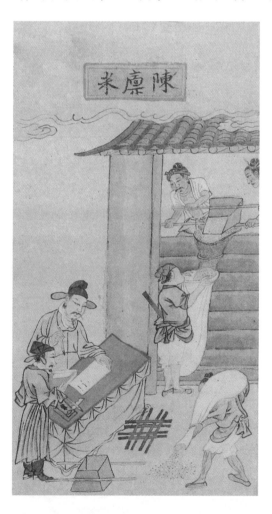

苗〔图经曰〕陈廪米，即秔、粟二米以廪军人者是也。〔衍义曰〕陈廪米，今《经》与诸家注说，皆不言是秔米，为复是粟米。然秔、粟二米陈者，性皆冷，频食之令人自利，煎煮亦无膏腻也。与《本经》所说稍有戾焉。〔陈藏器云〕凡热食即热，冷食即冷，假以火气故也，体自温平。吴人以粟为良，汉地以粳为善，亦犹吴纻郑缟，盖贵远贱近之义焉。确论其功，粟居前也。

收 仓贮。

用 陈久者佳。

色 黄。

味 咸、酸。

性 温，软。

气 味厚气薄，阴中之阳。

臭 香。

主 补五脏，止泄痢。

治〔疗〕〔陈士良云〕平胃口，止泄泻，暖脾，去惫气，宜作汤食。〔食疗云〕炊作干饭食之，止痢。研取汁服，止卒心痛。〔别录云〕作饭食之，除烦热，下气，调胃。〔补〕〔日华子云〕补五脏，涩肠胃。〔食疗云〕补中益气，坚筋骨，通血脉，起阳道。北人炊之于瓮中，水浸令酸，食之暖五脏六腑之气。

合治 蒸作饭，和酢，封毒肿恶疮，立瘥。

禁 不宜和马肉食之，发痼疾。

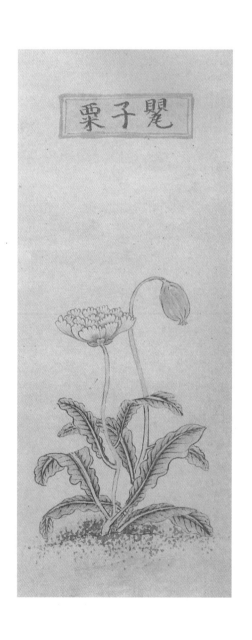

罂子粟

无毒　植生

罂子粟主反胃，胸中痰滞，及丹石发动，不下食，和竹沥煮作粥食之，极美。○粟壳，性涩，止泄痢，涩肠。名医所录。

名 象谷、米囊、御米、囊子。

苗 〔图经曰〕花有红、白二种，微腥气，其实作瓶子，似髇[1]箭头，中有米，极细。人家园庭多莳以为饰。种之甚难，圃人隔年粪地，九月布子，涉冬至春始生苗，极繁茂。不尔，种之多不出，出亦不茂。俟其瓶子焦黄则采之。〔衍义曰〕罂子粟，其花有四叶，亦有多叶者。其子一罂数千万粒，如葶苈子而色白。其壳性涩，固有涩肠、敛肺之功。然久嗽、久痢者，用之固可。若初患而用之太早，则邪气收敛不得外泄，其疾愈甚。正谓不徒无益，而又害之也。

地 〔图经曰〕旧不著所出州土，今处处有之。

时 〔生〕春生苗。〔采〕秋取实。

收 日干。

用 子及壳。

质 类葶苈子。

色 白。

味 甘。

性 平，缓。

气 气厚于味，阳中之阴。

臭 朽。

制 子研细，壳去穰蒂，醋炒，入痢药用。或蜜炙用之。

合治 合竹沥作粥大佳，能行风气，逐邪热，治反胃，胸中痰滞及丹石发动。然性寒，利大小肠，不宜多食，食过度则动膀胱气。○白罂粟米二合，合人参末三大钱，生山芋五寸长，细切，研，

---

① 髇：原注"音哮"。

三物以水一升二合煮取六合，入生姜汁及盐花少许，搅匀，分二服，不计早晚，食之治反胃，不下饮食。〇研子，以水煎，加蜜为罂粟汤，服丹石人甚宜饮之。

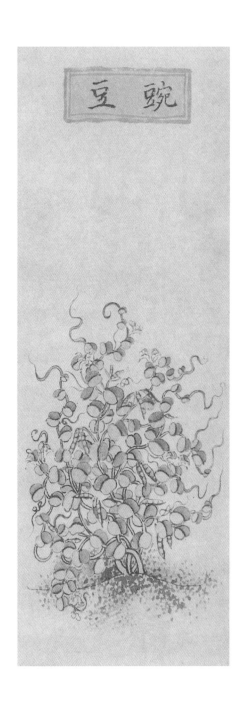

豌豆

无毒　蔓生

豌豆主调顺荣卫，益中，平气。今补①。

———————
① 今补：原作"出绍兴本草"，据目录改。

名 寒豆。

苗 〔谨按〕此种引蔓而生，花开青红色，作荚长寸余，其实有苍、白二种，皆如梧桐子差小而少圆，四五月熟。南人谓之寒豆。俭年亦可代粮，世亦取以为酱。近多水浸磨之，以乱蒸粉也。《绍兴校定》云：一名蚕豆。但丛生不作蔓，叶如慎火草而长大，沙绿色，三月内著荚如人指，其实甘美，煮食之益人。

地 处处有之。

时 〔生〕春生苗。〔采〕四五月取实。

收 日干。

用 实。

色 苍白。

味 甘。

性 平。

气 气之薄者，阳中之阴。

臭 腥。

制 去荚用。

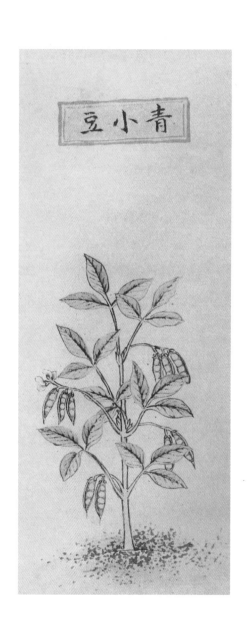

青小豆

无毒　植生

青小豆主热中，消渴，止下痢，去腹胀。产妇无乳汁，烂煮三五升，食之即乳多。今补。

苗〔谨按〕此种苗、叶、花、实皆与大豆相似，惟其实小而色青为异也。

地　处处皆有之。

时〔生〕夏生苗。〔采〕秋取实。

收　日干。

用　实。

色　青。

味　甘。

性　寒。

气　气之薄者，阳中之阴。

臭　腥。

四种陈藏器余

糟笋中酒味咸，平，无毒。主哕气，呕逆，小儿乳，和少牛乳饮之，亦可单服。少许磨疬疡风。此糟笋节中水也。

社酒喷屋四壁去蚊虫，内小儿口中令速语。此祭祀社余者酒也。

蓬草子作饭食之，无异粳米，俭年食之也。

寒食麦仁粥有小毒。主咳嗽，下热气，调中。和杏仁作之佳也。别录云[①]治蛟龙病，寒食强饬。开皇六年，有人正月食芹得之，其病发似痫，面色青黄，服寒食强饬二升[②]，日三，吐出蛟龙有两头，可验。

本草品汇精要卷之三十七

---

① 别录云：《证类本草》作"千金方"。
② 升：原作"年"，据《证类本草》改。

本草品汇精要

·卷之三十八·

菜　　部
上　　品

五种	**神农本经** 朱字
七种	**名医别录** 黑字
二种	**唐本先附** 注云唐附
一十三种	**宋本先附** 注云宋附
一种	**陈藏器余**

已上总二十八种，内一十六种今增图

冬葵子_{根、叶附}　　苋实　　胡荽_{宋附，子附，今增图}

邪蒿_{宋附，今增图}　　茼①蒿_{宋附，今增图}

胡瓜叶_{即黄瓜也，宋附，根、实附，今增图}　　石胡荽_{宋附，今增图}

芜菁_{即蔓菁也，子附}　　白冬瓜_{今增图}　　白瓜子_{今增图}

甜瓜_{宋附，子、叶附，今增图}　瓜蒂_{花附}　　越瓜_{宋附，今增图}

芥②　　　　　白芥_{宋附，子附，今增图}

莱菔根③_{即萝卜也，子附，唐附}　　菘菜④_{紫花菘附}

苦菜_{今增图}　　荏子_{叶⑤附，今增图}

黄蜀葵⑥_{宋附，子附}　　红蜀葵_{宋附，根、叶等附}

龙葵_{唐附，子附}　　苦耽_{宋附，今增图}　苦苣_{宋附，今增图}

苜蓿_{今增图}　　荠_{根、实附，今增图}　罗勒_{宋附，子、根附}

一种陈藏器余

蕨

———————

① 茼：原作"同"，据印本改。

② 芥：本条与卷四十二有名未用"芥"条系同名异物。

③ 根：原无，据正文药名补。

④ 菜：原无，据正文药名补。

⑤ 叶：此后原衍"子"字，据正文药下附品项删。

⑥ 葵：此后原有"花"字，据正文药名标题删。

本草品汇精要卷之三十八
菜部上品

○ 菜之草

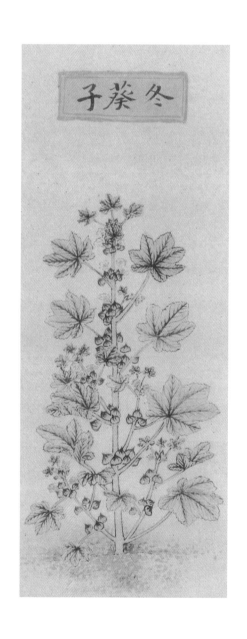

冬葵子

无毒　植生

冬葵子出神农本经。主五脏六腑寒热，羸瘦，五癃，利小便。久服坚骨，长肌肉，轻身，延年。以上朱字神农本经。疗妇人乳难内闭。○葵根，味甘，寒，无毒，主恶疮，疗淋，利小便。○叶，为百菜主，其心伤人。以上黑字名医所录。

苗〔诗·豳风云〕七月亨①葵。及菽，葵菜也。山阴陆氏云：葵有紫、白二种，葵心随日光所转，辄低覆其根。《尔雅》云：茎大叶小，花紫红色者，可茹。〔图经曰〕其子是秋种葵，覆养经冬至春作子者，谓之冬葵子。古方入药用最多，苗叶作菜茹，更甘美。其种早者，俗呼为葵菜也。

地〔图经曰〕生少室山，今处处有之。

时〔生〕秋生。〔采〕春取。

收 暴干。

用 子及根、叶。

质 类蜀葵子而小。

色 黑绿。

味 甘。

性 寒，缓。

气 气之薄者，阳中之阴。

臭 朽。

主 利小便。

助 黄芩为之使。

治〔疗〕〔图经曰〕叶，作茹，宣导积壅。煮汁服之，利小肠。孕妇临产煮叶食之，则胎滑易产。烧灰及干捣末，傅金疮。○根，治恶疮及小儿误吞钱，煮汁服之，立出。〔药性论云〕子，治五淋，奶肿，下乳汁。○叶，单煮汁服，治时行黄病。〔孟诜云〕女人产时困闷，以子一合，水二盏，煮取半盏，去滓，顿服之，少时便产。〔衍义曰〕子，治患痈疖，毒热肿内攻，未出脓者，

---

① 亨：原注"普庚反"。

水吞三五枚，遂作窍，脓出。〔孙真人云〕葵，能充脾气。〔别录云〕生葵菜叶，绞汁，散小儿发斑，恶毒气少，少与服之。○葵根，五大斤切，以水五升，煮取三升，平旦饮一服，止消渴利。及口吻疮，掘经年葵根，烧灰傅之，亦治小儿蓐疮。○妊娠卒下血，葵子一升，水五盅，煮取二盅，分三服，瘥。亦治妊娠患淋，并大便不通。○葵菜，治诸瘘疮，先以泔清温洗，以绵拭水，微火暖贴疮上，引脓不过三二百叶，脓尽即肉生，忌诸杂鱼、蒜、房室等。〔补〕〔日华子云〕冬葵，久服坚筋骨。

　　合治 根烧灰，和猪脂，涂疳疮，生身面上汁黄者。○煮葵菜叶合蒜齑啖之，治天行斑疮，须臾，遍身皆戴白浆，恶毒气者。○葵茎及子为末，合酒服方寸匕，治妒乳，乳痈。○葵子为末，合酒服方寸匕，治儿死腹中，若口噤不开，格①口灌之，药下即活。○葵子二升，水四升，煮取一升，内猪脂如鸡子大一丸，治卒关格，大小便不通，胀满欲死者。○葵子炒令黄，捣末合酒，服二钱匕，治倒生，手足冷，口噤。

　　禁 葵菜若患天行病后食之，顿丧明。热食之，令人热闷，甚动风气。无蒜勿食。四季月食生葵，令饮食不消化，发宿疾。霜葵生食，动五种留饮。多食吐水。亦不可合鲤鱼食，能害人。

　　解 服丹石毒，以葵菜吃一顿，佳。冬月葵菹汁，解服丹石人发动②舌干，咳嗽，每食后饮一盏便卧，少时，瘥。根解蜀椒毒。

---

① 格：原注"举也"。
② 动：原脱，据《证类本草》补。

○ 菜之草

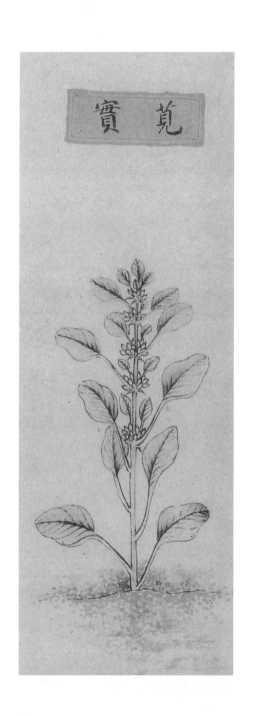

苋实

无毒　植生

苋实出神农本经。主青
盲，白翳，明目，除邪，
利大小便，去寒热。
久服益气力，不饥，
轻身。以上朱字神农本经。
杀蛔虫。以上黑字名医
所录。

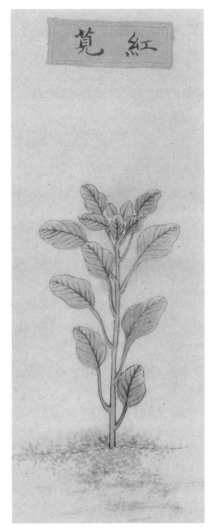
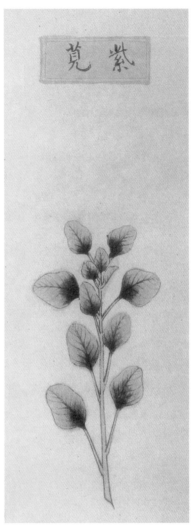

名 人苋、莫实、细苋、糠苋、胡苋、赤苋、花苋、白苋、紫苋、猪苋、蒉、五色苋。

苗 〔图经曰〕苋实即人苋子也。《经》云：细苋亦同，其叶如蓝是也。按苋有六种：有人苋、赤苋[①]、白苋、紫苋、马苋、五色苋。马苋即马齿苋也，自见后条。入药者惟人、白二苋，亦谓

————

① 赤苋：原脱，据《证类本草》补，与上文义合。

之糠苋、胡苋、细苋，其实一也。有细苋，俗谓之野苋，猪好食之，又名猪苋。但人苋小而白苋大耳，其子霜后方熟，实细而黑紫。苋茎叶通紫。赤苋亦谓之花苋，茎叶深赤，《尔雅》所谓蕢，赤苋也。根茎亦可糟藏，食之甘美。五色苋今亦稀用。

地 〔图经曰〕生淮阳川泽及田中，今处处有之。

时 〔生〕春生苗。〔采〕十一月取实。

收 日干。

用 实。

色 青。

味 甘。

性 寒。

气 气之薄者，阳中之阴。

臭 朽。

主 明目，利小便。

治 〔疗〕〔图经曰〕子，主翳目黑花，肝风客热。○紫苋，主气痢。又取捣汁饮一升，滓以水和，涂疮上。○赤苋，主血痢，及射工毒中人，令寒热发疮，偏在一处，有异于常者，连茎叶捣汁，饮一升瘥。○猪苋，主众蛇螫人。〔唐本注云〕赤叶苋，主射工、沙虱毒。〔日华子云〕苋菜，通九窍。〔孟诜云〕苋，除热。〔补〕〔日华子云〕苋子，益精。〔孟诜云〕苋，补气。

合治 五月五日采苋菜，和马齿苋等分，为末服之，治妊娠易产。

禁 不可与鳖同食。

忌 与鳖同食，生鳖癥，细剉鳖，和苋于湿处土穴内，以土盖之，一宿尽，成鳖也。

○ 菜之草

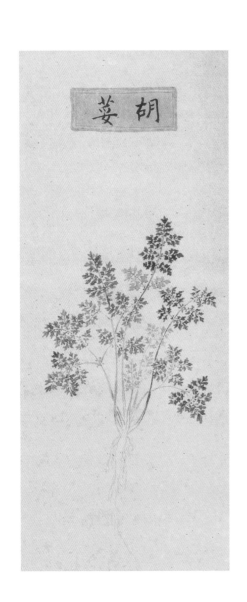

胡荽

微毒　附子　<u>丛生</u>

胡荽消谷，治五脏，补不足，利大小肠，通小腹气，拔四肢热，止头痛，疗沙疹。豌豆疮不出，作酒喷之立出。通心窍。○子，主小儿秃疮，油煎傅之。亦主蛊、五痔及食肉中毒下血，煮，冷取汁服。名医所录。

名 香荽、芫荽。

苗 〔谨按〕胡荽，即今芫荽也。布子于熟地。苗、叶似芹而圆小，嫩时食之，其味香美。至春暮开白花，结实如防风子。其茎经冬不萎，焚之亦可以辟秽也。

地 〔图经曰〕出并州，今处处有之。

时 〔生〕春、秋皆莳。〔采〕夏收子，五月五日取。〔别录云〕春夏取叶，秋冬取茎、根。

收 阴干。

用 茎、叶及子。

色 青绿。

味 辛。

性 温。

气 气之厚者，阳也。

臭 香。

主 补益筋脉，消谷能食。

制 子炒用。

治 〔疗〕〔陈藏器云〕子，治虫毒，五野鸡病。〔食疗云〕胡荽，利五脏。〔别录云〕小儿赤丹不止，捣汁傅之，瘥。脱肛，细切一升，烧烟熏即入。○齿痛，以子五升，水五升，煮取一升，含之。○根，治热气结滞，经年数发，以五月五日采半斤，阴干，水七升，煮取一升半，去滓分服，未瘥更服，春夏用叶，秋冬用茎、根。〔补〕〔食疗云〕益筋脉。

合治 子合醋煮，熨肠头出，甚效。○合生菜食，治肠风，热饼裹食，甚良。○胡荽二三两，切，合酒二大盏，煎令沸沃胡荽，便以物合定，不令泄气，候冷去滓，治小儿疹痘，欲令速出者，微微从顶以下喷遍身，除面不喷。○根绞汁半斤，合酒服之，立下蛊毒，神验。

禁　胡荽，久食令人多忘，损精神，发腋臭及䘌齿，口气臭。患金疮者不可食，食之疾更加。久冷人食之脚弱。根发痼疾。

解　食诸毒肉，吐、下血不止，顿瘔黄者，取净胡荽子一升，煮令腹破，取汁停冷，服半升，一日一夜二服即止。

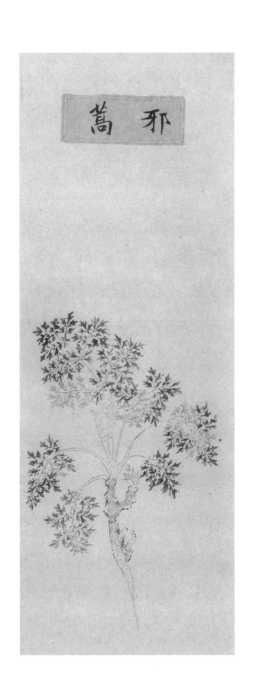

邪蒿

无毒　植生

邪蒿主胸膈中臭烂，恶邪气，利肠胃，通血脉，续不足气，作羹食，良。名医所录。

名 山花、群蒿。

苗 〔谨按〕邪蒿，春生苗叶，其茎微方，高一二尺，节间敷叶，叶似青蒿而细软，至夏繁茂，开黄白细花，作穗，秋末茎叶凋残。嫩时，人亦采作羹食之。

地 出山野及园圃中皆有之。

时 〔生〕春苗。〔采〕无时。

收 阴干。

用 茎、叶。

色 青绿。

味 辛。

性 温，平。

气 气之厚者，阳中之阴。

臭 腥、香。

主 利肠胃，通血脉。

合治 煮令熟，和酱、醋食之，治五脏邪气厌谷者及肠澼，大渴，热中，暴疾，恶疮。

禁 不可与胡荽同食，令人汗臭气。

○ 菜之草

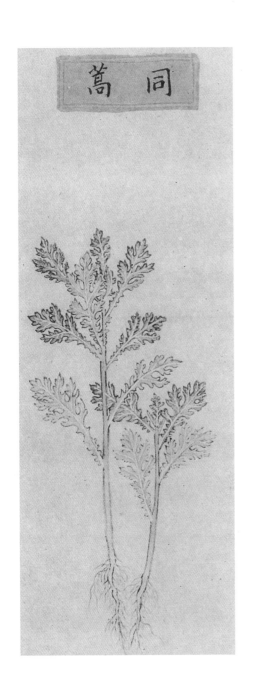

茼①蒿

无毒　丛生

茼蒿主安心气，养脾胃，消水饮。名医所录。

---

① 茼：原作"同"，据印本改。下同。

名 蓬蒿。

苗 〔谨按〕茼蒿，不限时月播子于畦，至旬日而苗叶渐生，及月遂繁茂，开碎黄花，作荚而生细子。其叶似蓬，又谓蓬蒿。人取其嫩者，以作菜茹，或入茶食之更香美，然治疗之功则未可据。

地 人家园圃皆种之。

时 〔生〕无时。〔采〕无时。

收 阴干。

用 茎、叶。

色 青绿。

味 辛。

性 平，散。

气 气厚味薄，阳中之阴。

臭 香。

禁 不可多食，动风气，熏人心，令人气满。

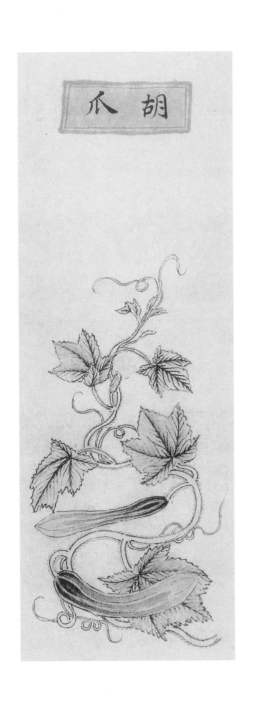

胡瓜叶

小毒　附根、实，有毒
蔓生

胡瓜叶主小儿闪癖，一岁服一叶已上，斟酌与之。生挼绞汁服，得吐下。○根，捣傅胡刺毒肿。○实，味甘，寒，有毒，不可多食，动寒热，多疟病，积瘀热，发疰气，令人虚热，上逆少气，发百病及疮疥，损阴血脉气，发脚气。天行后不可食，小儿切忌，滑中，生疳虫。不与醋同食。名医所录。

名 黄瓜。

苗 〔谨按〕胡瓜，即今之黄瓜也。圃人二月布子于地，三月生苗，移植渐茂，蔓延垣篱而开黄花。叶青黄色，皆有微刺，其叶稍大于甜瓜叶。结实，圆径一二寸，长尺许，北人呼为黄瓜，为石勒讳，因而不改。然有青皮者，亦有白皮者，人以为蔬而生啖之，别无功用，食之亦不益人。一种秋间生者，质颇相同，俗呼为秋黄瓜也。

地 处处有之。

时 〔生〕春苗。〔采〕夏秋取。

收 阴干。

用 叶及根、实。

色 青、白。

味 苦。

性 平，泄。

气 味厚于气，阴也。

臭 腥。

治 〔疗〕〔孙真人云〕蛇咬，取胡瓜傅之，数易，良。

合治 胡瓜一个，破作两片，不出子，以醋煮一半，水煮一半，俱烂，空心顿服，治水病肚胀至四肢肿，服后须臾下水。

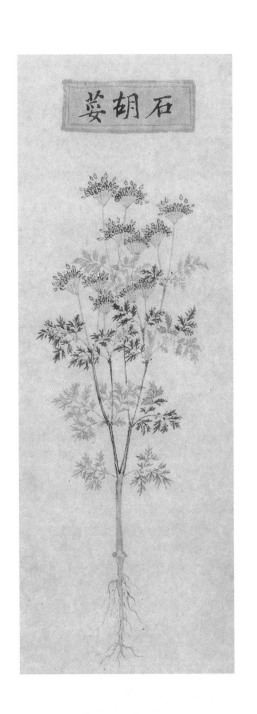

石胡荽

无毒　植生

石胡荽通鼻气，利九窍，吐风痰。不任食，亦去翳，熟挼内鼻中，翳自落。名医所录。

名 鹅不食草。

苗 〔谨按〕石胡荽，春生苗叶，茎圆而中空，折之有白汁，节间生叶，青绿色，其花细白，至夏作丛而开，子、叶与胡荽无异，此草鹅皆不食，故名鹅不食草。人采入药，欲辨之，必以饲鹅，鹅不食者为真，鹅误食之则死也。

地 生田野及水岸间皆有之。

时 〔生〕春生苗。〔采〕秋取。

收 阴干。

用 茎、叶。

色 青绿。

味 辛。

性 寒。

气 气之薄者，阳中之阴。

臭 香。

○ 菜之草

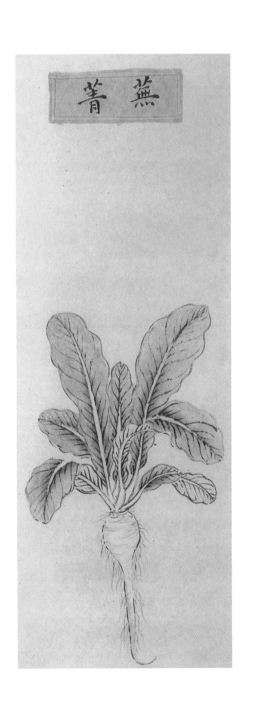

芜菁

无毒　丛生

芜菁主利五脏，轻身
益气。○子，主明目。

名医所录。

名　蔓菁、蓂芜、葑苁、葑、芥、大芥、薹莛、薹子、诸葛菜、
风苁、须。

苗　〔图经曰〕芜菁，即蔓菁也。梗短，叶大，连地上生。阔
叶红色，四时仍有。春食苗，夏食心，亦谓之薹子，秋冬食根，
亦可以备饥岁，菜中之最有益者，惟是此耳。诸葛亮所止，令兵
士独种蔓菁者，取其才出甲，可生啖，一也；叶舒可煮食，二也；
久居则随以滋长，三也；弃不令惜，四也；回即易寻而采之，五也；
冬有根可斸[①]食，六也。比诸蔬属，其利不亦博乎？今三蜀、江陵
呼蔓菁为诸葛菜是也。

地　〔图经曰〕旧出河朔，今处处有之。

时　〔生〕春苗，四时不凋。〔采〕春苗夏叶，秋冬取根。

用　苗、叶、根、子。

质　类菘菜。

色　青。

味　苦。

性　温，泄。

气　味厚于气，阴中之阳。

臭　腥。

主　通中益气。

制　子，九蒸九暴。

治　〔疗〕〔图经曰〕实，久服可以辟谷，及发黄，利小肠，
并治青盲。〔唐本注云〕子，治癥瘕，积聚，水煮二升，取浓汁服。
止霍乱，心腹胀，取汁少饮。治目暗，为末服。〔陈藏器云〕芜菁，

———————

① 斸：原注"竹足切"。

消黄疸及急黄，内黄，腹结不通，捣为末，水绞汁服，当得嚏，鼻中出黄水及下痢。○子为油，入面膏，令人去黑皯。〔孟诜云〕蔓菁，消食下气。○子，压油，涂头能变蒜发。又研入面脂，极去皱。又捣，水和服，除热黄，结实不通，少顷当泻，一切恶物、沙石、草、发并出。〔食疗云〕根，止消渴，并热毒风肿。〔别录云〕子，治阴黄，汗染衣，涕唾黄者，捣末，平旦以井花水服一匙，日再加至两匙，以知为度，色渐退白则瘥，不过服五升愈。及瘭疽着手足肩背，累累如米起，色白，刮之水出，复发热，以芜菁子熟捣，帛裹傅之，即止。妊娠小便不利，为末，水服方寸匕。○芜菁，常食之，通中益气，令人肥健。○根，治豌豆疮，捣汁，挑疮破，傅之，食顷根出。及男子阴肿如斗大，核痛，以根捣傅之。○虚劳眼暗，三月采蔓菁花，阴干为末，以井花水每空心调下二钱匕，久服长生，可夜读书。○蔓菁汁，治犬咬伤，服之佳。又立春后庚子日，以芜菁汁，合家大小并温服，不限多少，可除时疾。〔补〕〔图经曰〕子，九蒸九暴，捣为粉，服之长生。〔萧炳云〕子，入丸药用，令人肥健，尤宜妇人。

　　合治　芜菁和油，傅蜘蛛咬，恐毒入肉，亦捣末合酒服。○根生捣，和盐、醋、浆水煮汁，洗女子妒乳肿，洗五六度，瘥。又捣，和鸡子白封之，妙。○根叶净择去土，不用水洗，以盐捣，傅乳痈痛、寒热者，傅上，热即换，不过三五易之，瘥。冬月无叶即用根，宜避风。○根大者削去皮，熟捣，合苦酒和如泥，煮三沸，急搅之，出，傅卒起肿毒急痛。以帛裹上，日三易之。○蔓菁子六升一物蒸之，看气遍合甑下，以釜中热汤淋之，暴干还淋，如是三遍，即杵筛为末，食后清酒服二寸匕，治青盲瞳子不坏者，十得九愈。○蔓菁子三两，为末，每合温酒服一钱匕，治风疹入腹，身体强，舌干燥硬。

○合酢和，傅秃疮。○芜菁子三升，以苦酒三升煮令熟，日干为末，以井花水服方寸匕，加至三匕，常服明目，洞视肥肠。

　　禁　根，多食令人气胀满。

　　解　面毒。

白冬瓜

无毒　蔓生

白冬瓜主除小腹水胀，利小便，止渴。名医所录。

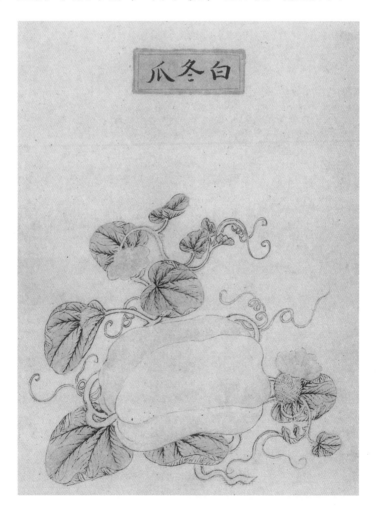

苗〔图经曰〕蔓生布地，茎叶有毛，开黄花，实生蔓下，大者如斗而更长，皮厚，初生有毛，青绿色，但经霜则白如傅粉，故谓之白冬瓜也。人以藏蓄作菜，入药须霜后采者为佳。

地〔图经曰〕生嵩高平泽，今处处有之。

时〔生〕春生苗。〔采〕八九月取。

用 肉。

色 皮青，肉白。

味 甘。

性 微寒。

气 气之薄者，阳中之阴。

臭 腥。

主 消热毒，止烦闷。

治〔疗〕〔图经曰〕肉，止三消渴疾及积热，利大小肠。〔陶隐居云〕止烦闷，捣汁服之。〔药性论云〕练汁，能止烦躁热及利小肠，除消渴，并五淋。〔日华子云〕冬瓜，除烦，胸膈热，消热毒痈肿，切磨痱子甚良。○叶，杀虫。《诗》云：莫予并蜂，自求辛螫。亦可修事蜂儿，并肿毒及蜂叮，藤烧灰，可出绣点黯，洗黑皯，并洗疮疥。湿瓢，亦可漱练白缣。〔孟诜云〕冬瓜，除胸心满闷，头面热者，食之佳。〔衍义曰〕冬瓜，治发背及一切痈疽，削一大块置疮上，热则易之，瓜当烂，截去更合之，分散热毒，甚良。〔别录云〕小儿渴利，单捣瓜汁饮之。及伤寒后痢日久，津液枯竭，四肢浮肿，口干，冬瓜一枚，黄土泥厚裹五寸，煨令烂熟，去土绞汁服之。及治水病初得，危急，冬瓜不限多少，任吃，神效。小儿一月至五个月，乍寒乍热，炮冬瓜，绞汁服，治渴不止。〔补〕〔孟诜云〕益气耐老。

禁　患冷者食之，瘦人。九月勿食被霜瓜，食之令人成反胃病。

解　压丹石毒并鱼中毒，饮瓜汁最验。

○ 菜之走

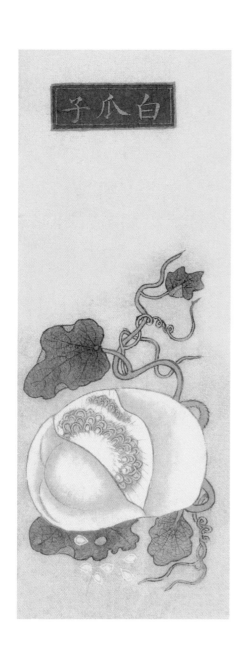

白瓜子

无毒　蔓生

白瓜子出神农本经。主令人悦泽，好颜色，益气不饥。久服轻身，耐老。以上朱字神农本经。**除烦满不乐，久服寒中。可作面脂，令面悦泽**。以上黑字名医所录。

名 水芝、白瓜①子。

苗〔谨按〕白瓜子，即前条冬瓜子也。冬瓜皮虽青，经霜亦白，其中子则方正、洁白，比次整齐，非他子形色之可比，故谓之白瓜子。《岁时记》云：七月采犀，以为脂者，此也。《唐本》作甘瓜者，由其甘、白字画所误。考之《别录》，有可作面脂之说，正与《本经》相符，此实冬瓜子明矣。

时〔生〕春生苗。〔采〕八月取。

收 暴干。

色 白。

味 甘。

性 平，寒。

气 气之薄者，阳中之阴。

制〔图经曰〕洗净，擂取仁用。

治〔疗〕〔图经曰〕仁，擂作面药，洗燥皱。〔日华子云〕去皮肤风及黑𪒟，润肌肤。

合治 瓜子，熬作末，合酒服，治多年损伤不瘥。○瓜子七升，绢袋盛，绞沸汤中三遍，以酢五升渍一宿，暴干，捣筛，合酒服方寸匕，日三服，治男子五劳七伤，明目，延年不老。及去皮捣为丸，空腹服三十丸，令人白净如玉。

---

① 瓜：原注“侧绞切”。

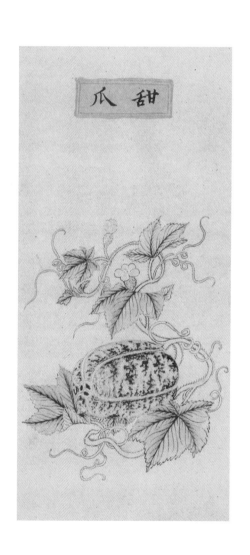

甜瓜

有毒　蔓生

甜瓜止渴，除烦热。多食令人阴下湿痒，生疮，动宿冷病，发虚热，破腹。又令人惙惙弱，脚手无力。少食即止渴，利小便，通三焦间拥塞气，兼主口鼻疮。○叶，治人无发，捣汁涂之，即生。名医所录。

苗〔谨按〕甜瓜，二月布种，三月生苗，作蔓布地，与诸瓜相似。五月开黄花，花下结实，有青、白二种，至秋熟则黄色。下条瓜蒂，即此青瓜蒂也。

地〔图经曰〕生嵩高平泽，今处处园圃中皆莳之。

时〔生〕春生苗。〔采〕七月取实。

用 瓜及叶。

色 生青、熟黄。

味 甘。

性 寒。

气 气之薄者，阳中之阴。

臭 香。

治〔疗〕〔唐本注云〕甘瓜子，除腹内结聚，破溃脓血，最为肠胃脾内壅之要药。〔陈藏器云〕子，止月经太过，去油为末，水调服。〔别录云〕瓜去皮，食后啖之，止热，除烦渴。煮皮作羹亦佳。〔补〕〔食疗云〕子，熟，补中益气，宜人。○叶，补中。

合治 叶碾末，合酒服，治打扑损折，去瘀血及小儿疳。○子，作末，合蜜为丸，如枣核大，每旦净漱，含一丸，治口臭，亦可傅齿。

禁 患脚气人食甜瓜，其患永不除。又，五月甜瓜，沉水及两蒂者并杀人。多食发黄疸病，动冷疾，令人虚赢，亦动痼疾。多食下利，消损阳气。

解 诸药力及食瓜饱胀者，入水自消，或食盐即化成水。

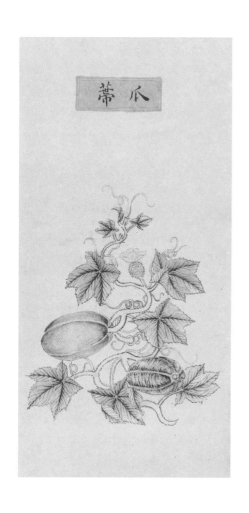

瓜蒂

有毒　蔓生

瓜蒂出神农本经。主大水，身面、四肢浮肿，下水，杀蛊毒，咳逆上气，及食诸果病在胸腹中，皆吐下之。以上朱字神农本经。**去鼻中息肉，疗黄疸。花，主心痛，咳逆。**以上黑字名医所录。

苗 〔图经曰〕瓜蒂，即甜瓜蒂也。瓜有青、白二种，入药当以青者为胜。凡吐剂以此为圣药也。故今之治风痫，喉风，痰涎，暴塞之证，多以此合赤小豆辈服之，盖取其味酸、苦相搏，为涌泄之义耳，正合《内经》所谓邪在上者，因而越之也。

地 〔图经曰〕生嵩高平泽，今处处园圃中莳之。

时 〔生〕春生苗。〔采〕七月七日取。

收 去瓜皮，用蒂，约半寸许，阴干。

用 蒂及花。

色 青绿。

味 苦。

性 寒。

气 气薄味厚，阴也。

臭 香。

主 吐膈散中。

制 剉碎，研细用。

治 〔疗〕〔日华子云〕治脑塞，热齆，眼昏，吐痰。〔别录云〕时气，三日外忽觉心满坚硬，脚手心热，变黄，以瓜蒂七枚，杵末，以大豆许吹两鼻中，令黄水出，余末水调服，得吐黄水一二升，瘥。○瓜丁，治黄疸，目黄不除，为细末，以大豆许内鼻中，令病人深吸取，鼻中黄水出。

合治 瓜蒂及茎合小豆、丁香吹鼻，治鼻中息肉、齆鼻并黄。○陈瓜蒂一分为末，合羊脂少许和，傅鼻中息肉。○瓜蒂四十九个，六月六日收者，丁香四十九个，用甘埚子烧，烟尽为度，细研为末，每用一字吹鼻内，治遍身黄如金色，小儿用半字吹鼻内及揩牙。○瓜蒂二小合，熬赤小豆二合，为末，暖浆水五合，服方寸匕，治急黄，心上坚硬，渴欲得水吃，气息喘粗，眼黄，饮之当吐，不吐再服五分匕，亦减之。若吹鼻中两三黑豆许，黄水出歇。〇瓜蒂为细末，量疾，每用一二钱匕，合腻粉一钱匕，以水半合同调匀，灌之，治风涎暴作，气塞倒卧，服之，良久，涎自出，或觉有涎，用诸药行化不下，或服药良久，涎未出者，含沙糖一块，下咽涎即出。此物甚不损人，全胜石绿、硇砂辈。

禁　胃弱及病后、产后勿轻用，诸亡血。诸虚家亦不可用。

解　过服，吐不止，以麝香末少许，水调服之，即止。

越瓜

无毒　蔓生

越瓜主利肠胃，止烦渴。不可多食，动气，发诸疮，令人虚弱不能行，不益小儿。天行病后不可食，又不得与牛乳、酪及鲊同餐，及空心食，令人心痛。名医所录。

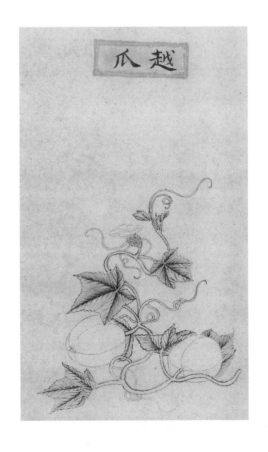

苗〔谨按〕越瓜二月布种，三月生苗，蔓延于地，五月开淡黄花，叶青大，有微刺，叶下结实，如甜瓜，正圆而色白。因生于越地，故名越瓜也。

地 出杭越，今处处有之。

时〔生〕春苗。〔采〕夏取。

用 肉。

质 类甜瓜而白。

色 白。

味 甘。

性 寒。

气 气之薄者，阳中之阴。

臭 香。

主 利小便，去烦热。

治〔疗〕〔陈藏器云〕宣泄热气。

合治 小者糟藏之，为灰，傅口吻疮及阴茎热疮。○越瓜，和饭作鲊并菹，久食益肠胃。

禁 小儿夏月不可食，冷中。常令人脐下为癥痛不止。及天行病后不可食。

解 酒毒。

芥①

无毒　丛生

芥归鼻。主除肾邪气，利九窍，明耳目，安中，久食温中。名医所录。

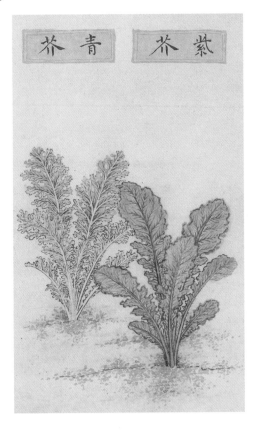

---

① 芥：此条与卷四十二有名未用"芥"条系同名异物。

名 青芥、南芥、花芥、紫芥、旋芥、石芥。

苗〔图经曰〕芥，似菘而有毛，味极辛辣，此即青芥也。芥之种亦多，有紫芥，茎、叶纯紫，多作菹，食之最美。又有南芥、旋芥、花芥、石芥之类，皆菜茹之美者，非药品所须，不复悉录。〔唐本注云〕叶大粗者，叶堪食，子入药用，熨恶疰至良。叶小子细者，叶不堪食，其子但堪作菹也。

地〔图经曰〕处处有之。〔道地〕蜀州。

时〔生〕春种。〔采〕夏收子。

收 暴干。

用 茎、叶及子。

质 似菘而有毛。〔子〕类菟①丝子。

色 青紫。〔实〕紫。

味 辛。

性 温，散。

气 气之厚者，阳也。

臭 腥。

治〔疗〕〔日华子云〕芥，除邪气，止咳嗽及冷气疾。〔食疗云〕治咳逆，下气，明目，去头风。〔别录云〕马芥子，治小儿紧唇，捣汁，令先揩唇血出，傅之，日七遍。马芥即刺芥也。

合治 子捣为末，合醋和，涂射工毒及疰气，发无常处。○合醋研，傅风毒肿及麻痹。○合生姜研，暖，涂贴扑损瘀血，腰痛肾冷。○合酒、醋服，止心痛。○合鸡子白调，傅走疰，风毒疼痛。○子一升，醋三升，煎取一升，治妇人中风，口噤，舌本缩，傅颔颊下，

---

① 菟：原作"兔"，据印本改。

立效。○捣碎，合人乳调和，绵裹塞耳内，治聋。○捣碎，合水及蜜和，滓傅喉上下，干即易之。治瘘有五种，不过此方。

禁　芥，煮食之动气，生食之发丹石。叶，不可多食。细叶有毛者杀人。

忌　与兔肉同食之，成恶疮。

○ 菜之草

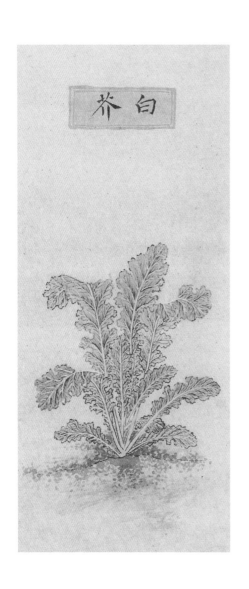

白芥

无毒　附子　<u>丛生</u>

白芥主冷气。○子，主射工及疰气，上气，发汗，胸膈痰冷，面黄。名医所录。

苗 〔图经曰〕芥类颇多，此亦是一种也。茎叶虽白，与诸芥相似，但其子独粗大，甚辛，色白，如粱米，入药惟以此种最佳也。其叶作茹甚美。

地 〔图经曰〕生河东，今处处亦有。〔道地〕西戎、太原为佳。

时 〔生〕春生苗。〔采〕夏取实。

收 暴干。

用 实。

质 似菘而有毛。〔实〕类菟①丝子。

色 白。

味 辛。

性 温。

气 气之厚者，阳也。

臭 腥。

主 冷气，安五脏。〔子〕主胁下痰癖。

治 〔疗〕〔日华子云〕白芥，安五脏。○子，烧之及服，可辟邪魅。

合治 子一升，捣碎，以绢袋盛好酒二升，浸七日，空心温服三合，日二服，治气。○日干为末，合酒服方寸匕，治反胃，吐食，上气。○杵令熟，合苦酒，厚傅三种射工毒，半日痛即止。○为末，合猪胆和如泥，傅游肿诸痛，日三易，效。○合苦酒煮，治中风卒不语，傅颈一周，以帛包之，一日夕，瘥。○炒熟，勿令焦，细研，以汤浸，蒸饼丸如赤小豆大，合生姜汤吞七丸，治肚腹冷，夜起甚效。

---

① 菟：原作"兔"，据印本改。

○ 菜之草

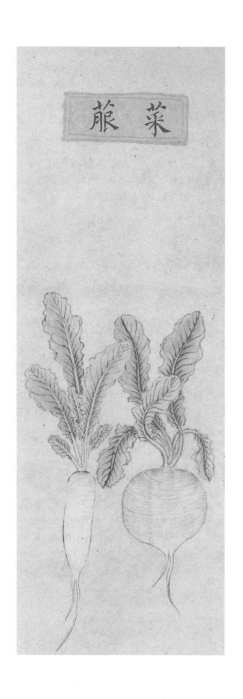

莱菔根

无毒　附子　<u>丛生</u>

莱菔[①] 根散服及炮煮服食，大下气，消谷，去痰癖，肥健人。生捣汁服，主消渴，试大有验。名医所录。

———————

① 菔：原注"音卜"。

名 萝卜、雹葖、芦菔、温菘、葖芦菔。

苗 〔图经曰〕有大、小二种，大者肉坚，宜蒸食之；小者白而脆，宜生啖也。〔谨按〕莱菔，即萝卜也。六月初伏内布子于熟地，苗叶渐长尺余，似白菘菜，茎半圆而微赤，茎、叶俱有细毛，至秋深，其根坚实。小者如拳，大者如碗，圃人欲留其作种，故不采其根也。北地九月则采之，藏于窖中，至春复种于地，仍生苗叶，三月开紫白花，四月作荚。其实如马蔺子，圆扁而赤，洪洲、信阳亦有甚大者，重五六斤，或近一秤。又有一种小者，初春播种之即生苗叶，根白，脆长，甘而少辛，随可生食。夏末开花时，不中食之，俗呼为水萝卜是也。

地 〔图经曰〕出河北，秦、晋甚多，登、莱者最佳，今处处有之。

时 〔生〕夏生苗。〔采〕秋取根。

用 根、子。

质 类芜菁而大。

色 白。

味 辛、甘。

性 温，散。

气 气之厚者，阳也。

主 消饮食，下滞气。

治 〔疗〕〔图经曰〕根，治饮食过多。饱胀，宜生嚼之。○子，水研服，吐风涎，甚效。〔唐本注云〕叶，消食和中。〔日华子云〕根，消痰止咳及治肺痿，吐血。〔萧炳云〕根，消食，利关节，理颜色，涤五脏恶气。〔孟诜云〕利五脏。〔别录云〕治偏头风，用生萝卜汁一蚬壳，仰卧注之鼻中，左痛注左，右痛注右，左右俱注亦得，神效。○积年上气，咳嗽多痰，喘促，唾脓血，以子一合，研煎汤，食上服之。〔补〕〔日华子云〕萝卜，温中，补不足。〔孟诜云〕食之，令人肌细白净。

合治 萝卜合羊肉、鲫鱼煮食之，治劳瘦咳嗽。○子合醋研，消肿毒。○出了子萝卜三枚，净洗，薄切，日干为末，每服二钱合煎猪肉汁，澄清调下，治消渴，食后并夜卧，日三服，谓之独胜散。○子半斤，淘洗，焙干，于铫子内炒令黄熟，为末，以沙糖丸如弹，绵裹含之，治肺痿咳嗽。

禁 服地黄、何首乌人勿食萝卜，若同食之，则令人髭发易白，乃损血故也。

解 萝卜，解面毒。

○ 菜之草

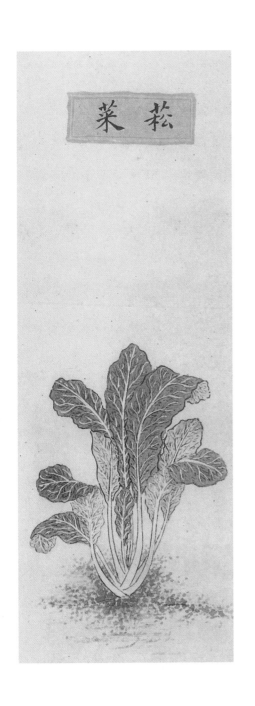

菘菜

无毒　<u>丛生</u>

菘[1]菜[2]主通利肠胃，
除胸中烦，解酒渴。

名医所录。

———————
① 菘：原注"音嵩"。
② 菜：原无，据本条标题药
名补。

名 白菜。

苗〔图经曰〕其苗与芜菁相类，梗长，叶不光者为芜菁；梗短，叶阔厚而肥痹者为菘。旧说菘不生北土，人有将子北土种之。初一年半为芜菁，二年菘种都绝，南人种芜菁亦然。其有数种，牛肚菘叶最大厚，味甘。紫菘叶薄细，味小苦。扬州一种，叶圆而大，若箧，重有一二十斤，生啖之脆美无柤，绝胜他土者，此谓之白菘也。〔衍义曰〕张仲景《伤寒论》凡用甘草皆禁菘菜者，是此菘菜也。叶如芜菁，绿色差淡，其味微苦而嫩稍阔耳。

地〔图经曰〕旧不载所出州土，今南北皆有之。〔道地〕扬州者为胜。

时〔生〕春生苗。〔采〕夏秋取。

用 茎、叶、实。

质 类芜菁。

色 淡绿。

味 甘。

性 温。

气 气之厚者，阳也。

臭 腥。

治〔疗〕〔萧炳云〕消食下气，祛瘴气，止热嗽。冬取汁饮为佳。〔陈士良云〕紫花菘，行风气，去邪热。〔食疗云〕菘，止消渴，冬月作菹，煮作羹食之。〔别录云〕作羹啜之，通利肠胃，除胸中烦热及治小儿赤游，行于上下，至心即死，杵菘菜傅之。治发背，杵地菘汁一升，日再服，瘥。〇治酒醉不醒，用菘子二合细研，井花水一盏，调为二服。

合治　菘菜和粟米，酒服方寸匕，辟瘟病。

禁　服药有甘草者，勿食菘菜，令病不除。多食动气，发病，不益人。又发诸风冷虚。人勿食，食之觉冷。

忌　北人居南方，不伏地土遂病足，忌食菘菜。

解　杀鱼腥，解酒渴。多食过度，惟生姜能制其毒。

○ 菜之草

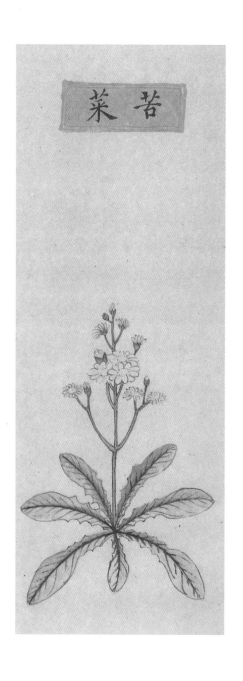

苦菜

无毒　植生

苦菜出神农本经。主五
脏邪气，厌①谷，胃痹。
久服安心益气，聪察，
少卧，轻身，耐老。
以上朱字神农本经。**肠澼，**
渴热中疾，恶疮，耐
饥寒，高气不老。以
上黑字名医所录。

① 厌: 原注"于协切，伏也"。

名 荼草、游冬、菫荼、选。

苗〔衍义曰〕苦菜，叶似苦苣而狭，绿色差淡，折之有白汁出，常常点瘕子自落。花与野菊相似，春、夏、秋皆旋开花。四方皆有，在北道则冬方凋毙，生南方则冬夏常青，此《月令》小满节后所谓苦菜秀者是也。又有一种苦蘵，味苦，寒，有小毒，捣叶傅小儿闪癖。煮汁服，去暴热，目黄，秘塞。然其叶极似龙葵，但龙葵子无壳，苦蘵子有壳，如皮弁，子圆如珠，人亦呼为小苦耽也。

地〔图经曰〕生益州川谷、山陵道傍。〔道地〕蜀川。

时〔生〕春苗。〔采〕三月三日。

收 阴干。

用 茎、叶。

质 叶类苦苣而狭。

色 青。

味 苦。

性 寒，泄。

气 味厚于气，阴也。

臭 腥。

主 除肠澼，去邪气。

治〔疗〕〔衍义曰〕花，去中热，安心神。

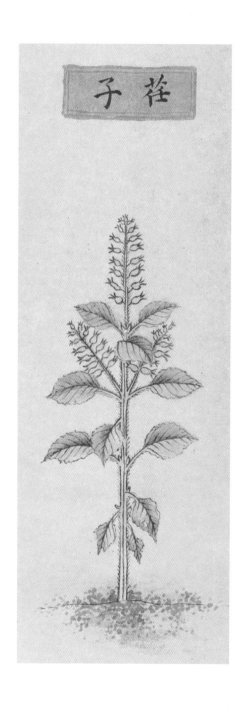

荏子

无毒　附叶^①　植生

荏子主咳逆，下气，温中，补体。○叶，性温，主调中，去臭气。名医所录。

---

① 附叶："叶"后原衍"子"字，据正文删。

名 蒩。

苗 〔陶隐居云〕荏，状如苏，高大，白色，不甚香。其子研之，杂米作糜，甚肥美，下气，补益。东人呼为蒩[①]，以其似蘇字，但除禾边故也。榨其子作油用煎之，即今油帛及和漆所用者，服食断谷亦用之，名为重油。〔唐本注云〕荏叶，人常生食，其子故不及苏也。江东以荏子为油，北土以大麻为油，此二油俱堪油物，若以和漆，荏者为强尔。〔萧炳云〕又有大荏，形似野荏，高大，叶大小荏一倍，不堪食。人收其子。以充油绢帛，与大麻子同。其小荏子欲熟，人采其角食，甚香美，大荏叶不堪食也。

地 〔唐本注云〕出江东，今北地多产之。

时 〔生〕春生苗。〔采〕九月取。

收 阴干。

用 子及叶。

质 类苏，高大而白色。

色 白。

味 辛。

性 温。

气 气之厚者，阳也。

臭 微香。

治 〔疗〕〔唐本注云〕叶捣，傅虫咬及男子阴肿。〔日华子云〕叶，调气，润心肺，长肌肤，消宿食，止上气，咳嗽，去狐臭，傅蛇咬。○子，下气，止嗽。〔食疗云〕子，止咳逆，下气。生食止渴，润肺。〔补〕〔日华子云〕子，补中益气，通血脉，

---

① 蒩: 原注"音鱼"。

填精髓，可蒸令熟，烈日暴干，当口开，舂取米食之，亦可休粮。

合治　子研之，合杂米作糜食之，甚肥美，能下气，补益。○叶，生捣，和醋，封男子阴肿，女人绵裹内之，三四易，瘥。○叶，烂杵，合猪脂和薄，傅尰中人。

禁　子压作油，少破气。多食，发心闷。

○ 菜之木

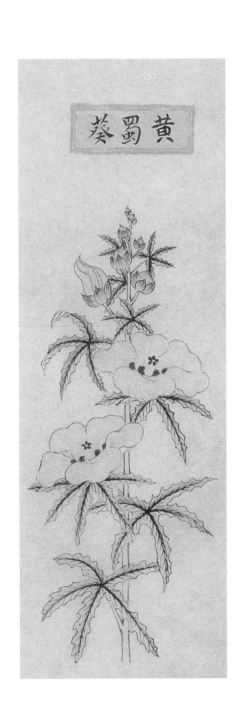

黄蜀葵

无毒　植生

黄蜀葵花治小便淋及催生，又主诸恶疮脓水，久不瘥者，作末傅之即愈。名医所录。

苗〔图经曰〕春生苗，渐高丈许，茎、叶微有毛。与蜀葵颇相似，但其叶尖狭而多刻缺，夏末开花，淡黄色，其实作汇，长寸余，有四五瓣，上锐下圆，亦微有毛。〔衍义曰〕此与蜀葵别种，非为蜀葵中黄者也。叶心下有紫檀色，摘之剔为数处，就日干之，不尔即浥烂。今疮家用之为要药也。

地〔图经曰〕处处有之。

时〔生〕春生苗。〔采〕六七月取。

收 阴干。

用 花。

色 黄。

臭 臭。

制〔花〕为细末。〔子〕研烂用。

治〔疗〕〔图经曰〕花，治疮痈，干末水调，涂之，立愈。○子，治淋涩，又令妇人易产。〔衍义曰〕花，日干为末，浥烂疮。○子，临产时取四十九粒，研烂，用温水调服，即产。〔别录云〕子，催产，焙干为末，井华水下三钱匕。如无子，以根细切，煎汁令浓滑，待冷服之。

〇 菜之草

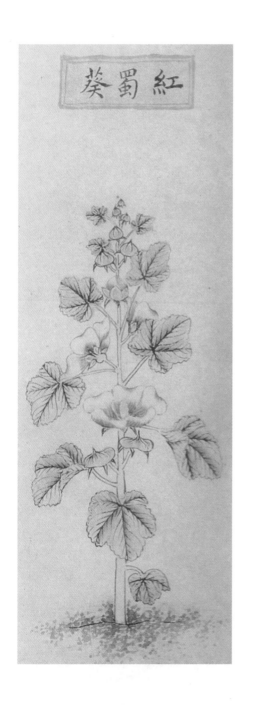

红蜀葵

无毒　植生

红[1]蜀葵久食钝人性灵。〇根及茎并主客热，利小便，散脓血，恶汁。〇叶，烧为末，傅金疮。煮食，主丹石发热结。捣碎，傅火疮。叶炙煮，与小儿食，治热毒下痢及大人丹痢。捣汁服亦可，恐腹痛，即暖饮之。〇花，冷，无毒，治小儿风疹。〇子，冷，无毒，治淋涩，

_____

[1]　红：原无，据目录药名补。

通小肠，催生落胎，疗水肿，治一切疮疥，并瘢疵，赤①靥。
○白花，疗痎疟，去邪气，阴干末食之。名医所录。

名　锦葵、戎②葵。

苗　〔图经曰〕葵有数种，有蜀葵，《尔雅》所谓菺③，戎葵者是也。郭璞云：似葵，华如槿华。盖其所自出，因以名之也。〔谨按〕蜀葵，皆自宿根而生也。春初发苗，渐长，茎干高及丈许，微有白毛，叶圆而尖，至五六月开花，有深红、浅红者，亦有单瓣、夹瓣者，俱著花于茎间，自下而上，次第开放，直至梢端，叶乃始焦。其子遂成，子熟，堕地即出，嫩苗比与宿根者，终不繁茂。又有一种锦葵，开紫白花，甚小，亦结细子，其种莳及，茎叶最相类，但低矮差小为异，功用更强。葵虽有五色，而治疗功能各随其色而主之。抑按《左传》曰：鲍庄子之知不及葵，葵犹能卫其足。今葵心随日光所转，辄低覆其根，似知孔子曰禾生，垂穗向根，不忘本也。盖禾之向根，仁也；葵之卫足，知也。仁所以守之，知所以揆之，故葵曰揆也。

地　〔图经曰〕出戎、蜀，今处处有之。

时　〔生〕春苗夏花。〔采〕秋取。

收　阴干。

用　花、根、茎、叶、子。

色　红。

---

① 赤：原作"土"，据印本改。
② 戎：原作"莪"，据印本改。
③ 菺：原注"古田切"。

味 甘。

性 寒。

气 气之薄者，阳中之阴。

臭 腥。

治 〔疗〕〔衍义曰〕单叶葵根，治带下，排脓血、恶物。〔别录云〕蜀葵，治痈毒无头，杵末傅之。

合治 葵花末，合酒服方寸匕，治横生倒产。〇白葵花一两，阴干为末，空心合温酒服二钱匕，治妇人白带，下脐腹冷痛，面色痿黄，日渐虚困。如赤带，用赤者为验。

禁 患狗咬疮者，食之不得瘥。又能钝人情性。

○ 菜之草

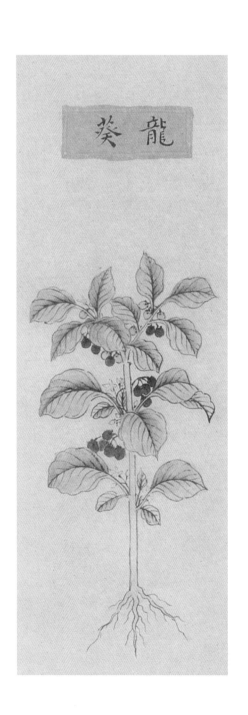

龙葵

无毒　附子　<u>丛生</u>

龙葵食之解劳，少睡，去虚热肿。○子，疗疔肿。名医所录。

名 苦葵。

苗 〔图经曰〕龙葵，北人谓之苦葵，叶圆，似排风而无毛，花白，实若牛李子，生青熟黑，亦似排风子，但堪煮食，不任生啖。其实赤者名赤珠，服之变白令黑，其根亦入药用。

地 〔图经曰〕出北方，今所在有之。

时 〔生〕春生。〔采〕无时。

收 日干。

用 茎、子、根。

味 苦。

性 寒。

气 味厚于气，阴也。

治 〔疗〕〔别录云〕龙葵，治痈肿无头，捣傅之。〔补〕〔药性论云〕龙葵，明目轻身。○子，变白令黑，耐老。

合治 根一两，捣罗为末，合麝香一分，研令匀，涂发背，痈疽成脓者。○龙葵合土杵，傅疔肿及火丹疮。

禁 不可与葱、薤同食。

○ 菜之草

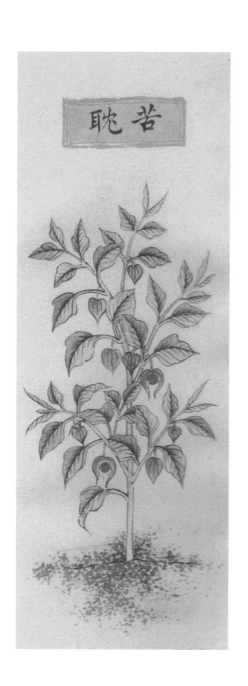

苦耽

_{小毒　植生}

苦耽苗子主传尸，伏连，鬼气，�忤，邪气，腹内热结，目黄，不下食，大小便涩，骨热，咳嗽，多睡，劳乏，呕逆，痰壅，疮癣，痞满，小儿无辜疬子，寒热，大腹，杀虫，落胎，去蛊毒。并煮汁服，亦生捣绞汁服，亦研傅小儿闪癣。_{名医所录。}

名　洛神珠、王母珠、皮弁草。

苗　〔图经曰〕苗高二三尺，实作包如撮口袋，中有子如珠，生青熟赤，关中谓之洛神珠，又谓之王母珠，一名皮弁草。又有一种小者，名苦蘵也。按《衍义》云：此与酸浆同种，今复出于此，盖其性味不同及治疗有别而然也。

地　〔图经曰〕生故墟垣堑间，今在处有之。

时　〔生〕春生苗。〔采〕三月取苗，秋取实。

收　阴干。

用　苗、实。

味　苦。

性　寒，泄。

气　味厚于气，阴也。

制　煮汁，或生捣用。

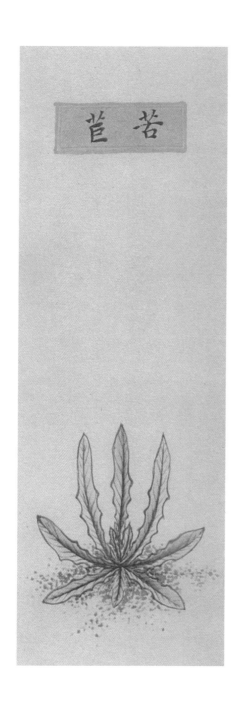

苦苣

丛生

苦苣除面目及舌下黄，强力不睡。折取茎中白汁，傅疔肿，出根。又取汁滴痈上，立溃。碎茎、叶，傅蛇咬。根，主赤白痢及骨蒸，并煮服之。今人种为菜，生食之，久食轻身，少睡，调十二经脉，利五脏，霍乱后胃气逆烦。生捣汁饮之，虽冷，甚益人。不可同血^①食，食发痔疾。

名医所录。

---

① 血：原注"一本作蜜"。

名 褊苣、白苣。

苗 〔本经云〕苦苣即野苣也。春生苗，叶青绿色，其茎折之有白汁，堪作菜茹，亦可生食。又有野生者，名褊苣。今人家常食为白苣，江外、岭南、吴人无白苣，尝植野苣，以供厨馔也。

地 旧不著所出州土，今山郭处皆有之。

时 〔生〕春生苗。〔采〕夏取茎、叶，秋取根。

收 阴干。

用 茎、叶及根。

味 苦。

性 平，泄①。

气 味厚于气，阴也。

臭 腥。

制 为末或生捣汁用。

治 〔疗〕〔衍义曰〕捣汁，傅疔疮，殊验。青苗阴干，以备冬月，为末，水调傅。

---

① 平，泄：原注"一云寒"。

○ 菜之草

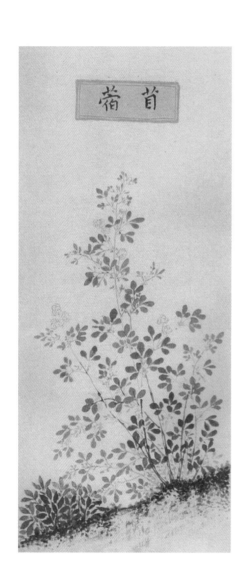

苜蓿

无毒　丛生

苜蓿主安中，利人，可久食。名医所录。

苗〔陶隐居云〕长安中乃有苜蓿园，北人甚重之，江南人不甚食，以其无味故也。外国别有苜蓿草以疗目疾，盖非此类。〔衍义曰〕唐李白诗云，天马常衔苜蓿花，是此。陕西甚多，以饲牛、马，嫩时人亦食之，微甘淡，不可多食，利人大小肠。有宿根，刘讫，又生其根，酷似黄芪。故土人采之以乱黄芪也。

时〔生〕春生苗。〔采〕夏秋取。

收 阴干。

用 茎、叶及根。

色 绿。

味 苦。

性 平，泄。

气 味厚于气，阴中之阳。

臭 腥。

治〔疗〕〔唐本注云〕茎、叶、根，治热病、烦满、目黄赤、小便黄、酒疸，捣汁服一升，令人吐利，即愈。〔日华子云〕去腹脏邪气，脾胃间热气，通心肠。〔孟诜云〕患疸黄人，取根生捣，绞汁服之，良。又利五脏，洗去脾胃间邪气及诸恶热毒。〔补〕〔孟诜云〕能轻身健人。

合治 和酱作羹食之，安中，利五脏。

禁 不宜多食，多则冷气入筋，瘦人。又利大小肠。

○ 菜之草

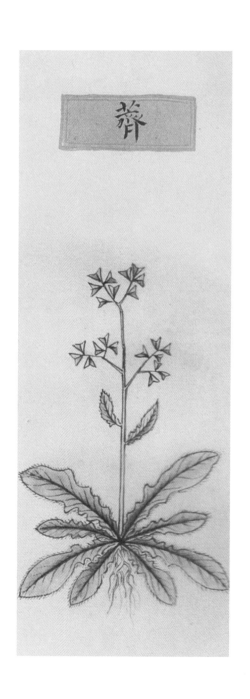

荠

无毒　散生

荠主利肝气，和中。
○实，主明目，目痛。
名医所录。

　　苗　〔谨按〕荠，春生最先于诸菜，似菠菜，小而著地，散生，叶有锯齿而青绿有毛。其根色白，二月抽苔，高尺许，茎有小叶，三月开细白花，结三尖荚子，四月成实。其叶霜后则微赤，而经冬不凋也。

　　地　处处有之。

　　时　〔生〕春生新叶。〔采〕四月八日取实。

　　收　阴干。

　　用　子及根、叶。

　　质　类菠菜而小。

　　色　青绿。

　　味　甘。

　　性　温。

　　气　气之厚者，阳也。

　　臭　香。

　　主　散风毒，消障翳。

　　治　〔疗〕〔药性论云〕子，治目青盲不见物。○根、叶，烧灰，能治赤白痢，极效。〔日华子云〕荠菜，利五脏。○根，治目疼。〔孟诜云〕子，治眼疾。〔别录云〕根汁，治暴赤眼，疼痛磣涩，点目中，效。〔补〕〔药性论云〕五脏不足。

　　禁　患气人食其子，动冷疾。及不可与面同食，令人背闷。服丹石人，亦不可食之。

罗勒

微毒　附子、根① 丛生

罗勒调中消食，去恶气，消水气，宜生食。又疗齿根烂疮，为灰用甚良。不可过多食，壅关节，涩荣卫，令血脉不行。又动风，发脚②气，患豌，取汁服半合定。冬月用干者煮之。〇子，主目翳及物入目，三五颗致目中，少顷当湿胀，与物俱出。又疗风赤眵泪。〇根，主小儿黄烂疮，烧灰傅之，佳。名医所录。

名 兰香、王母菜。

苗 〔陶隐居云〕术家取羊角、马蹄烧作灰，撒于湿地，遍踏之，即生罗勒。俗呼为王母菜，食之益人。此有三种，一种堪作生菜；一种叶大，二十步内闻香；一种似紫苏叶也。

地 旧不著所出州土，今近处皆有之。

时 〔生〕无时。〔采〕无时。

收 阴干。

---

① 附子、根：原无，据目录补。
② 脚：原脱，据《证类本草》补。

用 茎、叶、实、根。

味 辛。

性 温，散。

气 气之厚者，阳也。

臭 香。

合治 合木兰香一斤，以三岁米醋浸令没，百日出，暴干为末，傅面上，灭瘢。合醋、酱渍，百日出，日干，末服方寸匕。

一种陈藏器余

蕨叶似老蕨，根如紫草。按蕨味甘，寒，滑，去暴热，利水道，令人睡，弱阳。小儿食之，脚弱不行。生山间，人作茹食之。四皓食之而寿，夷、齐食蕨而夭，固非良物。《搜神记》云：郗鉴镇丹徒，二月出猎，有甲士折一枝食之，觉心中淡淡成疾，后吐一小蛇，悬屋前，渐干成蕨，遂明此物不可生食之也。《食疗》寒，补五脏不足，气壅经络筋骨间毒气，令人脚弱不能行，消阳事，令眼暗，鼻中塞。发落，不可食。又冷气人食之，多腹胀。《毛诗》：陟彼南山，言采其蕨。又曰：言采其薇，是蕨、薇俱可食。○伯夷叔齐采薇而食，恐蕨非薇也。今永康道江居民，多以醋腌而食之。

本草品汇精要卷之三十八

本草品汇精要

·卷之三十九·

菜　　部
中　　品

六种	**神农本经** 朱字
六种	**名医别录** 黑字
二种	**唐本先附** 注云唐附
一种	**唐慎微附**
七种	**今补**
一种	**陈藏器余**

已上总二十三种，内一种今增图

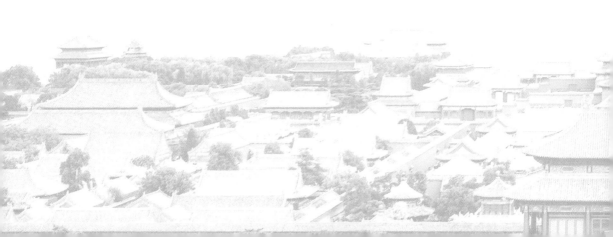

生姜自草部今移　　　干姜自草部今移　　　蓼实马蓼等六种附

葱实茎、花、根白汁附　　韭子、根附　　　薤

荙①菜今增图　　　荆芥旧名假苏　　　白蘘荷

紫苏子附　　　水苏　　　香薷

薄荷唐附　　　葫②芦今补　　　甘露子今补

蘑菇今补　　　香菜今补　　　薇菜今补

天花今补　　　胡萝卜今补　　　秦荻梨唐附，五辛菜附

醍醐菜唐慎微附

一种陈藏器余

翘摇

---

① 荙：原注"音甜"。

② 葫：原作"胡"，据正文药名改。

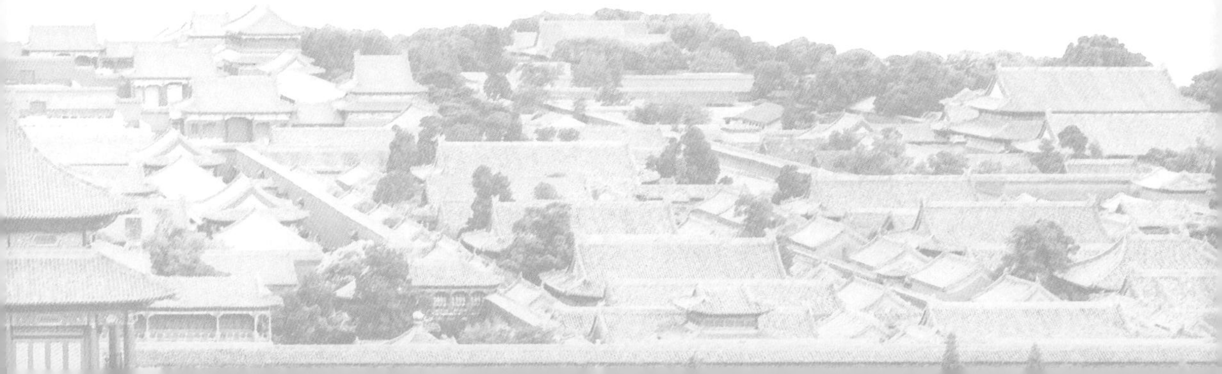

本草品汇精要卷之三十九
菜部中品

··○ 菜之草

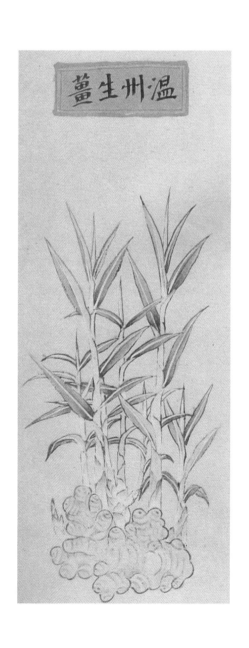

生姜

无毒　丛生

生姜主伤寒，头痛，
鼻塞，咳逆上气，止
呕吐。久服去臭气，
通神明。名医所录。

名 母姜。

苗〔图经曰〕苗高二三尺，叶似箭竹叶而长，两两相对，苗青根黄，无花实。圃人种莳用苇箔棚覆其上以避日，至深秋采之。为呕家之圣药也。

地〔图经曰〕生犍为川谷及荆州、扬州，今处处有之。〔道地〕汉州、温州、池州者良。

时〔生〕春生苗。〔采〕八九月取根。

收 以湿土培藏。

用 根。

色 黄白。

味 辛、甘。

性 温，散。

气 气味俱轻，阳也。

臭 香。

主 呕逆，去痰，下气。

助 秦椒为之使。

反 恶黄芩、黄连、天鼠粪。

制 洗去土，去皮即热，留皮则冷。入药切片或捣汁用。

治〔疗〕〔陶隐居云〕归五脏，止呕吐，除风邪寒热。

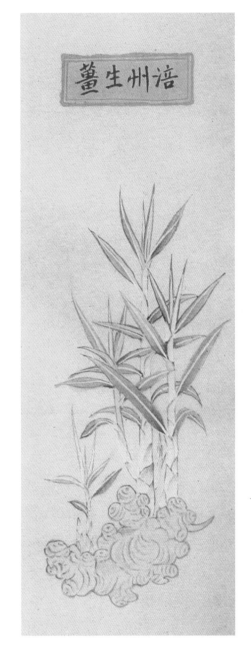

薑生州语

〔药性论云〕消痰水气满，止嗽及时疾，呕逆不下食。〔陈藏器云〕破血，调中，去冷，开胃气。〔孟诜云〕止逆，散烦闷。○汁，作煎，下一切结实，冲胸膈恶气。〔食疗云〕除壮热，转筋，心满，去胸中臭气，通神明。〔汤液本草云〕益脾胃，散风寒。〔别录云〕止干呕。若手足厥冷，宜食生姜。又产后秽污下不尽，腹满，生姜二斤，以水煮取汁服，即下。患霍乱，心腹胀痛，烦满短气，未得吐下，生姜一斤切，以水七升煮取二升，分作三服。治狐臭，生姜涂腋下，绝根。又小儿咳嗽，用四两煎汤沐浴。又胎后血上冲心，以五两切，用水八盏煮三盏，分三服。

合治　合半夏，疗心下急痛。○捣汁合蜜服，治中热不能食。○汁合杏仁作煎服，治一切结气实，心胸拥膈，冷热气。○以八两合生附子四两，四破之，二物同水五升煮取二升，分再服，疗痰澼及卒风。服此禁猪肉、冷水。○以生姜切如麻粒大，合好茶一两碗，呷，任意，治痢。若热痢姜留皮，冷痢去皮用。○合大枣，散风寒，益元气。○合芍药，温经散寒。○姜汁半鸡子壳，合生地黄汁少许，蜜一匙头，和水三合，顿服，治胃气虚，风热不能食。○皮作屑末合酒服，疗偏风。○以三两捣破，合酒一升煮三四沸，顿服，疗霍乱，注痢不止，转筋入腹欲死者。○汁半合，合蜜一匙头，煎令熟，温服，如此三服，疗久患咳噫，连咳四五十声[①]者。○以八两细切，用水三升煮取一升，半夏五合洗去滑，以水五升煮取一升，二味合煮取一升半，稍稍服之，治心下痞坚不能食，胸中呕哕。

禁　夜间勿食，令人闭气。

解　杀半夏、莨菪毒。又制厚朴毒。

---

① 声：原作"年"，据《证类本草》改。

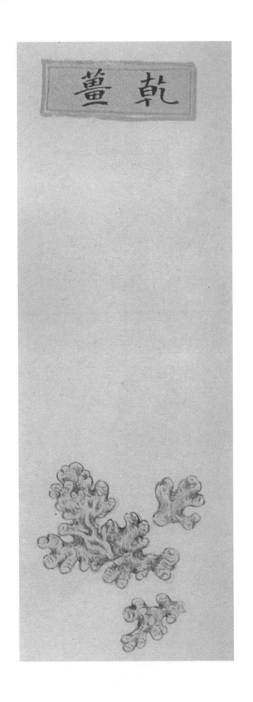

干姜

无毒

干姜出神农本经。主胸满，咳逆上气，温中，止血，出汗，逐风湿痹，肠澼，下痢。生者尤良。以上朱字神农本经。寒冷腹痛，中恶，霍乱，胀满，风邪诸毒，皮肤间结气，止唾血。以上黑字名医所录。

地　〔图经曰〕干姜乃秋取生姜，于长流水洗过，日晒为之。汉州所作之法：以水淹三日，去皮，又置流水中六日，更刮去皮，然后曝之令干，酿于瓮中，三日乃成也。〔陶隐居云〕出临海、章安，惟两三村解作之。蜀汉姜旧美，荆州有好姜，而并不能作干者。今温州及池州出一种白色者，谓之白干姜，入药最胜。

收　日干。

色　苍褐。

味　辛，炮之则苦。

性　温、大热。

气　气之厚者，阳也。

臭　香。

主　生则逐寒邪而发表，炮则除胃冷而守中。

制　洗净，以湿纸裹，入灰火中炮之令热透，取出，剉碎用。

治　〔疗〕〔唐本注云〕治风止血，宣诸络脉，发汗。〔药性论云〕除腰肾中冷疼，冷气，破血去风，通四肢关节，开五脏六腑，去风毒冷痹，夜多小便，止嗽，温中及血闭。病人虚冷者，宜加用。〔日华子云〕治转筋吐泻，腹脏冷，反胃，干呕，扑损瘀血。止鼻洪，解冷热毒，开胃，消宿食，除痰，下气。〔汤液本草云〕补下焦，去里寒及脾中寒热邪气。〔别录云〕蝎螫人，嚼涂患处。又鼻衄，以干姜削令头尖，微煨塞鼻中即止。伤寒阴阳易，病手足拘急欲死者，以四两为末，汤调连服，被覆出汗，得手足伸即愈。猘[①]犬咬人，为末内疮中，立瘥。

合治　合秦艽，疗霍乱腹痛不止，及消胀满，冷痢。○合高良

---

① 猘：原注"音制，恶犬也"。

姜等分为末，用一钱，水一中盏，煎至七分，服，治疟不痊者。○作末合蜜和丸，塞鼻中，治齆鼻。○合黑附子为引用，名姜附汤，治伤寒，沉寒痼冷，肾中无阳，脉气欲绝者，效。○合雄黄等分同研，用小绢袋盛，男左女右，系臂上，辟蛇，毒蛇闻药气逆避之。及治蛇毒螫人欲死者，捣傅螫毒处。○干姜火烧令黑存性，碗盖候冷，为末，合米饮调一钱服之，治血痢，神效。○作末合酒调服一钱，治寒嗽，冷气结胀。又治头旋眼眩。○白干姜，以浆水煮令透湿，焙干，捣为末，合陈廪米粥饮，为丸如梧子大，一服三五十枚，汤使任用，疗脾胃虚冷，不下食，羸弱成瘵者。○为末，合粥饮，调服一钱，疗水泻无度及止卒心痛。

禁　久服令人眼暗，多用则耗散元气。

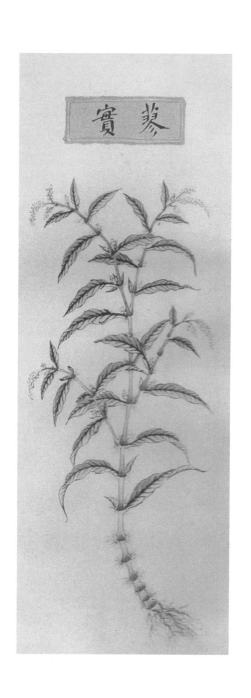

蓼实

无毒　附马蓼、水蓼、赤蓼　植生

蓼实出神农本经。主明目，温中，耐风寒，下水气，面目浮肿，痈疡。○马蓼，去肠中蛭虫，轻身。以上朱字神农本经。蓼实叶，归舌，除大小肠邪气，利中，益志。以上黑字名医所录。

名 紫蓼、赤蓼、红蓼、青蓼、香蓼、天蓼、荼蓼、马蓼、水蓼、木蓼、笼鼓、虞蓼、蘠、荭草、蔷虞蓼。

苗 〔图经曰〕蓼类甚多。有紫、赤二种，叶俱小狭而厚。青、香二种，叶亦相似而俱薄。马、水二种，叶俱阔大，上有黑点。此六种花皆黄白，子皆青黑。木蓼一名天蓼，亦有小、大二种，蔓生，叶似柘叶，花黄白，子皮青滑，《尔雅》所谓蔷虞蓼是也。〔衍义曰〕蓼实即《神农本经》第十一卷中水蓼[①]之子也。彼言蓼则用茎，此言实即用子，故此复论子之功，故分为二条耳。

地 〔图经曰〕生雷泽川泽，今在处有之。

时 〔生〕春生苗。〔采〕秋取实。

收 暴干。

用 实、叶。

色 青。

味 辛。

性 温。

气 气之厚者，阳也。

臭 腥、辣。

主 风冷，疬癖。

治 〔疗〕〔陶隐居云〕青蓼，酿酒，除风冷。〔唐本注云〕水蓼，捣，傅蛇伤，根茎并用。及捣汁服，止蛇毒入腹心闷者。又水煮渍脚捋之，消脚气肿。〔药性论云〕蓼实，归鼻，除肾气，兼能去疬疡。○叶，祛邪气。〔陈藏器云〕蓼，主疬癖，每日取

---

① 《神农本经》第十一卷中水蓼：此指《政类本草》卷十一水蓼，亦指底本卷十五水蓼。

一握①煮服之，疗霍乱转筋。多取煮汤极热，捋脚。○叶，捣傅，疗狐刺疮及小儿头疮。〔孟诜云〕子，通五脏拥气。〔别录云〕热暍心闷，浓煮蓼汁一大盏，分为二服饮之。或夏月暍死者，浓煮三升灌之亦愈。脚痛成疮，剉水蓼煮汤，频频淋洗，候疮干自安。霍乱转筋，取蓼以②手把去两头，以水二升半煮取一升半，顿服之。

合治　蓼合白蜜、鸡子白，涂小儿头疮，虫出不作瘢。○先切蓼叶，以水三升煮取二升，合蓼子一把，香豉一升，内于汁中，更煮取一升半，分三服，疗霍乱转筋。○赤蓼，烧灰淋汁浸，捋暴脚软人。及蒸桑叶罯之，立愈。○赤蓼茎叶切三合，以水一盏，酒三合，煎至四合，去滓，分温二服，治肝虚转筋。○蓼根细剉，合酒浸服，治血气攻心，痛不可忍者，瘥。

禁　多食，令人吐水及损阳气。二月勿食水蓼，食之伤肾。

忌　与鱼脍同食，令人阴冷痛，气欲绝。

---

① 握：原作"服"，据《证类本草》改。
② 以：原作"一"，据印本改。

○ 菜之草

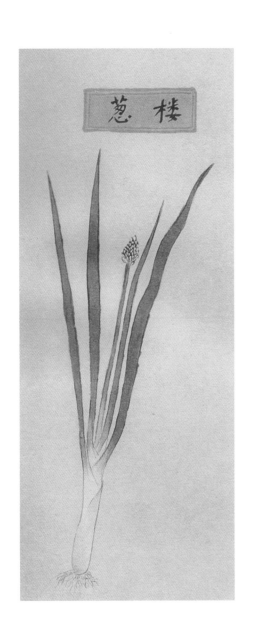

葱实

无毒　植生

葱实出神农本经。主明
目，补中不足。○茎，
可作汤，主伤寒，寒
热，出汗，中风，面
目肿。以上朱字神农本经。
葱白，平，伤寒骨肉
痛，喉痹不通，安胎，
归目，除肝邪气，安
中，利五脏，益目睛，
杀百药毒。○葱根，
主伤寒头痛。○葱汁，
平，温，主溺血。以
上黑字名医所录。

名 山葱、冻葱、汉葱、茖葱、冬葱、楼葱、胡葱。

苗〔图经曰〕葱有数种，入药用山葱、胡葱。食品用冻葱、汉葱。山葱生山中，细茎大叶，食之香美于常葱。一名茖葱，《尔雅》所谓茖，山葱是也。胡葱，类食葱而根茎皆细白。又云：茎、叶细短，如金灯者是也。旧云：生蜀郡山谷，似大蒜而小，形圆皮赤，梢长而锐。冻葱，冬夏常有，但分茎栽莳而无子，气味最佳，亦入药用，一名冬葱。又有一种楼葱，亦冬葱类也，江南人呼龙角葱，言其苗有八角故尔，淮、楚间多种之。汉葱，茎、实硬而味薄，冬即叶枯。凡葱，皆能杀鱼肉毒，食品所不可阙也。

地〔图经曰〕处处有之。

时〔生〕春生苗，三月开花。〔采〕五月收实。

收 暴干。

用 实、茎、根。

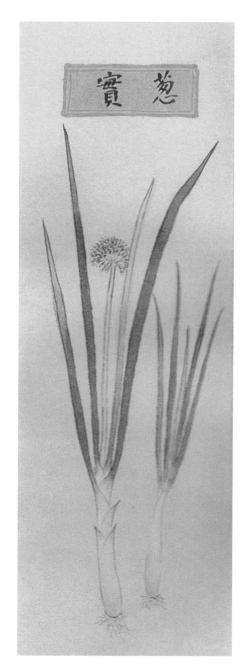

實葱

色 黑。

味 辛。

性 温。

气 气厚味薄，阳也。

臭 腥。

行^① 〔葱白〕行手太阴经，足阳明经。

治 〔疗〕〔图经曰〕叶及茎，去水病，两足肿者，煮令烂，渍之，日三五次，愈。又打扑损伤，取葱新折者，便入煻火煨热，剥去皮，擘开，其间有涕，便将罨损处，仍多煨，取续续易热者佳。〔日华子云〕葱，止天行时疾，头痛，热狂，通大小肠，霍乱转筋及奔豚气，脚气，心腹痛，目眩，并止心迷闷。金疮，水入皵肿，煨研罨傅。〔蜀本云〕胡葱，能消肿毒。〔孟诜云〕根，主疮中有水，风肿疼痛者。〔食疗云〕葱，止血衄，利小便。葱须及白，通气，主伤寒头痛。〔别录云〕肠痔，大便常血，取白三五斤，煮作汤，盆中坐，立瘥。又急气淋，阴肾肿，用泥葱半斤煨过，烂贴脐上。又胎动五六个月，困笃难救^②者，葱白一大握，水三升煎取一升，去滓，顿服。

合治 胡葱合小蒜、茱萸，煮汁浸或捣，傅诸恶载，狐尿刺毒，及山溪中沙虱、射工等毒。○茎叶合盐研，罨蛇虫伤处及中射工溪毒。○葱花一升，合吴茱萸一升，以水一大升八合，煎七合，去滓，分二服，止脾心痛，痛则腹胀如锥刀刺者。○青叶合干姜、黄檗煮作汤，浸洗患疮中有风水、肿疼者。○葱白合酢捣封小腹上，

---

① 行：原作"主"，据卷首凡例"行，走何经也"而改。

② 救：原作"较"，据罗马本改。

治大小便不通。○葱白二十茎，合大枣二十枚，以水三升煎取二升，分服，疗霍乱后烦躁，卧不安稳。○葱合米煮粥，空心食，疗赤白痢。○葱须阴干为末二钱，合蒲州胆矾一钱，研匀，以一字入竹管中，吹喉中疮肿病处。

禁 不可多食，食则拔气上冲人，五脏闷绝。虚人患气者，多食发气。

忌 不可与蜜同食，食则促气，杀人。

解 杀一切鱼肉毒。

○ 菜之草

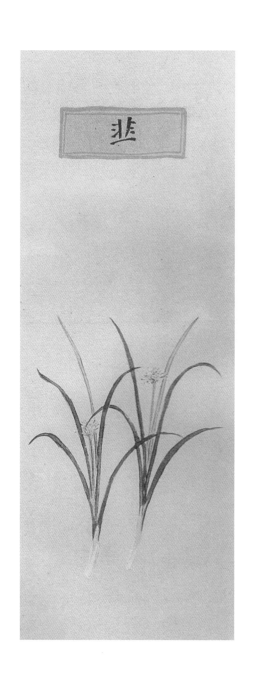

韭

无毒　丛生

韭归心，安五脏，除胃中热，利病人，可久食。○子，主梦泄精，溺白。○根，主养发。名医所录。

苗　〔图经曰〕初生如麦，秋深抽茎著花，乃菜种之最久者，故谓之韭。圃人种莳，一岁而三四次割之，其根不伤，至冬壅培，先春复生，信乎一种而久者也。此物最温而益人，宜常食之。《易稽览图》云：政道得则阴物变为阳，若葱变为韭是也。然则葱寒而韭温，可验矣。又有一种山韭，形性亦相类，但叶如灯心苗为异，《尔雅》所谓藿①，山韭也。山中往往有之，而人多不识耳。〔衍义曰〕春食则香，夏食则臭，其未出土者为韭黄，最不益人，食之滞气，盖含抑郁未达之气故也。孔子所谓不时不食，正谓此辈。

地　〔图经曰〕处处有之。

时　〔生〕春生苗。〔采〕无时。

用　叶、根、实。

色　青绿。

味　辛、微酸。

性　温。

气　气厚味薄，阳中之阴。

臭　臭。

主　益阳，泄精，尿血。

制　捣汁用。

治　〔疗〕〔日华子云〕止尿血，除心腹痼冷，胸中痹冷，疢癖气，并腹痛及中风失音，研汁服。心脾骨痛甚，生研服。蛇、犬咬并恶疮，捣傅。○子，治鬼交。〔陈藏器云〕温中下气，令人能食，止泄白脓，腹冷痛，并煮食之。○叶及根，疗狂犬咬人欲发者，亦杀诸蛇、虺、蝎、恶虫毒。○根，捣汁服，除胸痹骨

———————

① 藿：原注"于六切"。

痛不可触者。○韭子生吞三十粒，空心盐汤下，止梦泄精及溺白。〔孟诜云〕胸痹，心中急痛如锥刺，不得俯仰，自汗，或痛彻背上，不治或至死，可取生韭或根五斤，洗捣汁，灌少许，即吐胸中恶血。〔萧炳云〕小儿初生，与韭根汁灌之，即吐出恶水。〔别录云〕百虫入耳，捣韭汁灌耳中，瘥。喉肿不下食，以韭一把捣熬傅之，冷则易之。又卧忽不寤，勿以火照之，杀人，但痛啮拇指甲际而唾其面，则活，取韭汁吹鼻孔，冬月取根汁灌口中亦得。又卒上气鸣息，便欲绝，捣韭汁饮一升，愈。止水谷痢，作羹、粥、煠、炒，任食。又漆疮，韭叶研傅。又小儿患黄，捣韭根汁滴鼻中如大豆许。〔补〕〔日华子云〕补虚，和腑脏，益阳，止泄精，暖腰膝，食之令人肥白。

　　合治 子合桑螵蛸、龙骨，疗漏精。○叶合煮鲫鱼鲊，断卒下痢。○根捣，合酱汁，灌马鼻虫颡。○子合龙骨服，甚补中。○韭子二两微炒为散，食前合酒下二钱匕，治虚劳肾损，梦中泄精。○韭根炒存性，旋捣末，合猪脂油，傅五般疮癣上，三五度，瘥。

　　禁 多食昏神暗目。霜韭不可生食。花食动风。酒后及热病后勿食，发困。

　　忌 不可与蜜同食。

　　解 药毒。

○ 菜之草

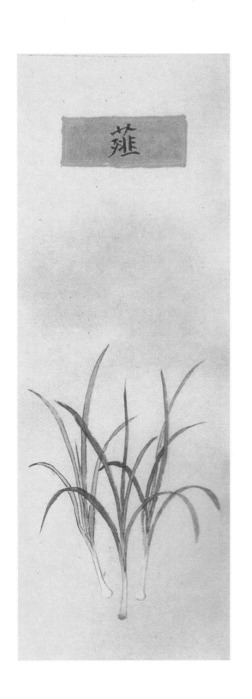

薤

无毒　丛生

薤出神农本经。主金疮
疮败，轻身，不饥，
耐老。以上朱字神农本经。
归于骨，菜芝也。除
寒热，去水气，温中，
散结，利病人。诸疮，
中风，寒水肿，以涂
之。以上黑字名医所录。

名 薤①、鸿荟②、藠③、山薤。

苗 〔图经曰〕薤，似韭而叶阔，多白，无实。人家种者有赤、白二种，皆春分莳之，至冬而叶枯。《尔雅》云：薤，鸿荟。又云：藠，山薤。茎、叶亦与家薤相类而根长，叶差大，仅若鹿葱，体性亦与家薤同。然今少用，薤虽辛而不荤五脏，故道家常饵之，兼补虚，最宜人。凡用葱、薤，皆去青留白，盖白冷而青热故也。

地 生④鲁山平泽，今处处有之。

时 〔生〕春生苗。〔采〕无时。

用 薤白。

质 类韭而叶阔，多白。

色 青白。

味 辛、苦。

性 温，散。

气 气厚味薄，阳中之阴。

臭 臭。

主 疗疮生肌。

行 手阳明经。

制 去叶用。

治 〔疗〕〔图经曰〕薤白，止霍乱，干呕不息。○薤根，除卒得胸痛，瘥而复发者，生捣饮之，立止。〔日华子云〕薤，止久痢，冷泻。〔食疗云〕薤白，止金疮，生肌肉，捣打封之。更以火就灸，

---

① 薤：原注"与薤同"。

② 荟：原注"乌胃切"。

③ 藠：原注"巨盈切"。

④ 生：原脱，据《证类本草》补。

令热气彻疮中，干则易之。作羹食之，除女子赤白带下。并骨鲠在咽不下者，食之即下。〔衍义曰〕薤白，治肺气喘急，取其滑泄也。〔别录云〕薤白，治误吞钗，取曝令萎黄，煮使熟，勿切，长食一大束，钗即随出，及止赤白痢，取一握切，煮作粥食之。又除目中风肿痛并头卒痛者。○薤汁，治中恶，或先病者，或常居寝卧奄忽而绝者，灌鼻中，瘥。及治虎、犬咬人，饮一升，日三，瘥。若伤手足，已中水毒及犯恶露风寒，肿痛，杵薤，炙热拓疮上，便愈。〔补〕〔日华子云〕薤，轻身耐寒，调中，补不足，肥健人。〔孟诜云〕学道人常食之，可通神，安魂魄，益气，续筋骨。

合治 薤白切一升，猪脂一斤细切，合苦酒浸经宿，微火煎三上三下，去滓，傅炙疮肿痛。○薤白二握，生捣如泥，合粳米粉、蜜调相和，捏作饼，炙取熟，不过三两服，止疳痢。○薤白合蜜同捣，涂汤火伤，其效甚速。

禁 薤不可与牛肉同食，食之令人成癥瘕。冬月勿食生薤，多涕唾。三月、四月不可生食。发热病人不宜食。

解 薤白、黄檗煮服之，解毒。及食郁肉脯毒，杵汁，服二三升，即解。

○ 菜之草

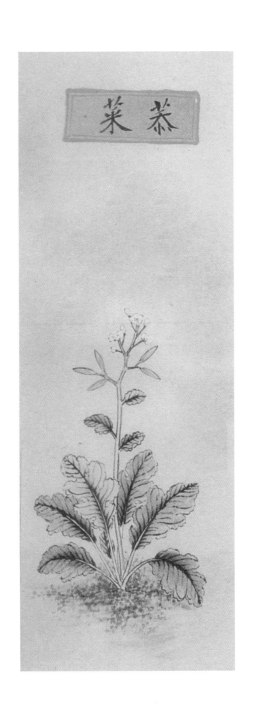

荙菜

无毒　丛生

荙[①]菜主时行壮热，解风热毒。名医所录。

---

① 荙：原注"音甜"。

苗〔图经曰〕苗似升麻，叶似紫菊而大。春秋播种于畦而生，茎高一二尺，若莪蒿而有细棱，四月开白花，六月结子，其荚与诸菜不同，此菜夏盛而冬枯也。

地 处处有之。

时〔生〕春生苗。〔采〕五月取。

收 煠过，日干。

用 茎、叶及子。

色 青绿。

味 甘、苦。

性 大寒。

气 味厚于气，阴也。

臭 腥。

主 除冷热痢，止血生肌。

治〔疗〕〔陶隐居云〕恭菜，除时行热病，初得便捣汁饮之，瘥。〔唐本注云〕夏月以此菜研作粥食之，解热及止热毒痢。并捣傅灸疮，止痛，易瘥。〔日华子云〕炙作熟水饮，开胃，通心膈。〔陈藏器云〕恭菜，止冷热痢，捣汁服之，及止血生肌，亦治人与禽兽有折伤处，傅之立愈。〔孟诜云〕子，煮半生，捣汁含，止小儿热。〔陈士良云〕恭菜食之，宜妇人。

合治 子合醋浸之，揩面，令面润泽有光。

○ 菜之木

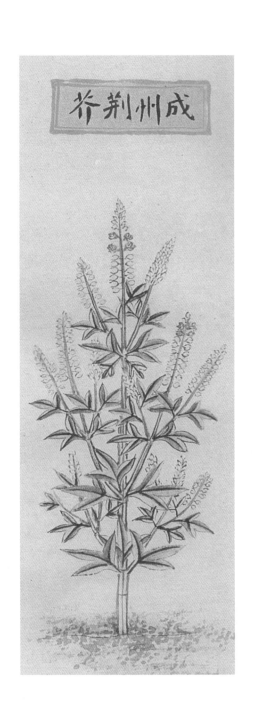

荆芥

无毒　植生

荆芥主寒热，鼠瘘，瘰疬，生疮，破结聚气，下瘀血，除湿痹。神农本经。

名 鼠蓂、姜芥、假苏。

苗〔图经曰〕荆芥即假苏也。叶似落藜而细，初生香辛可啖，人取作生菜食之。江左人以其香气似苏，故名假苏。又有胡荆芥，俗呼为新罗荆芥。石荆芥，体性相近，入药亦同。

地 生汉中川泽，今处处有之。

时〔生〕春生苗。〔采〕夏秋取。

收 暴干。

用 花实，成穗者佳。

质 叶似落藜而细。

色 青。

味 辛、苦。

性 温，散。

气 气味俱薄，阳中之阴。

臭 香。

主 祛风发汗。

制 去根，剉碎用。

治〔疗〕〔图经曰〕除头风，虚劳，疮疥，妇人血风。〔唐本注云〕去邪出汗，除冷风，煮汁服之。〔药性论云〕

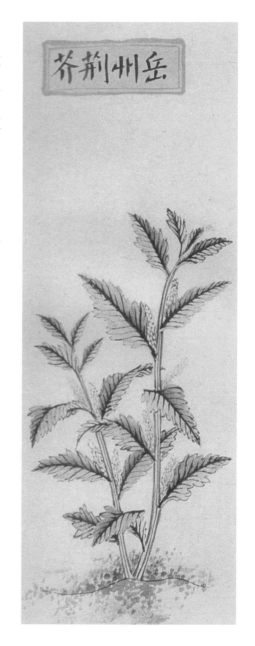

岳州荆芥

治恶风贼风，口面㖞斜①，遍身瘠痹，心虚忘事，辟邪毒气。治疔肿，取一握，切，以水五升煮取二升，冷，分二服，主通利血脉，传送五脏不足气。〔日华子云〕利五脏，消食下气，醒酒，作菜生熟食之。〔陈士良云〕治血劳，风气壅满，背脊疼痛，虚汗，丈夫脚气，筋骨烦疼及阴阳毒，伤寒头痛，头旋目眩，手足筋急。〔补〕〔药性论云〕益气添精。

合治　捣末合酢，封疔肿及风毒肿。○合茶煎食之，止头风并出汗。○合豉汁煎服，治暴伤寒。○穗捣筛为末，每服二钱匕，合童子小便一酒盏调，热服，治产后血晕，筑心眼倒，风缩欲死者。○为末，合酒服二钱匕，治产后中风，身强直，眼反折，四肢搐搦。○青荆芥一斤，青薄荷一斤，以砂盆内一处研，生绢绞汁于瓷器内，看厚薄煎成膏，余滓三分去一分，漉滓不用，将二分滓日干为末，以膏和为丸如梧桐子大，每服二十丸，早至暮，可三服，治一切风，口眼偏斜②。忌食动风物。治口眼㖞斜。

禁　多食，熏五脏神。久食，动渴疾。

---

① 斜：原作"邪"，据印本改。

② 治一切风，口眼偏斜：原脱，据《证类本草》引《经验后方》补。

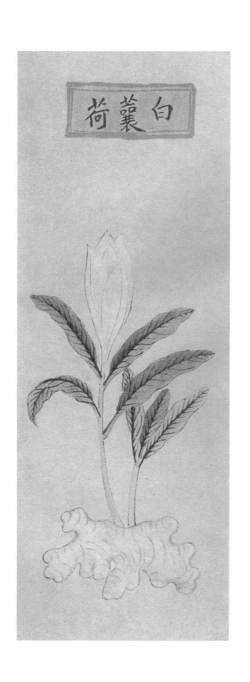

白蘘荷

有小毒　植生

白蘘荷主中蛊及疟。

名医所录。

名 嘉草、覆葅。

苗 〔图经曰〕春初生，叶似甘蕉叶，根似姜而肥，其根茎堪为葅。其性好阴，在水下生者尤美。然有赤、白二种，白者入药，昔人呼为覆葅；赤者堪啖，及作梅果多用之。潘岳《闲居赋》云：蘘荷依阴，时藿向阳也。《周礼》庶①氏以嘉草除蛊毒，宗懔②以谓嘉草即蘘荷是也。

地 〔图经曰〕荆襄、江湖间多种之，北地亦有。

时 〔生〕春生叶。〔采〕八九月取。

收 阴干。

用 茎、叶及根。

味 辛、甘。

性 微温。

气 气之厚者，阳也。

臭 朽。

主 恶疮，喉痹。

制 〔雷公云〕凡使，以铜刀刮上粗皮一重了，细切，入砂盆中研如膏，只收取自然汁，炼作煎，却，于新盆器中摊令冷，如干胶煎，刮取研用。

治 〔疗〕〔图经曰〕蘘荷，除喉痹，干末，水服之。〔陶隐居云〕白者，除溪毒及沙虱辈。〔唐本注云〕根，治诸恶疮。○根心，去稻、麦芒入目中不出者，以汁注目中，即出。〔别录云〕根叶，除伤寒时气，瘟病头痛，壮热，脉盛，生捣绞汁，服三四升，

① 庶：原作"蔗"，据《证类本草》改。
② 懔：原注"巨禁切"。

瘥。及治卒吐血，痔血，妇人患腰痛，取向东根一把，捣汁服之。又治喉中似物吞吐不出，腹胀羸瘦，亦取根汁服，蛊立出。○治卒中蛊毒，下血如鸡肝，昼夜不绝，脏腑败坏待死，以叶蜜安病人席下，勿令知觉，使病者自呼蛊主姓名，瘥。

合治 蘘荷根二两研，绞取汁，合酒一大盏和匀，不计时温服半钱，治风冷失声，咽喉不利。○根合酒渍半日，含漱，其汁治喉中及口舌生疮烂。○根细切，煎取二升，空心入酒调服，治妇人月信滞涩。

禁 多食损药势，又不利脚。

解 杀蛊毒。

赝 革牛草为伪。

○ 菜之木

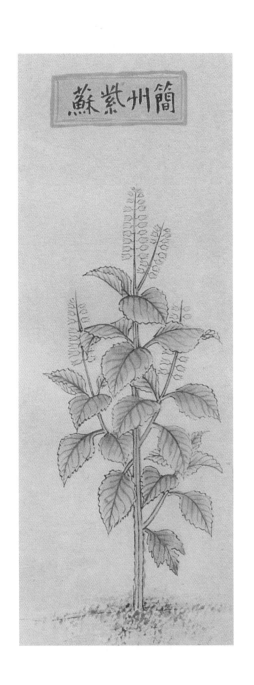

紫苏

无毒　附子　植生

紫苏主下气，除寒中。
○子，尤良。名医所录。

名 桂荏。

苗〔图经曰〕苏乃紫苏也，苗高二三尺，茎方叶圆，叶下紫色而气甚香。夏采茎、叶，秋采实，俱堪入药用之。《尔雅》谓：苏为桂荏，盖以其味辛而形类荏乃名之。然苏有数种，有白苏、鱼苏、山鱼苏，皆是荏类。白苏亦是方茎圆叶，不紫，亦甚香，实亦入药。鱼苏似茵陈，大叶而香，吴人以煮鱼故名鱼苏。苏生山石间者，又名山鱼苏也。〔陶隐居云〕叶下紫色而气甚香者，入药最佳。其无紫色不香，似荏者，名野苏，不堪用。

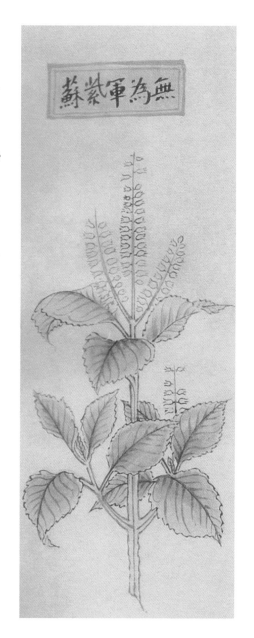

地〔图经曰〕旧不著所出州土，今处处有之。〔道地〕吴中者佳。

时〔生〕春生苗。〔采〕夏取茎、叶，秋取实。

收 日干。

用 茎、叶、子。

色 紫。

味 辛。

性 温，散。

气 气厚味薄，阳也。

臭 香。

主 解肌发表，开胃下食。

制 去根，剉碎用。

治 〔疗〕〔图经曰〕茎、叶，通心经，益脾胃，煮饭尤胜。单用茎去节，能宣通风毒，鸡瘕。〔药性论云〕子，除上气，咳逆，冷气，及腰脚中湿风结气，研汁煮粥，良。〔日华子云〕除心腹胀满，止霍乱转筋，一切冷气，脚气，通大小肠。○子，调中，益五脏，下气，止霍乱，呕吐，反胃，利大小便，破癥结，消五膈，止嗽，润心肺，消痰气。〔孟诜云〕除寒热。〔衍义曰〕子，定肺气喘急。〔补〕〔图经曰〕子，常食之，令人肥健，肥白，身香。〔日华子云〕子，补虚劳。

合治 子合橘皮服，能下气。○子合高良姜、橘皮等分蜜丸，空心下十丸，治一切宿冷气及脚湿风。○子一升微炒，杵，以生绢袋盛，内三斗清酒中浸三宿，少少饮之，祛风顺气利肠。○子一升熬杵为末，合酒服方寸匕，日再服，治梦遗失精。○紫苏不限多少，于大锅内水煎令干，后去滓熬膏，以赤小豆炒熟，杵末，调煎为丸如梧子大，合酒下三十丸至五十丸，治失血，常服，瘥。○紫苏二两杵碎，水二升研取汁，以苏子汁煮粳米合作粥，和葱、豉、椒、姜食之，治脚气及风寒湿痹，四肢挛急，脚肿不可践地者。

禁 紫苏汤多饮无益。人脾胃寒者，饮之多滑泄。

解 蟹毒。

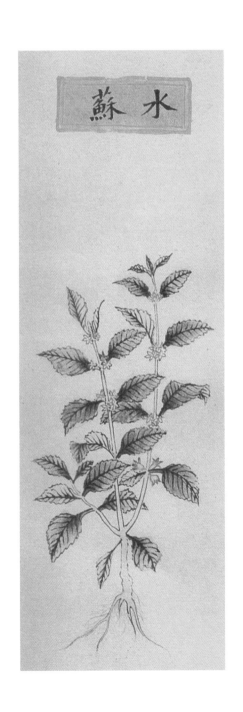

水苏

无毒　植生

水苏出神农本经。主下气，杀谷，除饮食，辟口臭，去毒，辟恶气。久服通神明，轻身，耐老。以上朱字神农本经。主吐血，衄血，血崩。以上黑字名医所录。

名　鸡苏、劳祖、芥菹①、芥苴②。

苗　〔图经曰〕水苏乃鸡苏也。此种多生水岸傍，苗似旋覆，两叶相当，大香馥，花生节间，紫白色。青、济间呼为水苏，江左名为荠苧，吴会谓之鸡苏。南人多以作菜，江北甚多，而人不取食。又江左谓鸡苏、水苏是两种，陈藏器谓：荠苧自是一物，非水苏。水苏叶有雁齿，及有香薷气辛。荠苧叶上有毛，稍长，气臭为异。〔蜀本云〕叶似白薇，两叶相当，花生节间，紫白色，味辛而香者，即水苏也。〔衍义曰〕水苏，气味与紫苏不同，辛而不和。然一如苏，但面不紫，及周围槎牙如雁齿而香少也。

地　〔图经曰〕生九真池泽及江北甚多，今处处有之。

时　〔生〕春生苗。〔采〕六月、七月。

收　日干。

用　茎、叶。

色　青白。

味　辛。

性　微温。

气　气之厚者，阳也。

臭　香。

主　头风目眩。

制　去根，剉碎用。

治　〔疗〕〔图经曰〕水苏作菜，除诸气疾及脚肿。○石荠苧，去风血冷气，并疮疥，痔漏，并煮汁服。〔日华子云〕鸡苏，治肺痿，

---

① 菹：原注"音祖"。

② 苴：原注"七余切"。

崩中，带下，血痢，产后中风及血不止，并头风目眩，并服之，瘥。〔孟诜云〕水苏，熟捣生叶，绵裹塞耳，疗[1]聋。及烧作灰淋汁或煮汁，洗头令发香，白屑不生。〔别录云〕茎、叶，煎取汁饮，疗妇人漏下。

　　合治　生鸡苏五合，合香豉二合，同杵研，搓如枣核大，内鼻中，治衄不止。

---

[1]　疗：原脱，据《证类本草》补。

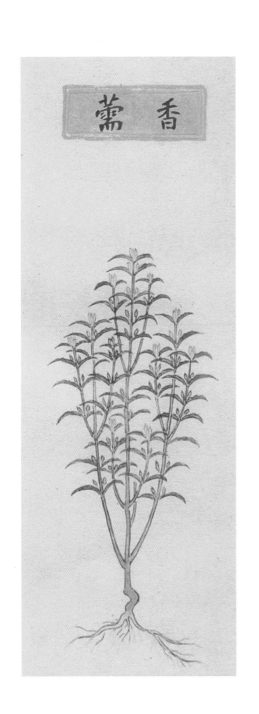

香薷

无毒　植生

香薷主霍乱腹痛吐下，
散水肿。名医所录。

名 香葺、香菜、香戎、石香菜。

苗 〔图经曰〕香薷，似白苏而叶更细，一作香菜，俗呼香葺。又一种石上生者，茎、叶更细而辛香弥甚，用之尤佳，今人谓之石香薷也。〔衍义曰〕叶如茵陈，花葺紫，在一边成穗，凡四五十房为一穗，如荆芥穗，别是一种香气，暑月亦可作蔬菜食之。治暑气不可阙者也。

地 旧不著所出州土，今蜀郡、陵、荣、资、简州及南中诸山岩石间皆有之。〔道地〕江西新定、新安者佳。

时 〔生〕二月生苗。〔采〕八月、十月中采。

收 日干。

用 茎、叶、穗。

质 类白苏而叶细。

色 黄绿。

味 辛。

性 微温。

气 气之厚者，阳也。

臭 香。

主 消暑气，止霍乱。

制 去根，茎、叶剉细用，勿令犯火。

治 〔疗〕〔陶隐居云〕作煎，除水肿。〔日华子云〕下气，除烦热，疗呕逆，冷气。〔孟诜云〕干末，止鼻衄，水服之。〔别录云〕水病洪肿，气胀，不消食，取干者五十斤，湿者亦得，剉内釜中，水浸之，出香薷上数寸，煮使气尽，去滓，澄清之，微火煎令可丸如梧子大，一服五丸，三日稍加之，以小便利为度。○石香薷，苗、茎、花、实俱调中温胃，疗霍乱吐泻。又口臭，取一把以水一斗煮取三升，稍稍含之。疗舌上忽出血如钻孔者，煮汁服一盏，日三次，愈。

　　合治 合蓼同切煮饮，疗霍乱转筋，转加四肢烦冷，汗出，而渴者。○陈香薷浓煮汁少许，合脂和胡粉，傅小儿白秃疮，发不生，汁出，渗痛。

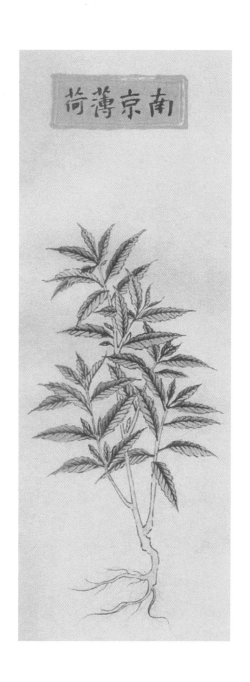

薄荷

无毒　丛生

薄荷主贼风伤寒发汗，恶气，心腹胀满，霍乱，宿食不消，下气，煮汁服，亦堪生食。人家种之，饮汁发汗，大解劳乏。名医所录。

名 龙脑薄荷、新罗菝荷、石薄荷、连连钱草、新罗薄荷、吴菝茴、胡菝①荷②。

苗〔图经曰〕春生苗，叶似荏而尖长，至夏茂盛。其根经冬不死，与胡薄荷相类，但味少甘为别。浙人多以作茶饮之，俗呼新罗薄荷。《天宝方》云：连连钱草者是。石薄荷，生江南山石上，叶微小，至冬而紫色，不闻有别功用。惟一种龙脑薄荷于苏州郡学前产之，盖彼逶势似龙，其地居龙脑之分，得禀地脉灵异，故其气味功力倍于他所，谓之龙脑薄荷。非此则皆劣矣。

地〔图经曰〕旧不著所出州土，今江浙处处有之。〔道地〕出南京、岳州，及苏州郡学前者为佳。

时〔生〕春生苗。〔采〕夏秋取。

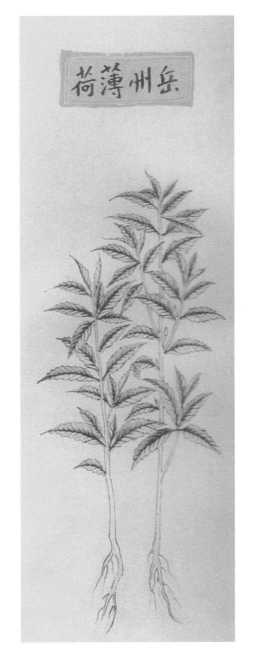

① 菝：原注"莆达切"。
② 荷：原注"火个切"。

收 暴干。

用 茎、叶。

质 类茬而叶尖长。

色 青绿。

味 辛、苦。

性 温。

气 气味俱薄，阳中之阴。

臭 香。

行 手太阴肺经，手厥阴心包络。

治 〔疗〕〔图经曰〕伤风，头脑风，通关格，及小儿风涎。〔药性论云〕去愤气，发毒汗，破血，止痢，通利关节。〔日华子云〕中风失音，吐痰及头风等。〔陈士良云〕除阴阳毒，伤寒头痛，及风气壅并攻胸膈，作茶服之，立效。〔衍义曰〕去小儿惊风，壮热及治骨蒸劳热。〔食疗云〕去心脏风热，杵汁服。〔别录云〕蜂螫，按茎贴之。

禁 新病差人勿食，食之令人虚汗不止。

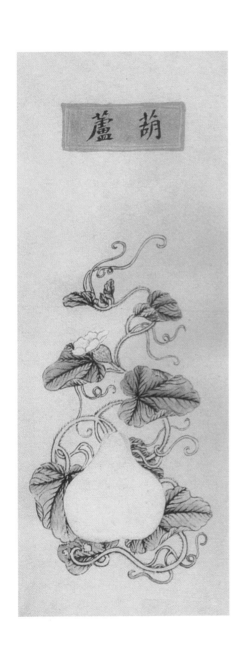

葫芦

无毒　蔓生

葫芦主消水肿，益气。

今补。

苗　〔谨按〕葫芦，三月生苗，蔓延篱垣及屋上，其叶似瓠叶，五六月开白花，结实如瓜而大。嫩时甘者作茹，苦者不堪啖。经霜则枯，取以为器。又有一种小者，名瓢，即瓠瓜也，亦有甘、苦二种。然苗、叶相似，但实形有异尔。

地　处处有之。

时　〔生〕春生苗。〔采〕秋取实。

用　实。

色　白。

味　甘。

性　平。

气　气之薄者，阳中之阴。

臭　朽。

○ 菜之草

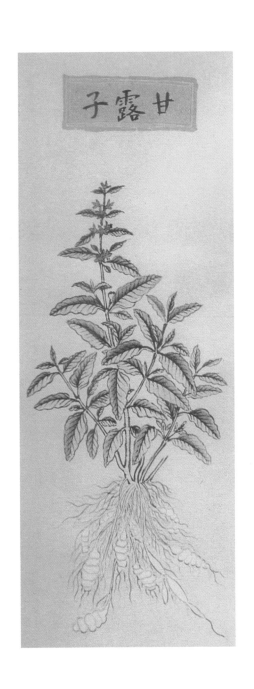

甘露子

无毒　丛生

甘露子利五脏，下气，
清神。今补。

名 滴露、地蚕。

苗 〔谨按〕甘露子，茎高尺余而方枝，叶两两相对如薄荷，有毛，七八月茎端作穗如水苏，开紫花，其根即甘露子也。世人作菜食之，稀入药用。其形如蚕，故呼为地蚕也。

地 处处有之。

时 〔生〕春生苗。〔采〕十月取根。

用 根。

质 形似蚕。

色 白。

味 甘。

性 平。

气 气之薄者，阳中之阴。

臭 朽。

○ 菜之草

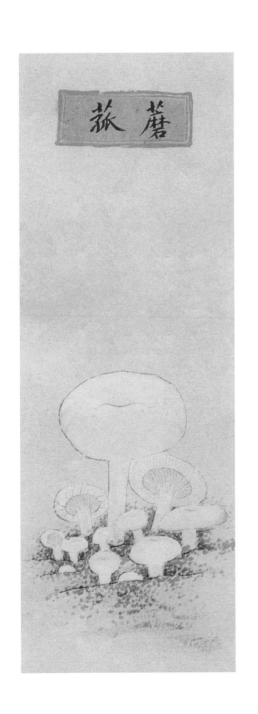

蘑菇

植生

蘑菇动气发病，不可
多食。今补。

苗 〔谨按〕蘑菇乃蕈之属也。苗高二三寸，中空而轻脆，其色黄白，五六月多生湿处，今入诸汤中食之，味甚鲜美。但不可多食，由其动气而发病故也。

地 出河南，今北地亦有之。

时 〔生〕无时。〔采〕无时。

收 日干。

色 黄白。

味 甘。

性 寒。

气 气之薄者，阳中之阴。

臭 香。

反 酒。

制 初采得，与米饭同炒，如饭黑者有毒，食之即死。

解 中蘑菇毒，以生绿豆和水研浓汁饮之，遂解。

○ 菜之草

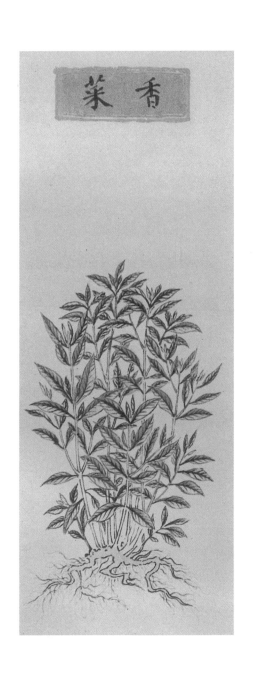

香菜

无毒　植生

香菜与诸菜同食，气味香，辟腥。今补。

苗〔谨按〕香菜，至春宿根，分莳而生，苗高尺许，茎方色紫，叶似薄荷叶而小。今人采叶入诸羹中，由其味香以辟腥气，但不闻入药用之。

地 北地多产之。

时 〔生〕春生苗。〔采〕春夏取叶。

用 茎、叶。

色 青绿。

味 辛。

性 平。

气 气厚于味，阳中之阴。

臭 香。

薇菜

无毒　蔓生

薇菜益气，润肌，清
神强志。今补。

苗　〔谨按〕薇乃菜之薇者，即今之野豌豆也。其苗蔓生，茎、叶皆似小豆，而味亦相似，蜀人谓之巢菜。昔官园种之，以供宗庙祭祀也。

地　生山野，处处有之。

时　〔生〕春生苗。〔采〕嫩时取。

用　茎、叶。

色　青绿。

味　甘。

性　平。

气　气厚于味，阳中之阴。

臭　香。

○ 菜之草

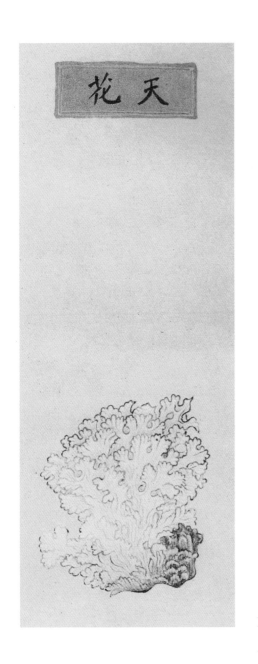

天花

丛生

天花食之有毒，与蘑菇稍相似。今补。

名 天花菜。

苗 〔谨按〕此种如蕈，生于山谷。其苗高五六寸，大小不等，上有碎瓣如木耳而黄色，数十瓣攒生一本。采之以形似松花、大而气足者佳，亦谓之天花菜。世人惟作菜品食之，未闻入药用也。

地 生五台山谷。

时 〔生〕无时。〔采〕无时。

收 日干。

用 大而气足者佳。

质 类鸡冠花而多瓣。

色 黄白。

味 甘。

性 平。

气 气之薄者，阳中之阴。

臭 香。

○ 菜之草

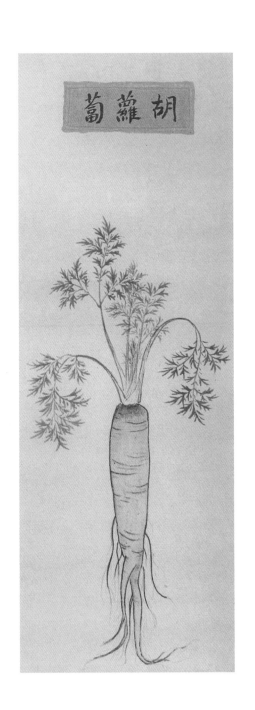

胡萝卜

无毒　丛生

胡萝卜主下气，调利肠胃。今补。

苗〔谨按〕胡萝卜，乃世之常食菜品也，然与莱菔相类，固非一种。今圃人五月布种，生苗高尺许，叶似胡荽叶而大，其根色黄，头大尾锐，至霜后采之，味甘美。值冬覆养，至春末茎端作丛，开淡白花，结实如小茴香也。

地　处处有之。

时〔生〕夏生苗。〔采〕九月取根。

用　根。

色　黄。

味　甘。

性　平。

气　气之薄者，阳中之阴。

臭　香。

○ 菜之草

秦荻梨

无毒　附五辛菜　**丛生**

秦荻梨主腹冷胀，下气，消食。名医所录。

苗〔孟诜云〕秦荻梨，于生菜中最香美，人所啖者，甚破气之物也。一种五辛菜，味辛，温，岁朝食之，助发五脏气，常食温中，去恶气①，消食，下气。《荆楚岁时记》亦作此说。热病后勿食，食之损目。

地〔图经曰〕生下湿地，所在有之。

味 辛。

性 温。

气 气之厚者，阳也。

臭 香。

合治 秦荻梨为末合酒服，治卒心痛，悒悒塞满气。○子末合醋，封肿气，日三易。

————————

① 气：原无，据《证类本草》补。

醍醐菜

蔓生

醍醐菜治伤中崩绝及月水不利，并捣汁，和酒空心服。

名医所录。

　　苗〔雷公云〕形似牛皮，其蔓掐之有乳汁出，香甜入顶者是也。
臭 香。

　　制〔雷公云〕采得去根，以苦竹刀细切，入砂盆中研如膏，
用生稀绢裹，按取汁出，暖饮。

　　合治 醍醐杵汁，合酒煎沸，空心服一盏，治伤中崩绝。○叶
绞汁，合酒煎服一盏，治月水不利。

一种陈藏器余

翘摇味辛，平，无毒。主破血，止血，生肌。亦充生菜食之。又主五种黄病，绞汁服之。生平泽，紫花，蔓生，如劳豆。《诗·义疏》云：苕饶，幽州人谓之翘饶。《尔雅》云：柱天，摇车也。《食疗》疗五种黄病，生捣汁，服一升，日二，瘥。甚益人，利五脏，明耳目，去热风，令人轻健。长食不厌，煮熟吃，佳。若生吃，令人吐水。

本草品汇精要卷之三十九

本草品汇精要

·卷之四十·

菜　　部
下　　品

二种	神农本经 朱字
六种	名医别录 黑字
三种	唐本先附 注云唐附
一十种	宋本先附 注云宋附
一种	今补
一种	陈藏器余

已上总二十三种，内一十四种今增图

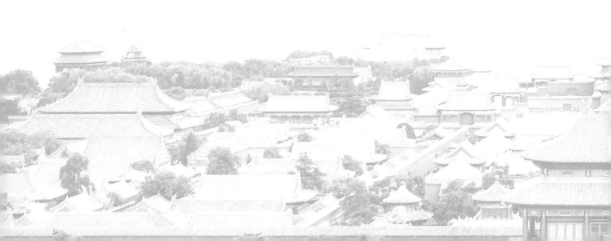

苦瓠_{子附，今增图}　　葫_{大蒜也}　　蒜_{小蒜也}

胡葱_{宋附，今增图}　　莼_{石莼附，今增图}　　水靳①_{今增图}

马齿苋_{宋附，子附}　　茄子_{宋附，根、苦茄附}　　蘩蒌

白苣_{宋附，莴苣附，今增图}　　落葵_{实附，今增图}　　堇_{唐附，今增图}

蕺　　马芹子_{唐附，今增图}　　芸薹_{唐附，今增图}

菠薐_{宋附，今增图}　　苦荬_{宋附，今增图}　　鹿角菜_{宋附，今增图}

莙荙_{宋附，今增图}　　东风菜_{宋附，今增图②}　　雍菜_{宋附}

玉簪花_{今补}

一种陈藏器余

甘蓝

---

① 靳：原注"音芹"。

② 宋附，今增图：原脱，据罗马本补。

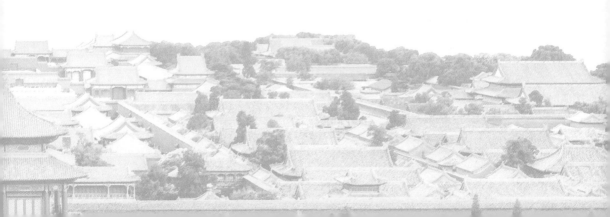

本草品汇精要卷之四十

菜部下品

································○ 菜之走

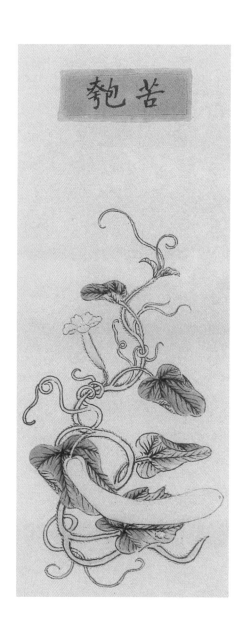

苦瓠

有毒　蔓生

苦瓠主大水，面目、
四肢浮肿，下水，令
人吐。神农本经。

　　苗　〔谨按〕苦瓠，二月播种，三月生苗，蔓延于地。茎叶都似葫芦，青绿色而有毛，四月开白花，结实初大如指，五月方熟，长者尺余，头尾相似。人采其苦者入药，甜者作菜食之。考之唐本注云：瓠与冬瓜、瓠瓟，此三物苗、叶相似而实形有异，瓠味皆甜，其有苦者是也。

　　地　〔图经曰〕生晋地川泽，今处处有之。

　　时　〔生〕春生苗。〔采〕夏取实。

　　收　暴干。

　　用　肉及瓤。

　　色　白。

　　味　苦。

　　性　寒，泄。

　　气　味厚于气，阴也。

　　臭　腥。

　　主　消水肿。

　　治　〔疗〕〔唐本注云〕苦瓠瓟，消水肿，石淋，吐呀①嗽，囊结，痓蛊，痰饮。又煮汁渍阴，疗小便不通。○甜瓠瓟，通利水道，止渴消热。〔药性论云〕苦瓠瓟，消水浮肿，面目、肢节肿胀，下利，大消气疾。〔日华子云〕瓠，除烦止渴及心热，利小肠，润心肺，疗吐蛔虫。〔陈藏器云〕苦瓠，煎汁，取滴鼻中出黄水，去伤寒，鼻塞，黄疸。及取一枚破开口，以水煮，搅取汁，滴鼻中，主急黄。又取未破者煮令热，解开，熨小儿闪癖。〔孟诜云〕止消渴及恶疮。〔别录云〕疗鼠瘘，用瓠花暴干为末，傅之。又除卒患肿满

---

① 呀：原注"虚牙切，张口貌"。

者，曾有人忽脚跌，肿渐上至膝，足不可践地，渐加大水，头面遍身大肿胀满者，用苦瓠白瓤实捻如大豆粒，以面裹，煮一二沸，空心服七枚，至午当出水一升[①]，三日水自出不止，大瘦乃瘥，三年内忌口味。用苦瓠须无蠧瘚，细理，妍净，不尔有毒。又黄疸，以瓠子白瓤子熬令黄，捣为末，每服半钱匕，日一服，十日愈。用瓠瓤[②]有吐者，当先详之。中蛊毒，吐血或下血，皆如烂肝者，苦瓠一枚，水二升，煮取一升服，立吐即愈。

　　合治　七月七日取苦瓠瓤白绞取汁一合，合酢一升，古钱七文，和渍，微火煎之减半，以沫内眼眦中，治眼暗。

　　解　服之过分，令人吐利不止者，宜以黍穰灰汁解之。解丹石毒。

　　忌　患脚气及虚胀冷气人不可食，食之尤甚。

---

① 升：原作"斗"，据印本改。
② 瓠：原作"数"，据《证类本草》改。

○ 菜之草

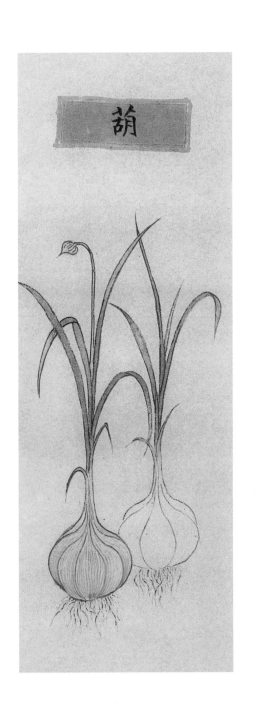

葫

有毒　丛生

葫主散痈肿，蜃疮，
除风邪，杀毒气。独
子者亦佳，归五脏，
久食伤人，损目明。
名医所录。

名 大蒜。

苗 〔谨按〕葫，乃大蒜也，八月播种于熟地，数日生叶，如蒲而短软，经冬不凋，至三四月抽苗，长尺余，人以淹藏食之。花生茎端，结实作瓣，亦似葫状而极小，亦可种之。其近根者，俗呼为蒜头，有六七瓣，惟独头者入药为胜。

地 〔图经曰〕旧不著所出州土，今处处皆有之。

时 〔生〕春生新叶。〔采〕五月五日取。

收 日干。

用 独根子者佳。

色 白。

味 辛。

性 温。

气 气之厚者，阳也。

臭 臭。

主 除邪辟秽，温中消食。

治 〔疗〕〔图经曰〕发背及痈疽、恶疮、肿核等，若初觉皮肉间有异，知是必作疮者，切大蒜如铜钱厚片，安肿处灸之，不计壮数，其人被苦初觉痛者，以痛定为准；初不觉痛者，灸至极痛而止。若是疣赘，亦如此灸之，便成痂自脱，其效如神。〔唐本注云〕下气，消谷，除风，破冷。〔日华子云〕健脾，治肾气，止霍乱转筋，腹痛，除邪，辟温，去蛊毒，疗劳疟，冷风，痃癖，温疫气，傅风拍冷痛，蛇虫伤，恶疮疥，溪毒，沙虱，并捣贴之。〔陈藏器云〕去水恶瘴气，除风湿，破冷气，烂痃癖，伏邪恶。又鱼骨鲠不出，以蒜内鼻中即出。〔食疗云〕除风，杀虫。〔别录云〕牙齿疼痛，用独头蒜煨，乘热截以熨痛上，冷易之，亦主虫痛。

又关格胀满，大小便不通，独头蒜烧熟去皮，绵裹内下部，气立通。又暴痢，捣蒜两足下贴之。又血气逆心烦闷痛，生捣汁，服二升即瘥。又丹毒恶疮，五色无常及发足踝者，捣蒜厚傅，干则易之。又腹满不能服药，取独颗蒜煨令熟，去皮，绵裹内下部中导之，冷则易。又蜈蚣咬人痛不止，独蒜磨螫处即止。又鼻血不止，服药不应，宜用独蒜一枚，去皮，细研如泥，摊一饼子如钱大，厚一豆许，左鼻血出贴左脚心，右鼻血出贴右脚心，如两鼻出即贴两脚心，立瘥。血止，急以温水洗去。

合治　蒜去皮一升捣，合小便一升，煮三四沸，通手渍蛇咬疮，从旦至暮。及初被咬未肿者，速嚼蒜封之，六七易，瘥。○蒜一升去皮，合乳二升，煮使烂，空腹顿服，随后用饭压之，明日依前进服，下一切冷毒风气。○独头蒜一枚，合雄黄、杏仁研为丸，空心饮下三丸，静坐少时，患鬼气者当汗出，即瘥。○独头蒜两颗，细捣，合油麻和，厚傅疮上，干则易之，疗痈肿毒疮，叫卧不得，人不别者，此方神效。○蒜一大升，破去心，合无灰酒四升，煮令极烂，并滓服一大升，须臾得汗，疗金疮，中风，角弓反张者，愈。○独头蒜，合酸草捣，傅蛇虺螫人处。

禁　久食令人血清，使毛发白。多食伤肝，令人无颜色。四月、八月勿食，伤人神，损胆气。

忌　合青鱼鲊食之，令人腹内生疮，肠中肿，又成疝瘕。

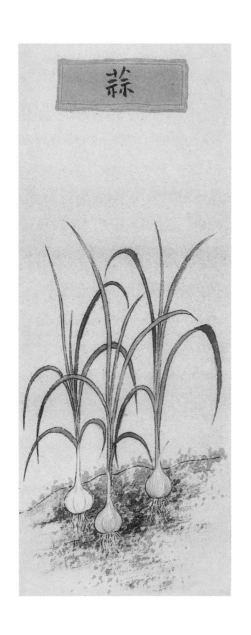

蒜

有小毒　丛生

蒜归脾、肾，主霍乱，
腹中不安，消谷，理
胃，温中，除邪痹毒
气。名医所录。

名 蒚^①子、藠^②、荤菜、宅蒜。

苗 〔图经曰〕此乃小蒜也，根、苗皆如葫而极细小。《尔雅》云：蒚，山蒜。释曰：荤菜也。一云：菜之美者，云梦之荤。生山中者名蒚，《本经》谓大蒜为葫，小蒜为蒜。《尔雅》《说文》所谓蒜，荤菜者，乃今之大蒜，蒚乃今之小蒜也。一种山蒜，似大蒜臭，山人以治积块及妇人血瘕，以苦醋磨服多效。又有一种似大蒜而多瓣，有荤气，彼人谓之莜子，主脚气，宜煮与蓐妇食之，易产。江北则无。书传载物之别名不同如此，用药不可不审。〔衍义曰〕苗如葱针，根白，大者如乌芋，子兼根煮食之。又谓之宅蒜，华佗用蒜齑，是此物也。

地 〔图经曰〕旧不著所出州土，今田野中处处有之。

时 〔生〕九月生苗。〔采〕五月五日取。

收 阴干。

用 根。

质 类大蒜细小。

色 青白。

味 辛。

性 温。

气 气之厚者，阳也。

臭 臭。

主 理胃，温中，消谷，解毒。

治 〔疗〕〔陶隐居云〕中冷霍乱，煮饮之。〔日华子云〕下

---

① 蒚：原注"音乱"。

② 藠：原注"力的切"。

气及霍乱吐泻，消宿食并蛊毒，傅蛇、虫、沙虱疮。〔孟诜云〕傅诸虫毒疔肿，甚良。〔别录云〕疗干霍乱，心腹胀满，气未得吐下，用蒜一升咬咀，以水三升，煮取一升，顿服，瘥。毒蛇螫人，杵汁饮之，以滓傅疮上。又水毒中人，一名中溪，一名中湿，一名水病，似射工而无物。若身体发赤斑纹者是也，用蒜三升咬咀，于汤中煮，勿令大热，热即无力，滤去滓，适寒温浴患处。合治蒜不拘多少，研极烂，合黄丹少许捣，得所为度，丸如鸡头大，候干，每服一丸，新汲水面东服，治疟，至妙。○合酽醋煮，不可著盐，食之饱，疗心痛不可忍，十年、五年诸药不效者，服此，随手瘥，更不再发。

禁 不可久食，损人心力。

○ 菜之草

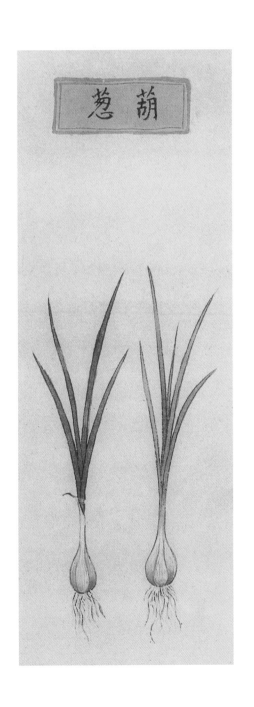

胡①葱

无毒　植生

胡葱温中，消谷，下气，杀虫。久食伤神损性，令人多忘，损目明，尤发痼疾。患狐臭人不可食，令转甚。名医所录。

---

① 胡: 原作"葫"，据目录改。下同。

苗〔图经曰〕胡葱，类食葱，根茎皆细，其头似大蒜而小，形圆，肉白皮赤，稍长而锐。又云：茎叶微短，如金灯也。

地〔图经曰〕生蜀郡山谷，今处处皆有之。

时〔生〕春生新叶。〔采〕五月、六月。

收 阴干。

用 子。

质 类大蒜而小。

色 白。

味 辛。

性 温，散。

气 气之厚者，阳也。

臭 臭。

主 消谷。

制〔雷公云〕凡使，采得依纹碎擘，用绿梅子于砂盆中研如膏，新瓦器中摊，日干用。

治〔疗〕〔食疗云〕胡葱，消谷，能食，利五脏不足气，亦治伤绝血脉气。

禁 根食之，发痼疾。四月勿食胡葱，令人气喘，多惊。患䘌齿人，勿食。

解 食著诸毒肉，吐血不止，痿黄悴者，取子一升洗，煮使破，取汁停冷，服半升，日夜各一服，血定止。

○ 菜之草

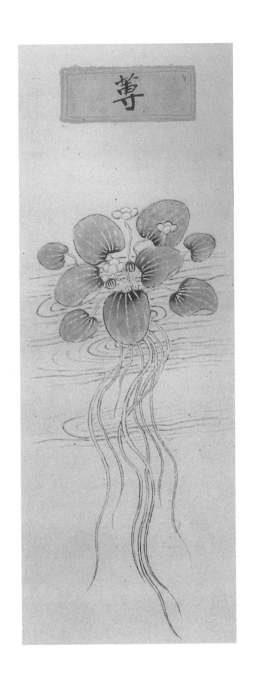

莼

无毒　水生

莼[1]主消渴，热痹。名
医所录。

---

① 莼：原注"常伦切"。

名 丝莼、瑰莼。

苗 〔图经曰〕根生水底，叶似凫葵，浮在水上，采茎堪啖。花黄白，实紫色，三月至八月茎细如钗股，黄赤色，短长随水深浅，而名为丝莼。九十月渐粗硬，十一月萌在泥中粗短，名瑰莼。体苦涩，惟取汁味为羹甚美，犹胜杂菜也。

地 出松江、三泖。

时 〔生〕春生苗。〔采〕八月、九月、十月、十一月。

收 阴干。

用 茎。

质 茎如钗股，叶似凫葵。

色 黄赤。

味 甘。

性 寒。

气 气之薄者，阳中之阴。

臭 腥。

主 下气，止渴。

治 〔疗〕〔日华子云〕丝莼，治疸，厚肠胃，安下焦，逐水。〔陈藏器云〕莼，下水，利小便。〔补〕〔日华子云〕少食能补大小肠虚气。

合治 莼合鲋鱼为羹，食之，治胃气弱不下食，至效。○合鲫鱼作羹，食之，下气止呕。多食发痔，虽冷而补热。

禁 疫病起不宜食，食之多死。亦不宜常食，能发气，令关节急，嗜睡及拥气不下，甚损人胃与齿。不可多食，令人颜色恶。久食，损毛发。

忌 不宜和醋食之，令人骨瘘。

解 百药毒并蛊气。

○ **菜之草**

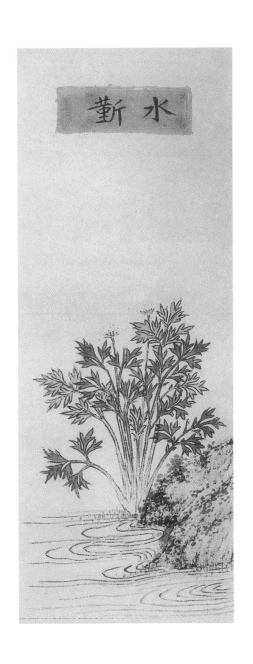

水蕲

无毒　植生

水蕲[1]主女子赤沃，止血，养精，保血脉，益气，令人肥健，嗜食。神农本经。

---

① 蕲：原注"音芹"。

名 水英、萩芹、赤芹、楚葵、渣芹、白芹。

苗 〔图经曰〕生水中，叶似芎䓖，花白色而无实，根亦白色。《尔雅》云：芹，楚葵，即今水中芹菜也。然有两种，萩芹取根白，赤芹取茎叶，并堪作菹。又有渣芹，可为生菜，亦可生啖，俗中皆作芹字也。

地 〔图经曰〕生南海池泽，今处处有之。

时 〔生〕春初。〔采〕二、五、六月取。

用 根及茎、叶。

色 叶青，根白。

味 甘。

性 平。

气 气之薄者，阳中之阴。

臭 香。

主 益气血，养精神。

治 〔疗〕〔唐本注云〕芹花，主脉溢。○茎叶，治小儿暴热，大人酒后热毒，鼻塞身热，利大小肠，并捣汁服之。〔日华子云〕治烦渴及崩中带下。〔陈藏器云〕利人口齿，去头中热风。〔别录云〕去伏热及治五种黄病，并女子白沃，漏下，作菹及煮食之。亦治小儿霍乱，吐痢，以芹叶细切，煮汁饮之。〔补〕〔孟诜云〕养神益力。

禁 患鳖瘕人不可食。三月、四月勿食芹菜，恐病蛟龙瘕，发则似癫，面手青黄，肚腹胀满，痛不可忍，状如怀妊，急服硬糖三二升，日二度，吐出，即瘥。

忌 不可与醋同食，能损齿。

解 杀药石毒。

○ 菜之草

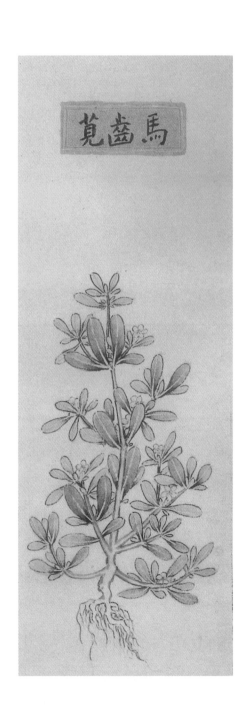

马齿苋

无毒　附子　丛生

马齿苋主目盲，白翳，利大小便，去寒热，杀诸虫，止渴，破癥结，痈疮。服之长年不白。和梳垢，封疔肿。又烧为灰，和多年醋滓，先炙疔肿以封之，即根出。生捣绞汁服，当利下恶物，去白虫。煎为膏，涂白秃。又主三十六肿风结疮，以一釜煮，澄清，内蜡三两，重煎成膏，涂疮上，亦服之。○子，明目，《仙经》用之。名医所录。

名　五行草。

苗　〔图经曰〕马齿苋，虽名苋类，而苗、叶与今苋辈都不相似，其叶青、梗赤、花黄、根白、子黑，因具五色，故又名五行草也。此有二种，叶大者不堪用，叶小者为胜，云其节叶间有水银，每干之，十斤中得水银八两至十两者，然至难燥，当以槐木槌捣碎，向日东作架暴之，三两日即干，如经年者。入药去其茎节，则佳也。

地　〔图经曰〕旧不著所出州土，今处处有之。

时　〔生〕春生苗。〔采〕夏秋取。

收　日干。

用　小叶者为好。

色　青。

味　酸。

性　寒。

气　气薄味厚，阴也。

臭　腥。

主　消痈肿，杀诸虫。

治　〔疗〕〔图经曰〕除多年恶疮，百方不瘥，或痛焮走不已者，烂捣傅上，不过三两遍，瘥。〔蜀本云〕主诸肿瘘疣目[①]，尸[②]脚，阴肿，胃反，诸淋，金疮内流，破血癖，癥瘕。汁，洗紧唇，面疱。〔孟诜云〕疗马毒疮，以水煮，冷服一升，并涂疮上。湿癣，白秃，杖疮，以马齿膏和灰，涂，效。膏服之，治疳痢及一切风。〔陈藏器云〕破痃癖，止消渴。又主马恶疮虫。〔别录云〕马咬人，

---

① 目：原作"自"，据《证类本草》改。
② 尸：原作"死"，据印本改。

毒入心，煮汤食之，瘥。又小儿脐疮，久不瘥者，烧叶末傅之。又豌豆疮，烧灰傅疮上，根须臾逐药出。若不出，更傅，良。又气不调，作粥食。又小儿火丹绕腰，热如火，杵傅之，日二次，愈。又五毒虫毛螫，赤痛不止，熟杵，傅之。〔补〕〔食疗云〕作膏服之，能延年益寿，明目。

合治　煮一碗，合盐、醋空腹食之，少时，去寸白虫。○鸡子白一枚，先温令热，乃合苋汁三大合，微温取，顿服，疗赤白下。不过，再作服则愈，不问老、稚、孕妇，悉可服。○烧灰细研，合猪脂调，傅反花疮。○阴干烧灰，合腊月猪脂，傅疬疮，先以暖泔清洗疮，拭干后傅之，日三次。○合少粳米、酱汁煮食之，理脚气，头面浮肿，心腹胀满，小便涩少。○生绞汁一合，合蜜一匙，空心饮之，疗小儿血痢。○生杵汁三合，煮一沸，下蜜一合搅服，疗产后血痢，小便不通，脐腹痛。

禁　多食肥肠，令人不思食。

解　汁，解射工、马汗毒。

○ 菜之木

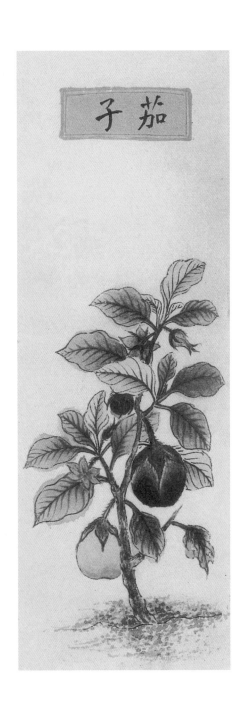

茄子

无毒　植生

茄子久冷人不可多食，损人动气，发疮及痼疾。○根及枯茎、叶，主冻脚疮，可煮作汤渍之，良。○苦茄，树小有刺，其子以醋磨痈肿，根亦作浴汤。名医所录。

名 落苏、苦茄。

苗 〔图经曰〕茄之类有数种，紫茄、黄茄，南北通有之；青水茄、白茄，惟北土多有。入药多用黄茄，其余惟可作菜茹耳。又有一种苦茄，生岭南，小株有刺，亦入药用。

地 〔图经曰〕旧不著所出州土，今处处有之。

时 〔生〕夏结实。〔采〕夏秋取。

用 实。

色 黄。

味 甘。

性 寒。

气 气之薄者，阳中之阴。

臭 腥。

治 〔疗〕〔日华子云〕治瘟疫，传尸，劳气。〔陈藏器云〕醋磨，傅脐肿，瘟。○苦茄，主瘴。〔孟诜云〕疗寒热，五脏劳。又醋磨，傅肿毒。

合治 老黄茄子不计多少，以新瓶盛贮，埋土中经一年，尽化为水，取出，合苦参末，丸如梧子大，饭后及卧时酒下三十粒，疗大风热痰，甚效。○重阳日收取茄子百枚，去蒂，四破切之，消石十二两碎捣。以不渗瓷器，约大小可盛纳茄子者，于器中先铺茄子一重，乃下消石一重覆之，如此令尽。然后以纸三数重，密密封之，安置净处，上下以新砖撍[①]勿令得地气，至正月后取出，去纸两重，日中暴之，逐日如此。至二三月，度已烂，即开瓶倾出，滤去滓，别入新器中，以薄绵盖头，又暴，直至成膏乃可用，治

————————

① 撍：原注"它甘切"。

坠扑内损，散败血，止痛及恶疮、发背等。若内损者，酒调半匙，空腹饮之，日再，恶血散则痛止而愈。诸疮肿，亦先酒饮半匙，仍用膏于疮口四面涂之，当觉凉如冰雪，疮干便瘥。若疮有根本在肤腠者，亦可内消，其膏久干硬，即以饭饮化开涂之。〇以茄子根五十斤，细切，净洗讫，用水五斗煮取浓汁，滤去滓，更入小铛器中，煎至一升以来，合生粟米粉同煎，令稀稠得所，取出搜和，再入麝香、朱砂细末，丸如梧子大，每旦用秫米酒送下三十丸，近暮再服，治腰脚风血积冷，筋急拘挛疼痛者，男女通用，皆验。〇茄子留作种，通黄极大者，切作片，如一指厚，新瓦上焙干为末，欲卧时酒调服二钱匕，疗磕扑损，肌肤青肿，一夜消尽无痕迹。〇茄蒂烧存性为末，每食前米饮调服三钱匕，疗肠风下血，久不止者。

禁　不可多食，动气及发痼疾。

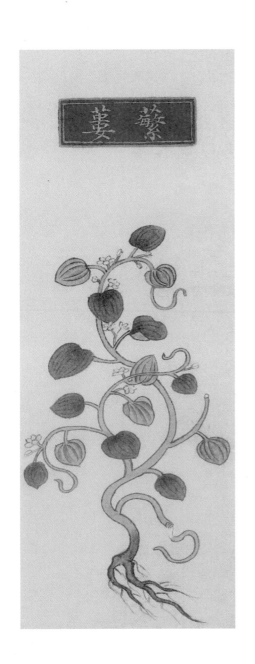

蘩蒌

无毒　蔓生

蘩蒌主积年恶疮不愈
及主毒肿，止小便利。

名医所录。

名　鸡肠草、蔜^①、蔜^②蔞^③、蘩蔞。

苗　〔图经曰〕蘩蔞，即鸡肠草也，叶似荇菜而小，夏秋间开小白黄花，其茎梗作蔓，断之有丝缕，又细中空，似鸡肠，因得此名也。《本经》作两条，而苏恭以为一物二名，《尔雅》释曰：蔜，一名蔜蔞，一名鸡肠草，实一物也。今南北所生或肥瘠不同，又其名多，人不尽见者，往往疑为二物也。〔唐本注云〕鸡肠草，即蘩蔞是也，原在草部下品，剩出此条，详其主疗相似，其实一物，今宜并之。

地　〔图经曰〕旧不著所出州土，今南中多生于田野间，近京下湿地，亦或有之。

时　〔生〕春生苗。〔采〕五月五日取。

收　暴干。

用　苗。

质　叶类荇菜而小。

色　青。

味　酸。

性　平。

气　味厚于气，阴中之阳。

臭　腥。

主　破积血，消疮肿。

治　〔疗〕〔图经曰〕牙齿宣露，烧灰揩擦，然烧灰力减，不若干末尤胜。又治淋，取两手把以水煮饮之。〔陶隐居云〕烧为

---

① 蔜：原注"五高切"。

② 蔜：原注"素老切"。

③ 蔞：原注"与缕同"。

末，疗杂疮，有效。〔药性论云〕洗手足水烂，治遗尿及蠼螋尿疮，挼汁傅之。〔陈藏器云〕主破血。产妇煮食之，及下乳汁。〔孟诜云〕烧灰，傅疳䘌。〔食疗云〕治一切恶疮，捣汁傅之，五月五日取者验。〔别录云〕治发背欲死，捣傅，良。

　　合治 合酒炒，绞取汁温服，或炒热，和童子小便服，俱疗产后腹中有血块痛。○暴干为末，合醋煎为丸，空腹服三十丸，下恶血。○烧作灰，和盐捣，封一切疮及风丹遍身如枣大，痒痛者。○捣取汁一合，和蜜服之，治小儿赤白痢。○以一斤合豉汁中煮，作羹食之，止小便利，作粥亦佳。

　　禁 勿常食，恐血尽。

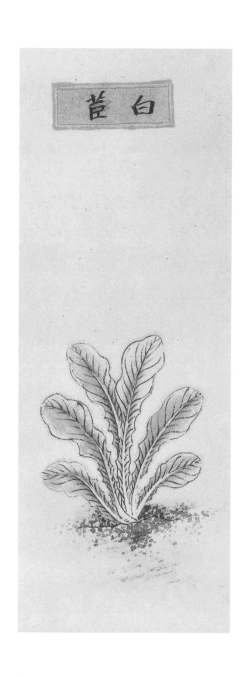

白苣

无毒　附莴苣　<u>丛生</u>

白苣主补筋骨，利五
脏，开胸膈壅气，通
经脉，止脾气，令人
齿白，聪明少睡，可
常食之。名医所录。

苗〔陈藏器云〕白苣如莴苣，叶有白毛。莴苣冷，微毒，紫色者入烧炼药用，余功与白苣同也。〔绍兴校定云〕白苣、莴苣，然分两名，其形少异，性即一也。又与前条苦苣性亦不远，惟莴苣乃世之常食菜品，多食能昏人目也。〔谨按〕白苣，初春布种，叶似蔓菁，有锯齿而柔软，但可生食，至夏抽苔，嫩时去皮、叶腌食之脆美，今谓之莴笋也。

地 处处有之。

时〔生〕春生苗。〔采〕春夏取。

用 叶、茎及子。

质 叶类蔓菁，小而柔软。

色 绿。

味 苦。

性 寒，泄。

气 气薄味厚，阴也。

臭 腥。

治〔疗〕〔别录云〕治鱼脐疮，其头白似肿，痛不可忍，先用针刺疮上及四畔作孔，以白苣汁滴孔子，瘥。○治沙虱毒，以莴苣菜汁傅之，瘥。○治肾黄，用莴苣子一合，细研，水一大盏，煎至五分，去滓，不拘时服。

禁 白苣不可共饴食，能生虫。患冷气人产后不可食，令人寒中，小腹痛。

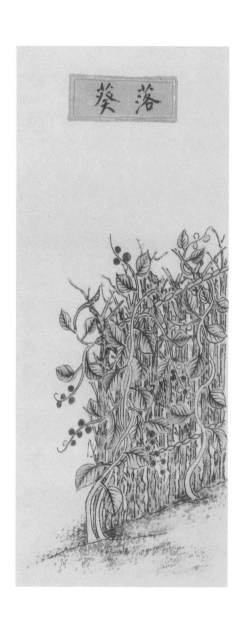

落葵

无毒　蔓生

落葵主滑中，散热。
○实，主悦泽人面。

名医所录。

名 天葵、藤葵、胡胭脂、滑藤、繁露、承露、西洋菜。

苗 〔图经曰〕蔓生，叶如杏叶，圆厚而柔嫩。人家多种之，延引于篱落及树上，嫩时采藤、叶作羹，食之甚滑，故名滑藤。其实似五味子，生青熟黑，碎之则紫，女人以渍粉傅面为假色，俗呼为胡胭脂也，少入药用。

地 所在有之。

时 〔生〕春生苗。〔采〕夏取。

收 暴干。

用 藤、叶。

色 绿。

味 酸。

性 寒。

气 气薄味厚，阴也。

臭 腥。

合治 子蒸，烈日中暴干，挼去皮，取仁细研，合白蜜傅面，令人面色鲜华可爱。

禁 此菜患狗咬疮者勿食，食之终身不瘥。

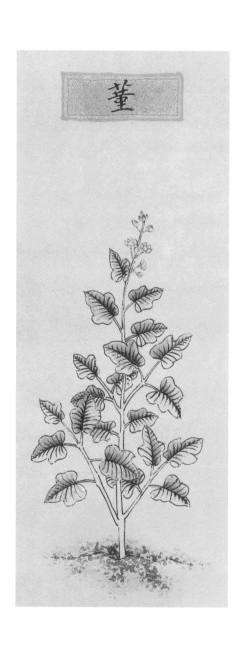

堇

无毒　植生

堇汁主马毒疮，捣汁洗之并服之，出《小品方》。《万毕方》云：除蛇蝎毒及痛肿。

名医所录。

名 堇葵、苦堇。

苗 〔唐本注云〕此菜野生，非人所种，俗谓之堇菜。叶似戢，花紫色。按《尔雅》云：齿，苦堇。注：今堇葵也，叶似柳，子如米，汋食之，滑。《内则》曰：堇，茞。粉，榆是也。《本草》云：味甘，此云苦者，古人语倒，正犹甘草谓之大苦之义也。

地 处处有之。

时 〔生〕春生苗。〔采〕无时。

用 茎、叶。

色 青绿。

味 甘。

性 寒。

气 气之薄者，阳中之阴。

治 〔疗〕〔孟诜云〕久食，除心烦热。及捣，傅热肿。杀鬼毒，生取汁半升服，即吐出。〔食疗云〕主寒热鼠瘘，瘰疬，疮，结核，聚气，下瘀血。○叶，主霍乱。又蛇咬，生捣傅之，毒即出。

合治 干末合油煎成膏，磨结核上，三五度，瘥。

禁 久食令人身重，懈惰，多睡。

○ 菜之走

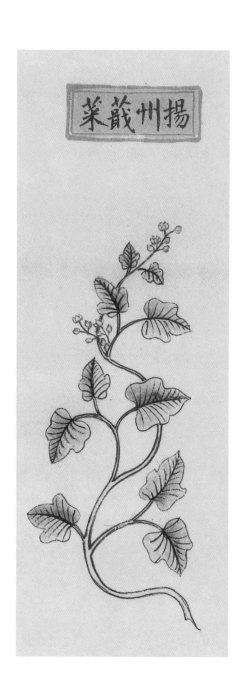

蕺

有毒　蔓生

蕺[1]主蠼[2]螋[3]溺疮，多食令人气喘。名医所录。

---

① 蕺：原注"音戢"。
② 蠼：原注"音劬"。
③ 螋：原注"音搜"。

名 蓶菜。

苗〔图经曰〕蔓生，茎紫赤色，叶如荞麦而肥，英有臭气，山南、江左人好生食之，关中谓之蓶菜者是也。古今方家亦鲜用之。

地〔图经曰〕生江南，山谷阴处湿地有之。〔道地〕扬州、关中。

用 茎、叶。

色 紫赤。

味 辛。

性 微温。

气 气之厚者，阳也。

臭 臭。

治〔疗〕〔日华子云〕淡竹筒内煨，傅恶疮，白秃。〔别录云〕背疮热肿，捣汁傅疮上，开孔以歇热毒，干即易之，瘥。

禁 久食令人气喘，发虚弱，损阳气，消精髓。素有脚弱病尤忌之，一啖令人终身不愈。小儿食之，三岁不能行。

○ 菜之草

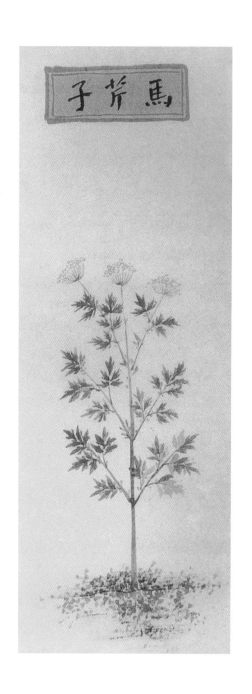

马芹子

无毒　丛生

马芹子主心腹胀满，下气，消食。名医所录。

名 荶、牛蕲、马蕲子。

苗 〔唐本注云〕苗似鬼针、荙菜辈，花青白色，如芹花，子黄黑色，似防风子而扁大。《尔雅》云：荶，牛蕲。释曰：似芹，可食者也。其叶但锐，子可调味用之，香似橘叶而无苦味，亦入药用，惟根、叶不堪食也。

地 〔唐本注云〕生水泽傍。

时 〔生〕春生苗。〔采〕秋取实。

收 暴干。

用 子。

色 黄黑。

味 甘、辛。

性 温。

气 气之厚者，阳也。

臭 香。

治 〔疗〕〔日华子云〕治卒心痛，炒食令人得睡。

合治 作末合醋服，除卒心痛。

○ 菜之草

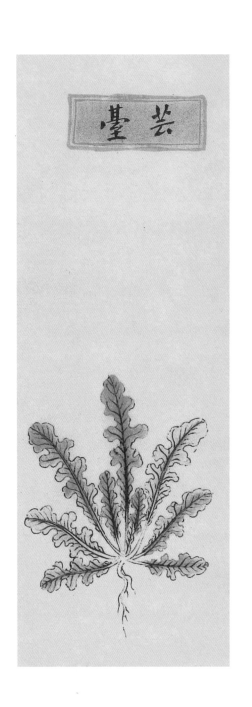

芸薹

无毒　丛生

芸薹主风游丹肿，乳痈。名医所录。

苗〔唐本注云〕此人间所啖菜也。〔衍义曰〕芸薹，不甚香，经冬根不死，辟蠹，于诸菜中，亦不甚佳。〔谨按〕《埤雅》云：芸薹，香草也，仲冬之日始生，类豌豆而作丛，又似苜蓿，叶似雅蒿极芬香，可食。秋后叶间微白如粉，经冬根亦不死，故《淮南子》云：芸草，死而复生是也，采之著于衣、书，可以辟蠹。在汉时种于兰台藏书之府，今南人采置席下，亦可以去蚤虱，又谓七里香也。

地　旧不著所出州土，今在处有之。

时　〔生〕春生苗。〔采〕夏秋取。

收　阴干。

用　叶及实。

味　辛。

性　温，散。

气　气之厚者，阳也。

臭　香。

治　〔疗〕〔唐本注云〕芸薹，破癥瘕，结血。〔日华子云〕治产后血风及瘀血。〔陈藏器云〕破血，产妇宜食之。○子压油，傅头，令头发长黑。○叶，捣，傅赤游疹。

禁　春勿食，能发膝痼疾。久食极损伤阳气。若先患腰脚病，不可多食，及发口疮，齿痛。又能生腹中诸虫。患狐臭人不宜食。

○ 菜之草

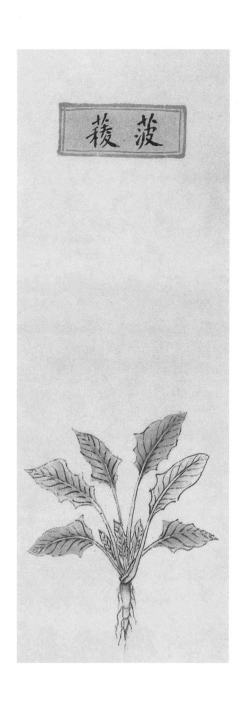

菲蓘

微毒　丛生

菲蓘利五脏，通肠胃热，解酒毒。服丹石人食之佳，北人食肉面即平，南人食鱼鳖水米即冷。不可多食，冷大小肠。久食令人脚弱不能行，发腰痛。不与鳝[1]鱼同食，发霍乱吐泻。名医所录。

---

[1]　鳝：原作"蛆"，据《证类本草》改。

名 赤根菜。

苗 刘禹锡《嘉话录》云菠薐，本西国中有，自彼将其子来，如苜蓿、葡萄因张骞而至也。本是颇陵国将来，语讹，尔时多不知也。今据圃人播子于畦，其叶渐长，繁茂而有三尖者，名为火焰菠薐。根、叶柔嫩，作茹，食之甘美。至六七月，茎高二三尺，作荚生子，颇类蒺藜子，其根色赤，故北人呼为赤根菜也[①]。

时 〔生〕秋初生苗。〔采〕九月、十月取。

用 茎、叶。

色 青绿。

味 甘。

性 冷。

气 气之薄者，阳中之阴。

---

① 今据圃人……赤根菜也：此段文字，《证类本草》所引《嘉话录》无，当为本书编者新补内容。

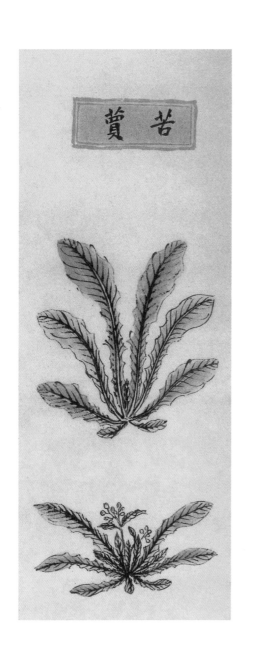

苦荬

无毒　丛生

苦荬治面目黄，强力，止困，傅蛇、虫咬。又汁傅疔肿，即根出。蚕蛾出时，切不可取拗，令蛾子青烂，蚕妇亦忌食。野苦荬五六回拗后，味甘，滑于家苦荬，甚佳。

名医所录。

名 天净菜。

苗 〔谨按〕春生苗，摘其叶有白汁出，人多采以生啖之，亦可蒸作茹。若远行，人马皆可食也。

地 处处有之。

时 〔生〕春生苗。〔采〕夏月取。

用 茎、叶。

色 绿。

味 苦。

性 冷。

气 气薄味厚，阴也。

臭 腥。

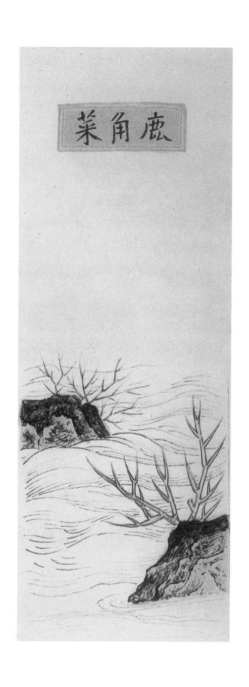

鹿角菜

无毒、微毒　海生

鹿角菜下热风气，疗小儿骨蒸热劳。丈夫不可久食，发痼疾，损经络血气，令人脚冷痹，损腰肾，少颜色。服丹石人食之，下石力也。名医所录。

苗 〔谨按〕鹿角菜，茎长二三寸，红紫色，生海中石上，其茎中空而歧，形类鹿角，故以名之。海人采鬻以作蔬茹，今笔家煮以制笔，取其粘滑而不散乱也。

地 〔图经曰〕出海州及登、莱、沂、密州并有。

时 〔生〕无时。〔采〕无时。

收 阴干。

色 紫。

味 咸。

性 大寒。

气 味厚于气，阴也。

臭 腥。

解 面热。

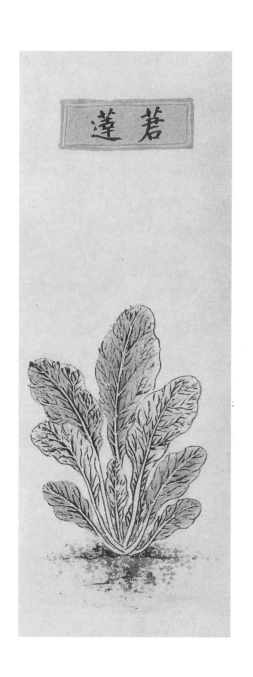

莙荙

微毒　丛生

莙荙补中，下气，理脾气，去头风，利五脏，冷气。不可多食，动气。先患腹冷，食必破腹。○茎灰淋汁洗衣，白如玉色。名医所录。

苗　〔谨按〕圃人春间以子水浸数日，俟其萌动，播种于畦，苗叶渐高尺许。至夏繁茂，抽茎著碎黄花，于其端作荚生子。刈其茎烧灰，淋汁浣衣，大能去油垢也。

地　旧不著所出州土，今在处有之。

时　〔生〕春生苗。〔采〕春夏取。

用　茎、叶。

色　青绿。

味　甘。

性　平。

气　气之薄者，阳中之阴。

臭　腥。

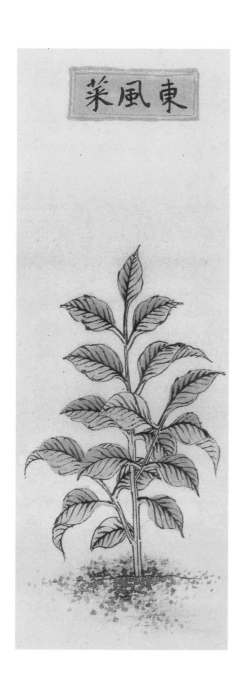

东风菜

无毒　植生

东风菜主风毒壅热，
头疼目眩，肝热眼赤。
名医所录。

苗〔图经曰〕茎高三二尺，叶似杏叶而长，极厚软，上有细毛，先春而生，故有东风之号，堪入羹臛，及煮食之甚美。

地〔图经曰〕生岭南平泽。

时〔生〕先春生苗。〔采〕春夏取。

色 青绿。

味 甘。

性 寒，缓。

气 气之薄者，阳中之阴。

臭 腥。

雍菜

无毒　蔓生

雍菜主解野[①]**葛毒，煮食之。亦生捣服之。**名医所录。

苗〔图经曰〕岭南种之，蔓生，花白，堪为菜。云南人先食雍菜，后食野葛，二物相伏，自然无苦。又取汁滴野葛苗，当时萎死，其相杀如此。张司空云：魏武帝啖野葛，至一尺，应是先食此菜也。

地〔图经曰〕生岭南。

时〔生〕春生苗。〔采〕无时。

色 绿。

味 甘。

性 平，缓。

气 气之薄者，阳中之阴。

臭 朽。

制 生捣，或煮汁饮之。

---

① 野：原无，据《证类本草》补。

○ 菜之草

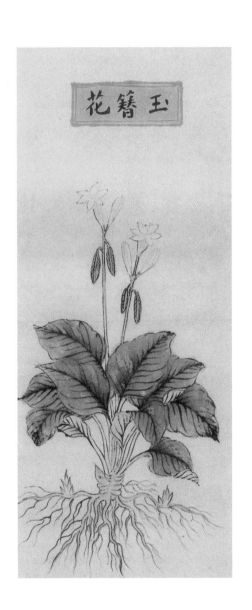

玉簪花

有小毒　丛生

玉簪花根捣汁，疗诸
骨鲠。今补。

名 白鹤花。

苗〔谨按〕此即白鹤花也。苗高尺余，叶生茎端，淡绿色，六七月抽茎，分歧，生数蕊，长二三寸，清香，莹白，形如冠簪，故名玉簪花也。未开时采，以拖面煎食，肥滑香美。至秋作荚，四瓣，如马蔺子，其实若榆钱而狭长也。一种茎、叶、花、蕊与此无别，但短小，深绿色而花紫，嗅之似有恶气，殊不堪食，谓之紫鹤，人亦呼为紫玉簪也。八月作角如桑螵蛸，有六瓣，子亦若榆钱而黑亮如漆。患骨鲠者，取其根捣汁，以苇筒吸入喉内，有效。吸时慎勿着牙，犯之则酥落。无紫者以白者代之亦可。

地 处处有之。

时〔生〕春生苗。〔采〕不拘时取根。

用 根。

色 白。

味 微苦。

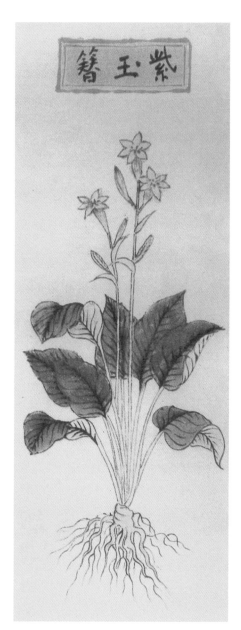

紫玉簪

性 寒。

气 味厚于气，阴也。

制 去土，捣汁用。

禁 凡服，勿犯牙齿。

一种陈藏器余

甘蓝平。补骨髓，利五脏六腑，利关节，通经络中结气，明耳目，健人，少睡，益心力，壮筋骨。此者是西土蓝，阔叶，可食。治黄毒者作菹，经宿渍色黄，和盐食之，去心下结伏气。别录云①甘蓝菜作齑菹，煮食并得。○陇西多种食之，汉地少有，多食令人少睡。

本草品汇精要卷之四十

---

① 别录云：《证类本草》作"食医心镜、壶居士"。

本草品汇精要

·卷之四十一·

本草图经本经外草类　
总七十五种 内一种今补

水英	丽春草	坐挐草
紫堇	杏叶草	水甘草
地柏	紫背龙牙	攀倒甑
佛甲草	百乳草	撮石合草
石苋	百两金	小青
曲节草	独脚仙	露筋草
红茂草	见肿消	半天回
龙牙草	苦芥子	野兰根
都管草	小儿群	菩萨草
仙人掌草 ①	紫背金盘草 ②	石逍遥草 ③
胡堇草	无心草	千里光
九牛草	刺虎	生瓜菜
建水草	紫袍	老鸦眼睛草

---

① 草：原无，据正文药名补。

② 紫背金盘草："草"，原无，据正文药名补。此条以下至"刺虎"条，均按正文顺序调整。

③ 草：原无，据正文药名补。

天花粉	琼田草	石垂
紫金牛	鸡项草	拳参
根子	杏参	赤孙施
田母草	铁线①	天寿根
百药祖	黄寮郎	催风使
阴地厥	千里急	地芙蓉
黄花了	布里草	香麻
半边山	火炭母草	亚麻子
田麻	鸱鸟威	苘质汗
地蜈蚣	地茄子	水麻
金灯	石蒜	荨麻
山姜	马肠根	撒馥兰 今补

 本草图经本经外
木蔓类二十四种

| 大木皮 | 崖棕 | 鹅抱 |
| 鸡翁藤 | 紫金藤 | 独用藤 |

---

① 铁线：此后原衍"草"一字，据正文药名删。

瓜藤	金棱藤	野猪尾
烈节	杜茎山	血藤
土红山	百棱藤	祁婆藤
含春藤	清风藤	七星草
石南藤	石合草	马接脚
芥心草	醋林子	天仙藤

本草品汇精要卷之四十一

本草图经本经外草类

○ 草之草

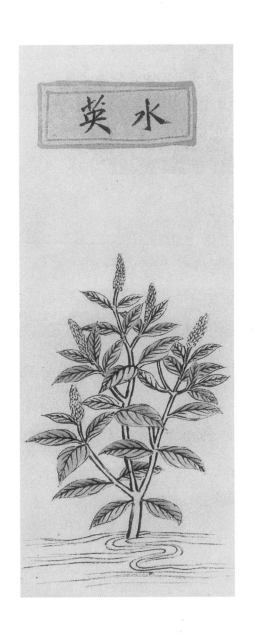

水英

无毒　水生

水英主丈夫、妇人无故两脚肿满，连膝胫痛，屈伸急强者，名骨风。其疾不宜针刺及灸，亦不宜服药。惟单煮此药浸之，不经五日即瘥，数有神验。每用取五六斤，以水一石煮取三斗，及热浸脚，兼淋膝上，日夜三四，频用之，以瘥为度。若肿甚者，即于前方加生椒目三升，加水二大斗，依前煮取汁，将淋疮肿，随汤消，即磨粉避风，乃良。出图经。

名 水节、牛荭草、海精木、海荏、水棘、龙移草、鱼津草。

地 〔图经曰〕元生永阳池泽及河海边，临汝人呼为牛荭草，河北信都人名水节，河内连内黄呼为水棘，剑南、遂宁等郡名龙移草。蜀郡人采其花合面药。淮南诸郡名海荏。岭南亦有，土地尤宜，茎、叶肥大，名海精木，亦名鱼津草，所在皆有之。

时 〔生〕春生苗。〔采〕春取苗，夏收茎、叶及花，秋冬取根。

收 暴干。

用 苗、叶、花、根。

色 青绿。

味 苦。

性 寒。

气 味厚于气，阴也。

臭 微香。

主 膝痛。

忌 油腻、蒜、生菜、猪、鱼肉。

○ 草之草

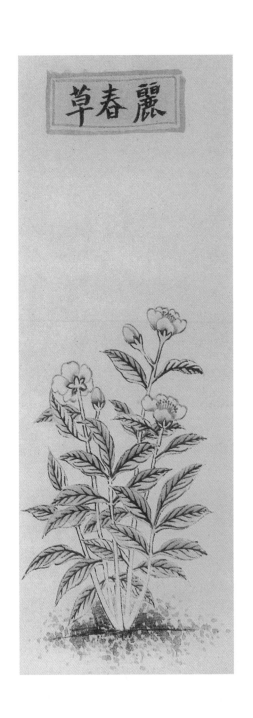

丽春草

无毒　植生

丽春草疗因时患伤热，变成瘶黄，通身壮热，小便黄赤，眼如金色，面又青黑，心头气痛，绕心如刺，头旋欲倒，兼肋下有癖气及黄疸等证。经用有验。取花一升，捣为散，每平明空腹取三方寸匕和生麻油一盏，顿服之，日惟一服，隔五日再进，以知为度。○根，疗黄疸，捣取汁一盏，空腹顿服讫，须臾即利三两行，立已。一剂不能全愈，隔七日更一剂，永瘥。出图经。

名 龙羊草、梦兰艾、定参草、仙女蒿。

地 〔图经曰〕出檀嵎山川谷，檀嵎山在高密界。河南淮阳郡、颍川及谯郡、汝南郡等并呼为龙羊草。河北近山、邺郡、汲郡名梦兰艾。上党紫团山亦有名定参草，亦名仙女蒿。今所在有。甚疗瘕黄，人莫能知。唐天宝中，颍川郡杨正进名医尝用有效。

时 〔生〕春初生苗。〔采〕三月取花、根。

收 阴干。

用 花及根。

色 花红，根白。

味 甘。

性 微温，缓。

气 气之厚者，阳也。

臭 香。

忌 酒、面、猪、鱼、蒜、粉、酪。

○ 草之草

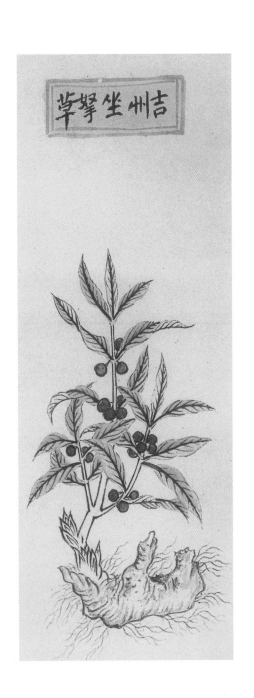

坐拏草

植生

坐拏草治打扑所伤，
兼壮筋骨及风痹。出
图经。

苗〔图经曰〕六月开紫花，结实。采其苗为药。江西北甚易得，后因人用之有效，今颇贵重，神医普救治风方中，已有用者。

地〔图经曰〕生江西及滁州。

时〔生〕春生苗。〔采〕六月取。

收 阴干。

用 苗。

○ 草之草

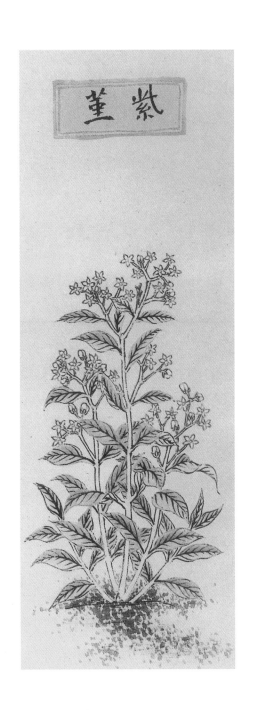

紫堇

无毒　植生

紫堇主大小人脱肛。每天冷及吃冷食即暴痢不止，肛则下脱，久疗不瘥者。取花二斤，暴干，捣为散，加磁毛末七两，相和，研令细，涂肛上内入，既①内了，即使人噀冷水于面上，即吸入肠中。每日一涂药噀面，不过六七度即瘥。又以热酒半升，和散一方寸匕，空腹服之，

──────────
① 入，既：原乙转，据《证类本草》改。

日再渐加至二方寸匕，以瘥为度。若五岁已下小儿，即
以半杏子许散，和酒令服，亦佳。出图经。

名　楚葵、蜀堇、苔菜、水萌菜。

地　〔图经曰〕生江南吴兴郡。淮南名楚葵，宜春郡名蜀堇，
豫章郡名苔菜，晋陵郡名水萌菜。惟出江淮南。单服之，能疗脱
肛之疾。

时　〔生〕春初生苗。〔采〕二三月取花。

收　暴干。

用　花。

味　酸。

性　微温。

气　气厚于味，阳中之阴。

忌　食生冷及陈仓米。

○ 草之走

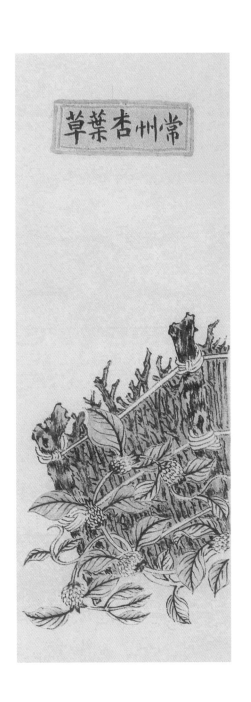

杏叶草

无毒　蔓生

杏叶草主肠痔下血久
不瘥者。出图经。

名 金盏草。

苗 〔图经曰〕蔓生篱下，叶叶相对，秋后有子，如鸡头实，其中变生一小虫子，蜕而能行。

地 〔图经曰〕生常州。

时 〔生〕春生苗。〔采〕中夏取花。

收 暴干。

用 花。

味 酸。

性 寒。

气 味厚于气，阴也。

○ 草之草

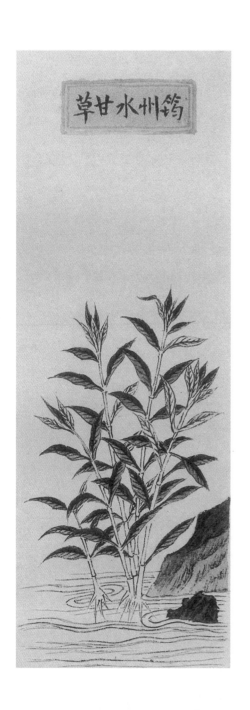

水甘草

无毒　水生

水甘草主小儿风热丹
毒疮，与甘草同煎，
饮服。出图经。

苗 〔图经曰〕春生苗，茎青色，叶如杨柳，无花，多生水际。
土人多单服，不入众药。

地 〔图经曰〕生筠州。

时 〔生〕春生苗。〔采〕八月、十月取。

收 暴干。

用 茎。

色 青。

味 甘。

性 缓。

气 气之薄者，阳中之阴。

○ 草之走

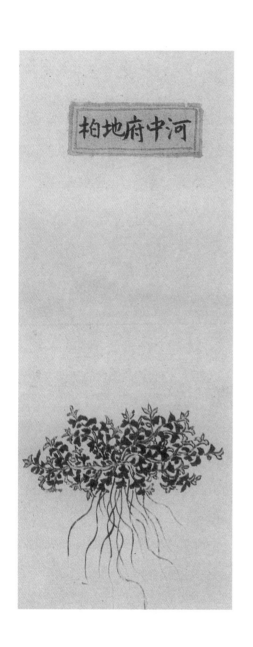

地柏

散生

地柏主脏毒下血。其
方与黄芪等分，末之，
米饮服二钱，神效。

出图经。

苗　〔图经曰〕根黄，壮如丝，茎细，上有黄点子。无花，叶三月生，苗长四五寸许。蜀中九月药市多有货之。

地　〔图经曰〕生蜀中山谷，及河中府亦有之。

时　〔生〕春生苗。〔采〕四月取茎根。

收　暴干。

用　茎及根。

○ 草之草

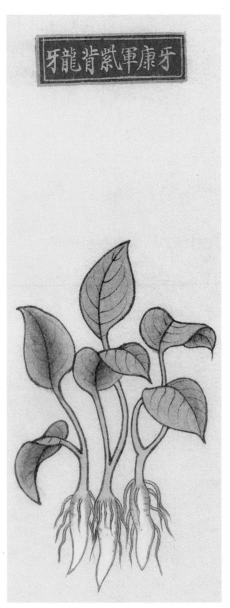

注：据罗马本，图中应作"永康军紫
背龙牙"

紫背龙牙

无毒　植生

紫背龙牙治咽喉中
痛，含咽之便效。出
图经。

苗〔图经曰〕其药冬夏长生。

地〔图经曰〕生蜀中。

时〔生〕夏冬生。〔采〕无时。

味 辛、甘。

性 温。

气 气之厚者，阳也。

解 一切蛇毒，甚妙。

○ 草之草

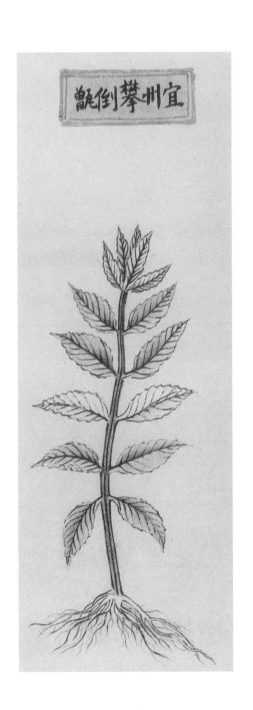

攀倒甑

植生

攀倒甑主解利风壅，热盛烦渴，狂躁。取叶研捣，冷水浸，绞汁服之，甚效。出图经。

名 斑骨草、斑杖茎。

苗 〔图经曰〕其茎、叶如薄荷。

地 〔图经曰〕生宜州郊野。

时 〔生〕春生苗。〔采〕春夏取叶。

用 叶。

色 青绿。

味 苦。

性 寒。

气 味厚于气，阴也。

○ 草之草

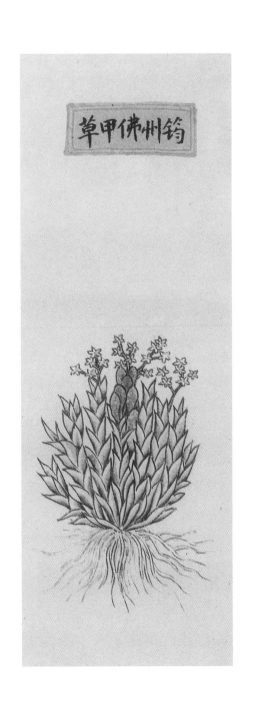

佛甲草

微毒　<u>丛生</u>

佛甲草疗汤火疮毒，
烂研如膏贴之。出图经。

苗〔图经曰〕多附石向阳而生，有似马齿苋，细小而长，有花，黄色，不结实，四季皆有。

地〔图经曰〕生筠州。

时〔生〕四季皆有。〔采〕无时。

用 茎及叶。

味 甘。

性 寒。

气 气之薄者，阳中之阴。

○ 草之草

百乳草

无毒　丛生

百乳草主下乳，亦通
顺血脉，调气甚佳。

出图经。

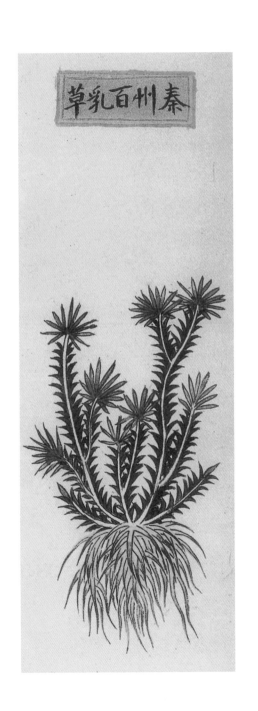

名　百蕊草。

苗　〔图经曰〕此即百蕊草也。三月生苗，四月长及五六寸，茎、叶俱青，有如松叶，无花。其根黄白色，形似瓦松也。

地　〔图经曰〕生河中府。秦州、剑州亦有之。

时　〔生〕春生苗。〔采〕四月取根。

收　晒干。

用　根。

色　黄白。

○ 草之草

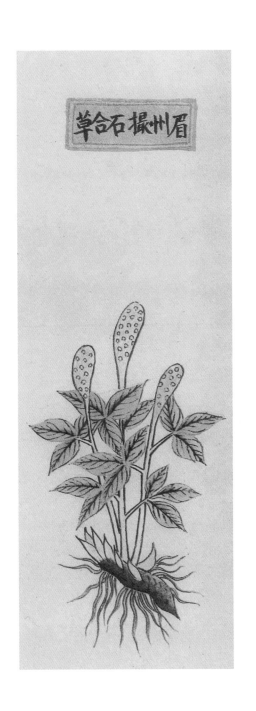

撮石合草

无毒　植生

撮石合草疗金疮甚佳。

出图经。

苗〔图经曰〕苗茎高二尺以来，叶似谷叶，十二月萌芽生苗，二月有花而不结实。

地〔图经曰〕生眉州平田中。

时〔生〕十二月萌芽。〔采〕二月取苗。

收 阴干。

用 苗。

色 青绿。

味 甘。

性 缓。

气 气之薄者，阳中之阴。

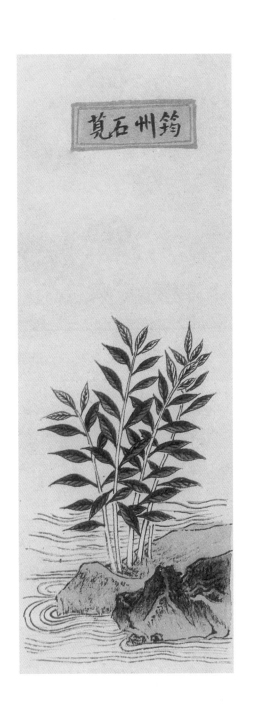

石苋

有小毒　丛生

石苋与甘草同服，疗
鮕鮯及吐风涎。出图经。

苗〔图经曰〕春生苗叶，茎青，高一尺已来，叶如水柳而短。

地〔图经曰〕出筠州，多附河岸沙石上生。

时〔生〕春生苗。〔采〕八月、九月取。

用 茎、叶。

色 青。

味 辛、苦。

性 散、泄。

气 味厚于气，阴中之阳。

○ 草之木

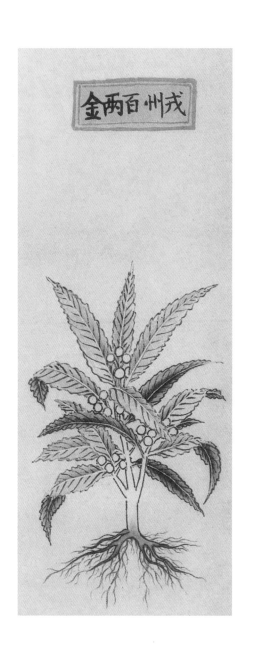

百两金

无毒　植生

百两金疗壅热，咽喉
肿痛。取根含一寸许，
咽津，效。出图经。

苗〔图经曰〕叶似荔枝，初生背面俱青，结花实后背紫面青。苗高二三尺，有干如木，凌冬不凋，初秋开花，青碧色，结实如豆大，生青熟赤，根入药用。河中出者，根赤色如蔓菁[①]，茎细，青色，四月开碎黄花，似星宿花，五月根长及一寸。

地〔图经曰〕生戎州，云南[②]军、河中府亦有之。

时〔生〕春生苗。〔采〕五月取根。

收 晒干。

用 根。

色 白、赤。

味 苦。

性 平，泄。

气 味厚于气，阴中之阳。

制 凡使根，捶去心用。

治〔疗〕〔图经曰〕去风涎。

---

① 菁：《证类本草》作"青"。

② 南：《证类本草》作"安"。

○ 草之草

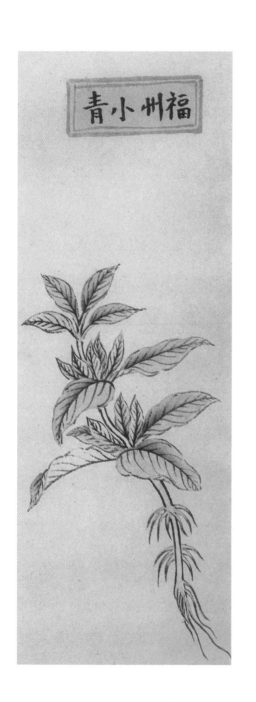

小青

植生

小青治痈疮，捣叶傅
之，甚效。出图经。

地 〔图经曰〕生福州。

时 〔生〕三月生花。〔采〕三月取叶。

○ 草之草

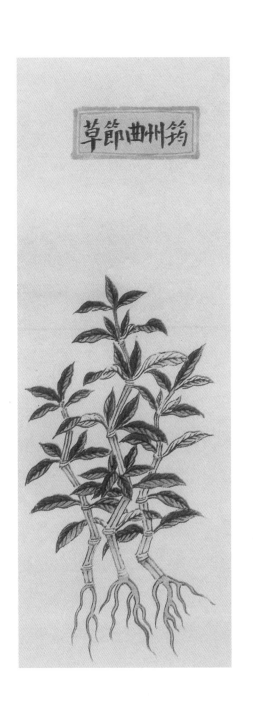

曲节草

无毒　植生

曲节草治发背疮，消痈肿，拔毒，与甘草作末，米汁调服。_出图经。

名 蛇篮、绿豆青、六月冷。

苗〔图经曰〕四月生苗，茎方，色青，有节，七月、八月著花，似薄荷，结子无用，叶似刘寄奴而青软。

地〔图经曰〕生筠州。

时〔生〕四月生苗。〔采〕五月、六月取茎、叶。

收 阴干。

用 茎、叶。

色 青。

味 甘。

性 平，缓。

气 气之薄者，阳中之阴。

制 细剉，为末用。

○ 草之草

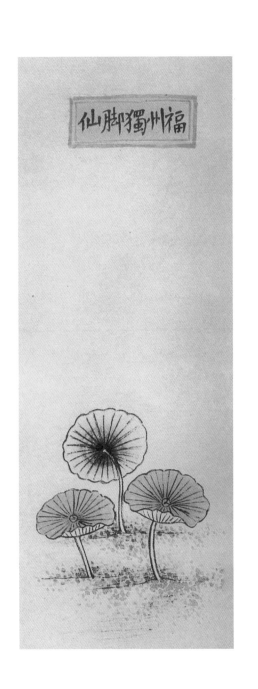

独脚仙

植生

独脚仙治妇人血块，
取根、叶，连梗焙干
为末，以酒煎半钱服
之，效。出图经。

苗〔图经曰〕春生苗，至秋冬而叶落。其叶圆，上青下紫，其脚长三四寸。

地〔图经曰〕生福州，山林傍阴泉处多有之。

时〔生〕春生苗。〔采〕夏取根、叶、梗。

收 焙干。

用 根、叶及梗。

色 青绿。

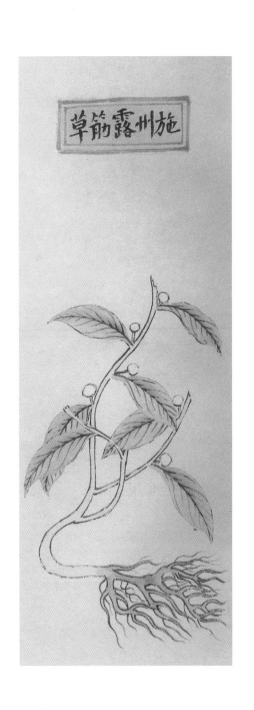

露筋草

无毒　植生

露筋草疗蜘蛛并蜈蚣咬伤疮。取根末和白矾水调贴之。出图经。

苗〔图经曰〕株高三尺以来，春生苗，随即开花结子，四时不凋，其子碧绿色。

地〔图经曰〕生施州。

时〔生〕春生苗。〔采〕不拘时取根。

用 根。

味 辛、涩。

性 凉，散。

气 气之薄者，阳中之阴。

制 焙干，捣罗为末用。

○ 草之草

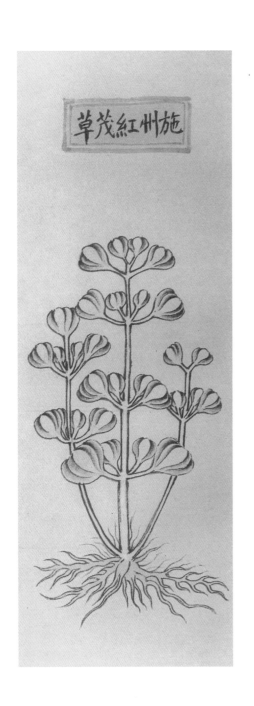

红茂草

<u>丛生</u>

红茂草主痈疽疮肿。
取根、叶焙干为末，
以冷水调贴之。出图经。

名　地没药、长生草。

苗　〔图经曰〕四季枝叶繁盛，故有长生之名。

地　〔图经曰〕生施州。

时　〔生〕春生新叶。〔采〕春取根、叶。

用　根及叶。

味　苦。

性　大凉。

气　味厚于气，阴也。

制　焙干，捣罗为末用。

○ 草之草

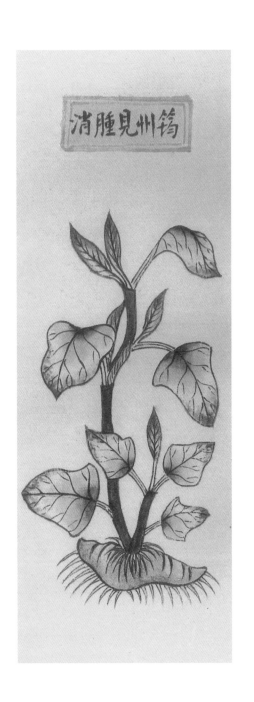

见肿消

有微毒　植生

见肿消治狗咬疮，消
痈肿。以生苗叶烂捣，
贴之。出图经。

苗 〔图经曰〕春生苗，叶、茎紫色，高一二尺，叶似桑而光，面青紫赤色。

地 〔图经曰〕生筠州。

时 〔生〕春生苗。〔采〕无时。

用 苗、叶。

色 紫赤。

味 酸、涩。

性 寒。

气 味厚于气，阴也。

制 捣烂用。

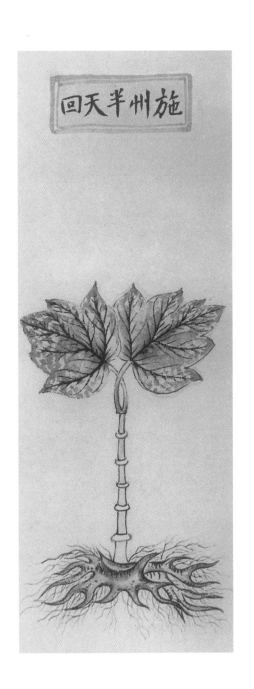

半天回

无毒　植生

半天回与鸡翁藤、野
兰根、崖棕四味，洗
净，去粗皮，焙干，
等分，捣罗为末，温
酒服二钱匕，疗妇人
血气，五劳七伤。出
图经。

苗〔图经曰〕春生苗，高二尺以来，赤斑色，至冬苗叶皆枯。

地〔图经曰〕生施州。

时〔生〕春生苗。〔采〕夏月取根。

用 根。

味 苦、涩。

性 温。

气 气厚于味，阳中之阴。

忌 妇人服之，忌羊血、鸡、鱼、湿面；丈夫服之，无所忌。

○ 草之草

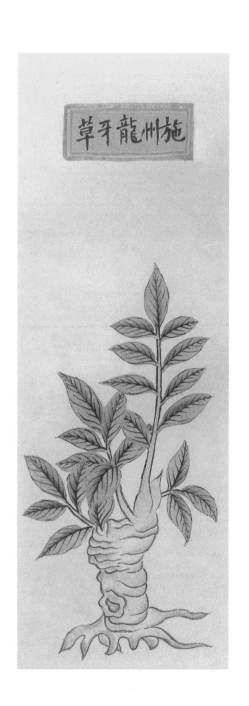

龙牙草

无毒　植生

龙牙草治赤白痢。根
为末，米饮调服一钱
匕服之，无所忌。_出
图经。

苗 〔图经曰〕株高二尺以来，春夏有苗叶，至秋冬而枯。

地 〔图经曰〕生施州。

时 〔生〕春生苗。〔采〕春夏取根。

用 根。

味 辛、涩。

性 温。

气 气之厚者，阳也。

制 洗净拣择，去芦头，焙干，捣罗为末用。

○ 草之草

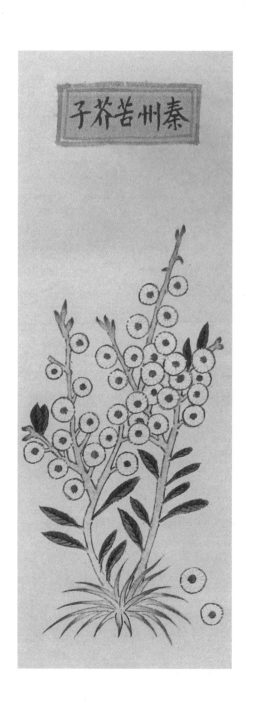

苦芥子

无毒　植生

苦芥子明眼目，治血
风烦躁。出图经。

苗 〔图经曰〕苗长一尺已来，枝茎青色，叶如柳，开白花，似榆荚，其子黑色。

地 〔图经曰〕生秦州。

时 〔生〕春生苗。〔采〕秋取子。

用 实。

色 黑。

味 苦。

性 大寒。

气 味厚于气，阴也。

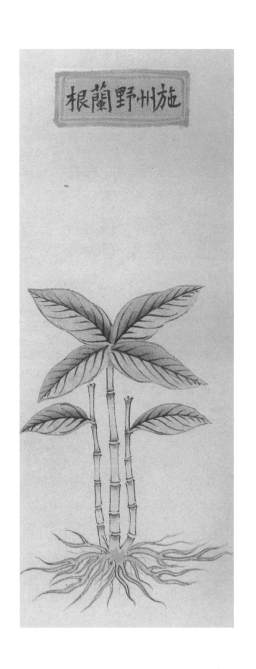

野兰根

无毒　丛生

野兰根与半天回、鸡翁藤、崖棕等四味，洗净，去粗皮，焙干，等分，捣罗为末，温酒调服二钱匕，疗妇人血气并五劳七伤。

出图经。

苗 〔图经曰〕丛生，高二尺已来，四时有叶而无花。

地 〔图经曰〕生施州。

时 〔生〕春生新叶。〔采〕无时取根。

用 根。

味 微苦。

性 温，泄。

气 气厚于味，阳中之阴。

忌 妇人服之，忌鸡、鱼、湿面、羊血；丈夫无所忌。

○ 草之走

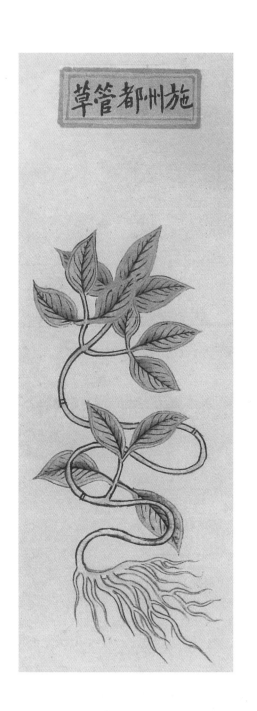

都管草

蔓生

都管草主风痛肿毒，赤疣，以醋磨其根涂之。亦治咽喉肿痛，切片含之，立愈。出图经。

名 香毬。

苗〔图经曰〕其根似羌活头，岁长一节，高一尺许，叶似土当归，有重台。施州生者作蔓，又名香毬，蔓长丈余，赤色，秋结红实，四时皆有。

地〔图经曰〕生施州及宜州田野。

时〔生〕春生苗。〔采〕二月、八月取根。

收 阴干。

用 根。

味 苦、辣。

性 寒，泄。

气 气薄味厚，阴中之阳。

治〔疗〕〔图经曰〕采其根枝，煎汤淋洗，去风毒疮肿。

○ 草之草

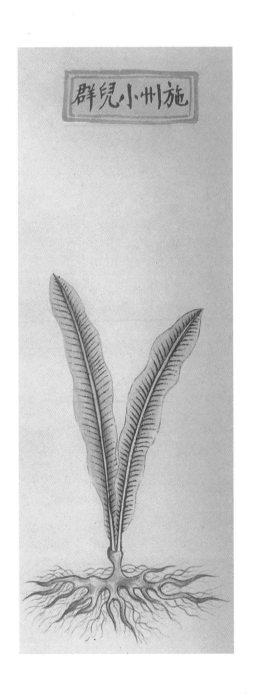

小儿群

无毒　丛生

小儿群与左缠草[①]二味洗净，焙干，等分，捣罗为末，每服一钱，温酒调下，疗淋疾，无忌。出图经。

---

① 左缠草：原注"旋花根也"。

苗〔图经曰〕丛高一尺，春夏生苗叶，无花，至冬而枯。

地〔图经曰〕生施州。

时〔生〕春夏生苗。〔采〕无时取根。

用 根。

味 辛。

性 凉。

气 气之薄者，阳中之阴。

○ 草之草

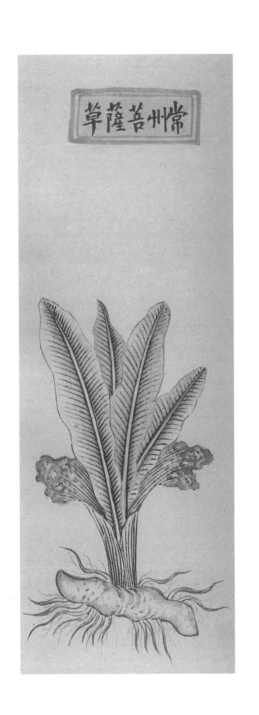

菩萨草

无毒　丛生

菩萨草治诸虫、蛇伤，饮其汁及研傅之，良。又主妇人妊娠咳嗽，捣筛，蜜丸服之，立效。出图经。

名 尺二。

苗 〔图经曰〕此草凌冬不凋，秋中有花直出，赤子似蒻头。

地 〔图经曰〕生江浙州郡，近京亦有之。

时 〔生〕春生新叶。〔采〕冬月取根。

用 根。

味 苦。

性 泄。

气 味厚于气，阴也。

解 中诸药食毒者，酒研服之。

○ 草之草

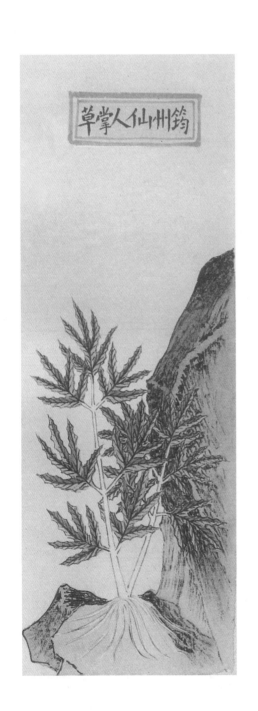

仙人掌草

无毒　丽生

仙人掌草与甘草浸酒
服，治肠痔泻血，不
入众药使。出图经。

苗〔图经曰〕多于石壁上贴壁而生，如人掌，故以名之。叶细而长，春生，至冬犹青。

地〔图经曰〕生台①州、筠州。

时〔生〕春生叶。〔采〕无时。

用 叶。

色 青。

味 微苦而涩。

性 泄。

气 味厚于气，阴也。

---

① 台：原作"合"，据《证类本草》改。

○ 草之草

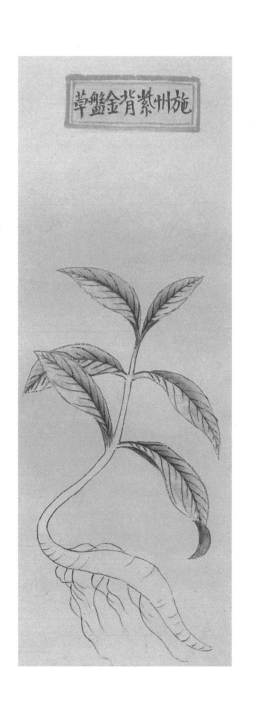

紫背金盘草

无毒　植生

紫背金盘草疗妇人血
气，能消胎气。取根
洗净，去粗皮，焙干，
捣罗为末，温酒调服
半钱匕，效。出图经。

苗 〔图经曰〕苗高一尺已来，其叶背紫而无花。

地 〔图经曰〕生施州。

时 〔生〕春生苗。〔采〕无时取根。

用 根。

味 辛、涩。

性 热。

气 气之厚者，阳也。

禁 孕妇不可服。

忌 鸡、鱼、湿面、羊血。

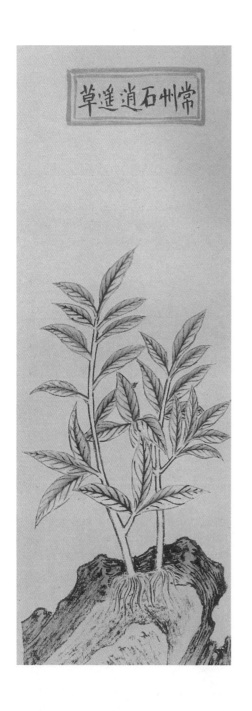

石逍遥草

无毒　植生

石逍遥草疗瘫痪诸
风，手足不遂。取苗
叶捣为末，炼蜜丸如
梧桐子大，酒服二十
粒，日二[①]服，百日瘥。
久服益血，轻身。初
服微有头疼，无害。
出图经。

① 二:《证类本草》作"三"。

苗 〔图经曰〕其草冬夏常有，无花实，生亦不多。

地 〔图经曰〕生常州。

时 〔生〕冬夏常有。〔采〕无时。

用 苗、叶。

味 苦。

性 微寒。

气 味厚于气，阴也。

○ 草之草

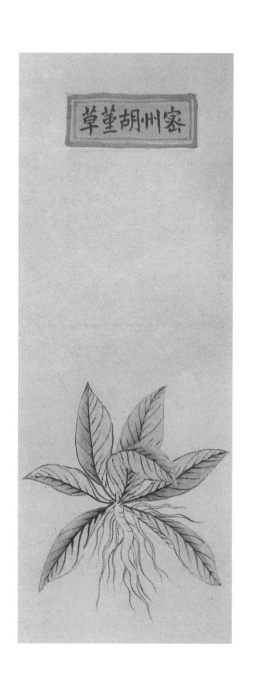

胡堇草

无毒　丛生

胡堇草主五脏荣卫，
肌肉皮肤中瘀血，止
疼痛，散血。绞汁，
涂金疮。出图经。

苗〔图经曰〕枝[1]叶似小堇菜，花紫色，似翘轺花，一枝[2]七叶，花出三两茎。

地〔图经曰〕生密州东武山田中。

时〔生〕春初生。〔采〕春取苗。

用 苗。

味 辛。

性 散。

气 气之薄者，阳中之阴。

合治 苗捣筛为末，与松枝[3]、乳香、花桑柴炭、乱发灰同熬如弹丸大，如有打扑损筋、骨折伤及恶痛疖肿破，以热酒磨一弹丸服之，其疼痛立止。

---

① 枝：原作"科"，据《证类本草》改。

② 枝：原作"科"，据《证类本草》改。

③ 枝：《证类本草》作"脂"。

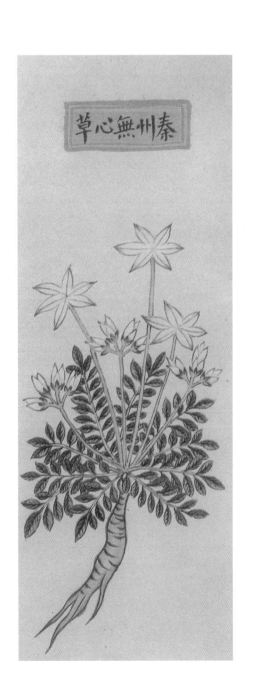

无心草

无毒　丛生

无心草主积血，逐气块，益筋节，补虚损，润颜色，疗澼泄，腹痛。出图经。

地　〔图经曰〕生商州、秦州。

时　〔生〕三月开花，五月结实。〔采〕六七月取根、苗。

收　阴干。

用　苗及根。

性　温。

气　气之厚者，阳也。

○ 草之走

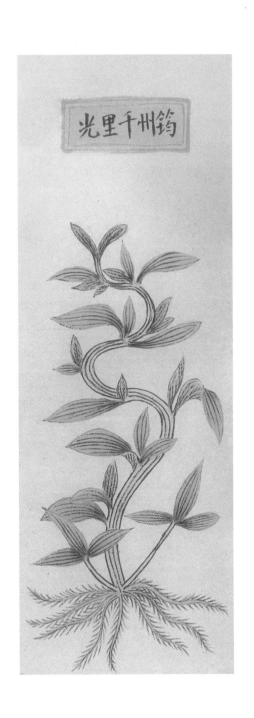

千里光

无毒　蔓生

千里光与甘草煮作饮
服，主退热明目，不
入众药用。出图经。

苗〔图经曰〕春生苗，秋取茎叶。其叶似橘①叶而长，背有毛，枝干圆而青，花黄色，不结实，花无用。

地〔图经曰〕生筠州浅山及路傍。

时〔生〕春生苗。〔采〕秋取茎、叶。

用 茎及叶。

色 青绿。

味 苦、甘。

性 寒。

气 气薄味厚，阴中之阳。

---

① 橘:《证类本草》作"菊"。

○ 草之草

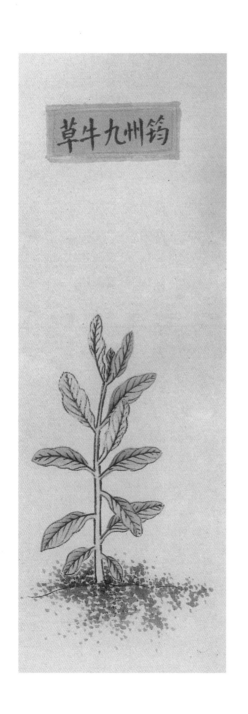

九牛草

有小毒　植生

九牛草与甘草同煎服，
解风劳，治身体痛，
不入众药用。出图经。

苗　〔图经曰〕二月生苗，独茎，高一尺，叶似艾叶，圆而长，面青，背有白毛。

地　〔图经曰〕生筠州山冈上。

时　〔生〕二月生苗。〔采〕五月取茎、叶。

用　茎、叶。

色　青。

味　微苦。

性　泄。

气　味厚于气，阴也。

○ 草之草

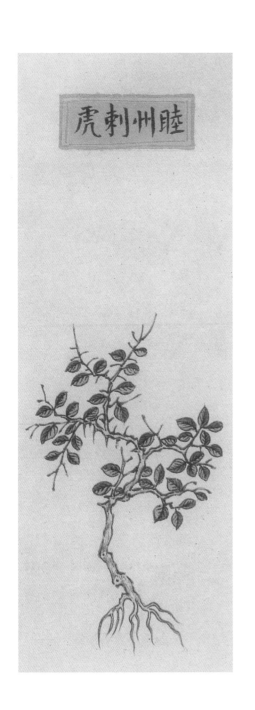

刺虎

植生

刺虎理一切肿痛，风
疾，以根、叶、枝干
细剉，焙干，捣罗为
末，暖酒调服一钱匕，
效。出图经。

苗 〔图经曰〕其叶凌冬不凋。

地 〔图经曰〕生睦州。

时 〔生〕春生新叶。〔采〕无时取根、叶、枝干。

用 根、叶、枝干。

味 甘。

性 缓。

气 气之薄者，阳中之阴。

○ 草之草

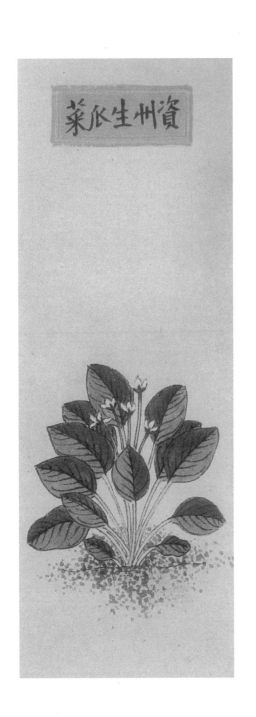

生瓜菜

无毒　丛生

生瓜菜治走疰攻头面、四肢及阳毒伤寒，壮热头痛，心神烦躁，利胸膈。俗用捣打自然汁饮之及生捣，贴肿毒。出图经。

苗 〔图经曰〕苗长三四寸，作丛，春生茎叶。其叶青，圆，似白苋菜。夏开紫白花，结黑细实，其味作生瓜气，故以为名。

地 〔图经曰〕生资州平田阴畦间。

时 〔生〕春生苗。〔采〕春夏取茎、叶。

用 茎、叶。味甘。

性 微寒。

气 气之薄者，阳中之阴。

建水草

植生

建水草治走疰风。取
其叶焙干，碾末，暖
酒服。出图经。

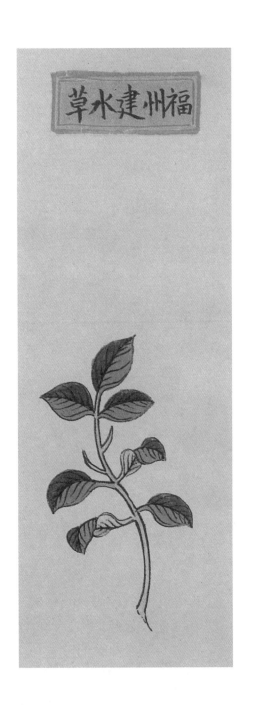

苗　〔图经曰〕其枝叶似桑，四时常有。

地　〔图经曰〕生福州。

时　〔生〕春生苗。〔采〕无时取叶。

用　叶。

○ 草之草

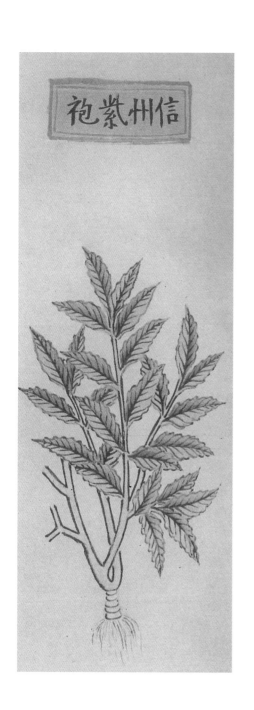

紫袍

植生

紫袍治咽喉口齿。出
图经。

苗〔图经曰〕春深发生，叶如苦益菜，至五六月生花，紫色，如金钱。

地〔图经曰〕生信州。

时〔生〕春生苗。〔采〕夏取苗叶。

用 苗叶。

○ 草之草

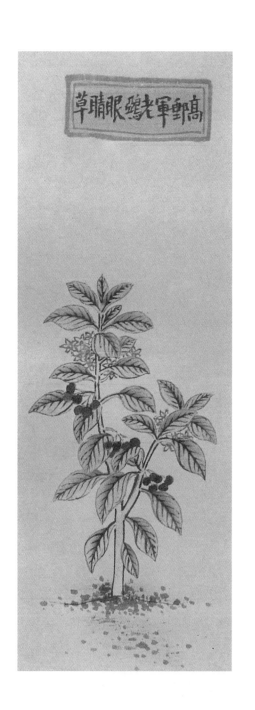

老鸦眼睛草

无毒　植生

老鸦眼睛草治风，补
益男子元气，妇人败
血。出图经。

名 天茄子。

苗 〔图经曰〕叶如茄子叶，故名天茄子，或云即漆姑[1]草也。漆姑[2]即蜀羊泉，已见《本经》，人亦不能决识之。

地 〔图经曰〕生高邮军，江湖间亦有之。

时 〔生〕春生苗。〔采〕七月取子。

用 根、叶及子。

味 甘。

性 温。

气 气之厚者，阳也。

合治 叶入醋细研，治小儿火焰丹，消赤肿。○根与木通、胡荽煎汤服，通利小便。

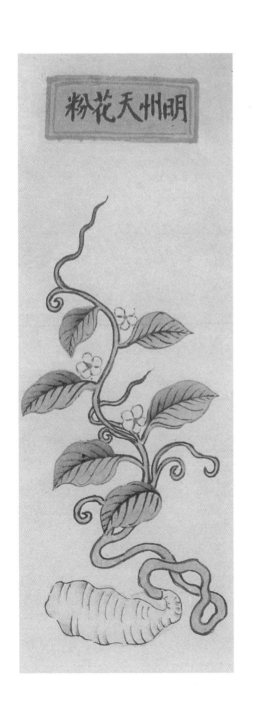

天花粉

无毒　蔓生

天花粉主消渴，身热，烦满，大热，补气，安神，续绝伤，除肠中瘤热，八疸身面黄，唇干口燥，短气，通月水，止小便利。出图经。

地 〔图经曰〕生明州。

时 〔生〕春生苗。〔采〕十一月、十二月取根。

用 根。

味 苦。

性 寒。

气 味厚于气，阴也。

○ 草之草

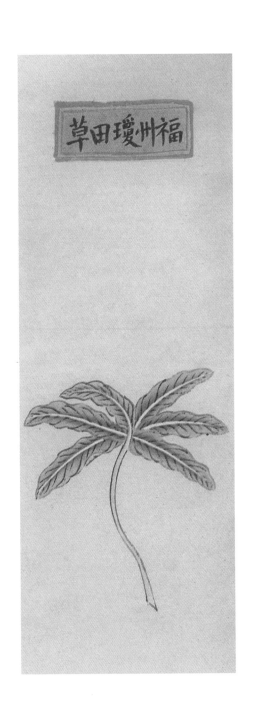

琼田草

植生

琼田草治风，取根、
叶焙干，生捣罗，蜜
丸服之。出图经。

苗〔图经曰〕春生苗叶，无花。

地〔图经曰〕生福州。

时〔生〕春生苗。〔采〕三月取根、叶。

用 根、叶。

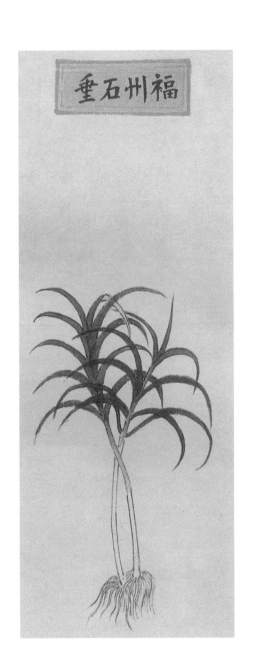

石垂

植生

石垂治蛊毒，以其子
焙干，生捣罗，蜜丸
服之，甚佳。出图经。

地　〔图经曰〕生福州山中。

时　〔生〕春生苗，三月生花。〔采〕四月取子。

用　子。

○ 草之草

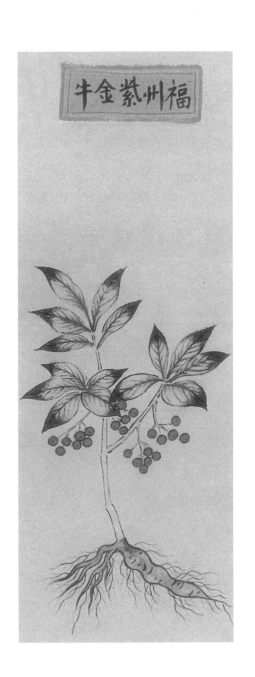

紫金牛

植生

紫金牛主时疾膈气，
去风痰用之。出图经。

苗〔图经曰〕叶如茶，上绿下紫，实圆，红如丹朱。根微紫色，采之去心，颇似巴戟。

地〔图经曰〕生福州。

时〔生〕春生苗。〔采〕八月取根。

收 暴干。

用 根。

色 紫。

味 辛。

性 散。

气 气之厚者，阳也。

制 去心，剉碎用。

○ 草之草

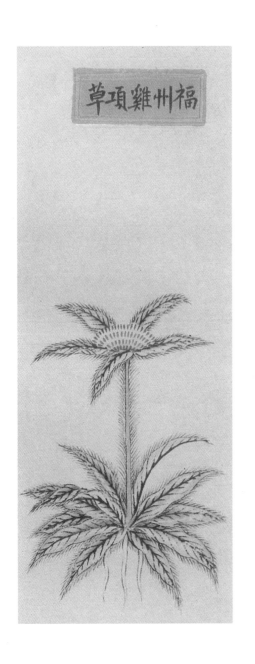

鸡项草

植生

鸡项草治下血。出图经。

名 千针草。

苗 〔图经曰〕叶如红花，叶上有刺，青色，亦名千针草。根似小萝卜，枝条直上，三四月苗上生紫花，八月叶凋。

地 〔图经曰〕生福州。

时 〔生〕春夏生苗。〔采〕十月取。

用 根。

制 取根洗净，焙干，碾罗为散服。

○ 草之草

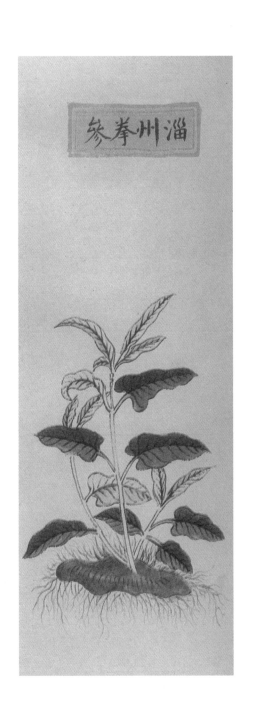

拳参

植生

拳参捣末淋渫，消肿
气。出图经。

苗　〔图经曰〕叶如羊蹄，根似海虾，黑色。

地　〔图经曰〕生淄州田野。

时　〔生〕春生苗。〔采〕五月取。

○ 草之草

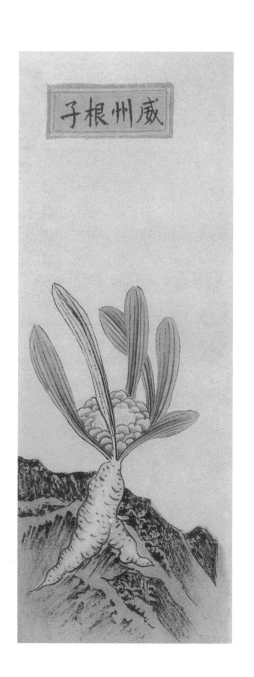

根子

丛生

根子主心中结块，久
积气攻脐下。出图经。

地 〔图经曰〕生威州山中。

时 〔生〕春生苗。〔采〕无时取根。

用 根。

味 苦、辛。

性 温。

气 气厚味薄，阳中之阴。

○ 草之草

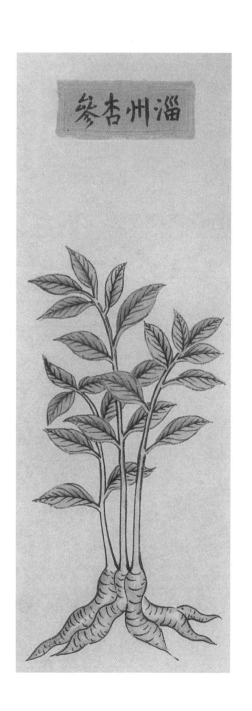

杏参

植生

杏参主腹脏风壅，上
气咳嗽。出图经。

苗 〔图经曰〕根似小菜根。

地 〔图经曰〕生淄州田野。

时 〔生〕春生苗叶。〔采〕五月取。

用 苗叶。

○ 草之草

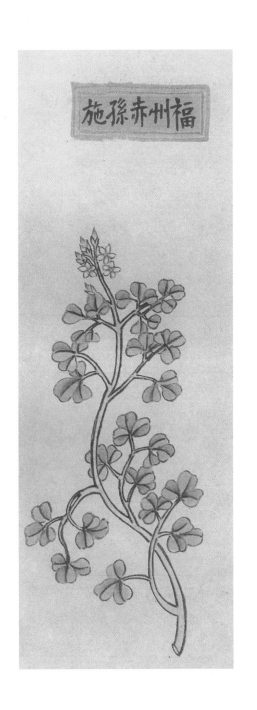

赤孙施

植生

赤孙施治妇人血结不通，每用一手握净洗，细研，暖酒调服之。

出图经。

苗　〔图经曰〕叶如浮萍草，四时常有。

地　〔图经曰〕生福州。

时　〔生〕春生新叶。〔采〕无时。

○ 草之草

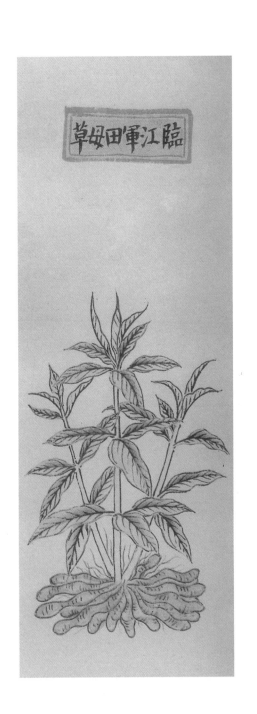

田母草

植生

田母草主烦热及小儿风热，用之尤效。出图经。

苗　〔图经曰〕无花、实。

地　〔图经曰〕生临江军。

时　〔生〕春生苗。〔采〕二月取根。

用　根。

性　凉。

气　气之薄者，阴也。

○ 草之草

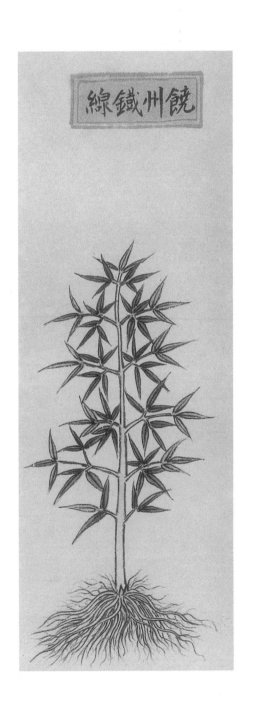

铁线

无毒　植生

铁线疗风，消肿毒，
有效。出图经。

地〔图经曰〕生饶州。

时〔生〕春生苗。〔采〕三月取根。

收 阴干。

用 根。

味 微苦。

性 泄。

气 味厚于气，阴也。

○ 草之走

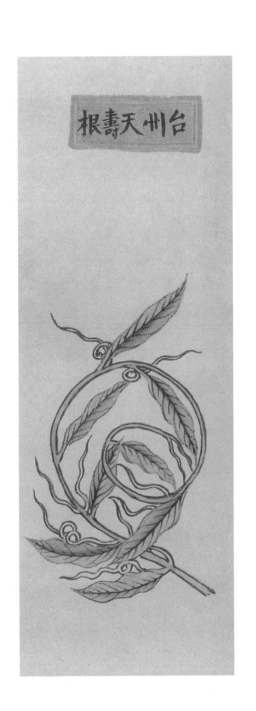

天寿根

蔓生

天寿根治胸膈烦热，
有效。出图经。

地 〔图经曰〕出台州。

性 凉。

气 味厚于气，阴也。

○ 草之草

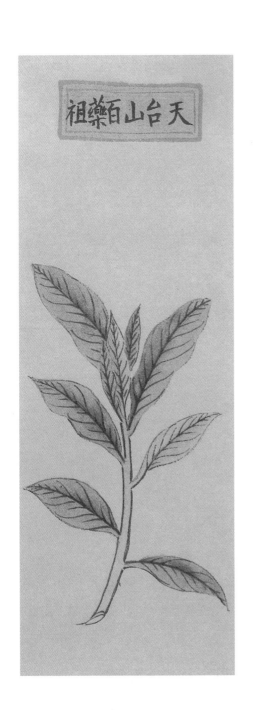

百药祖

植生

百药祖治风，有效。

出图经。

苗　〔图经曰〕苗叶冬夏常青。

地　〔图经曰〕生天台山中。

时　〔生〕春生新叶。〔采〕冬取根。

用　根。

○ 草之草

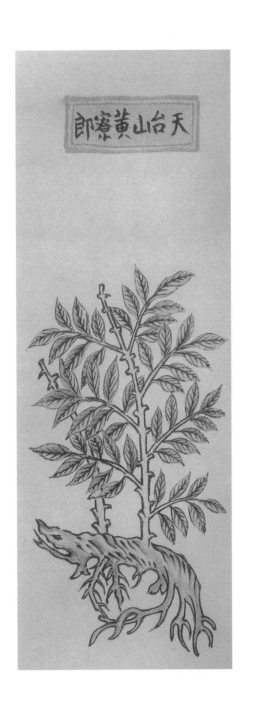

黄寮郎

植生

黄寮郎治风，有效。

出图经。

苗 〔图经曰〕苗叶冬夏常青。

地 〔图经曰〕生天台山中。

时 〔生〕春生新叶。〔采〕冬取根。

用 根。

○ 草之草

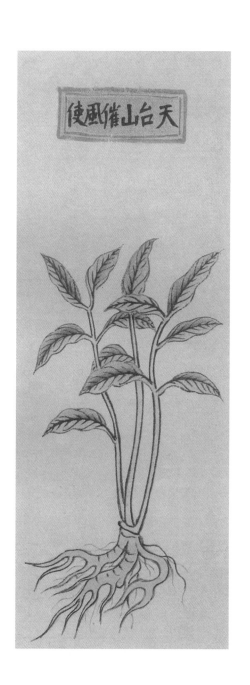

催风使

植生

催风使治风，有效。

出图经。

苗　〔图经曰〕苗叶冬夏常青。

地　〔图经曰〕生天台山中。

时　〔生〕春生新叶。〔采〕秋取。

用　叶。

○ 草之草

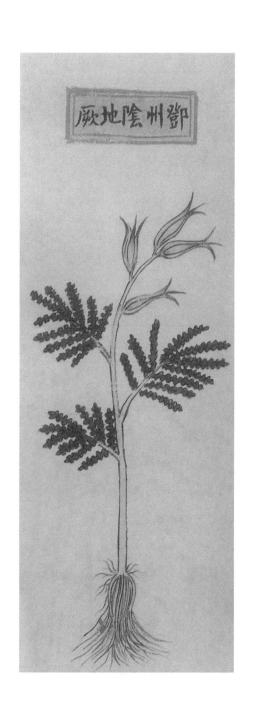

阴地厥

无毒　植生

阴地厥主疗肿毒风
热。出图经。

苗 〔图经曰〕叶似青蒿，茎青紫色，花作小穗，微黄，根似细辛。

地 〔图经曰〕生邓州顺阳县内乡山谷。

时 〔生〕春生苗。〔采〕七月取根、苗。

收 阴干。

用 苗及根。

味 甘、苦。

性 微寒。

气 气薄味厚，阴中之阳。

○ 草之草

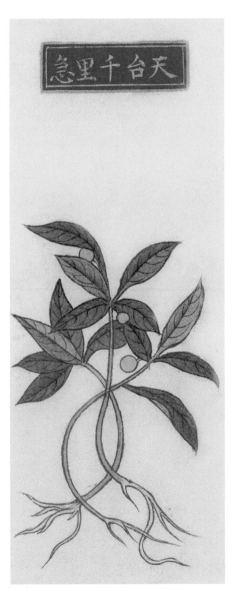

注：据《证类本草》，图中应作"天
台山千里急"

千里急

植生

千里急治眼，有效。

出图经。

苗 〔图经曰〕春生苗，秋开花。

地 〔图经曰〕生天台山中。

时 〔生〕春生苗。〔采〕秋取花、叶。

用 花及叶。

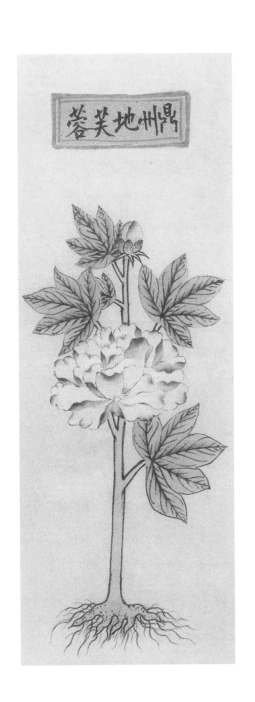

地芙蓉

无毒　植生

地芙蓉花，主恶疮。
○叶，以傅贴肿毒。

出图经。

地 〔图经曰〕生鼎州。

时 〔生〕春生苗。〔采〕九月取花、叶。

收 阴干。

用 花、叶。

味 辛。

性 平，散。

气 气之薄者，阳中之阴。

○ 草之草

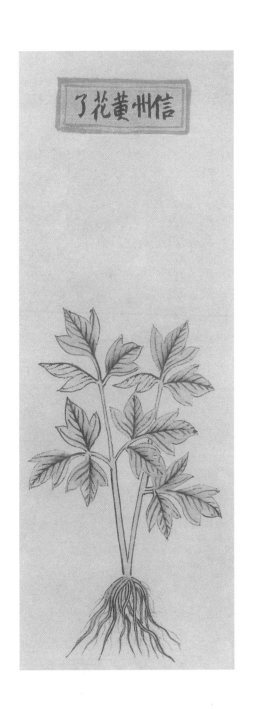

黄花了

植生

黄花了疗咽喉口齿。

出图经。

苗〔图经曰〕春生青叶，至三月而有花，似辣菜花，黄色，至秋中结实。

地〔图经曰〕生信州。

时〔生〕春生叶。〔采〕无时。

○ 草之草

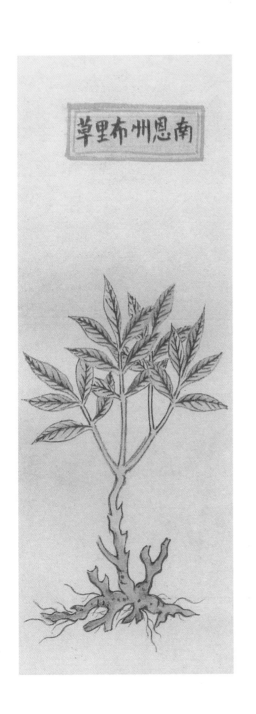

布里草

有小毒　植生

布里草治皮肤疮疥。

出图经。

苗 〔图经曰〕茎高三四尺，叶似李而大，至夏不花而实。

地 〔图经曰〕生南恩州原野中。

时 〔生〕春生苗。〔采〕无时取根皮。

用 根皮。

味 苦。

性 寒。

气 气薄味厚，阴也。

合治 以根割取皮，焙干为末，油和，涂疮疥，杀虫。

禁 食之令人泻。

○ 草之草

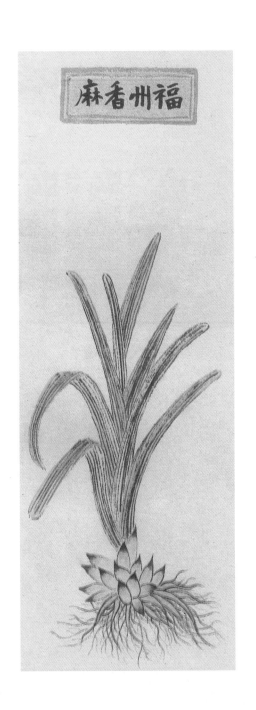

香麻

丛生

香麻去风，以苗叶煎
汤浴之，甚佳。出图经。

苗　〔图经曰〕四季常有苗、叶而无花。

地　〔图经曰〕生福州。

时　〔生〕春生新叶。〔采〕无时。

用　苗叶。

○ 草之草

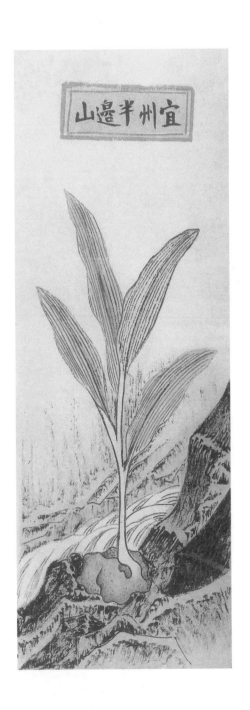

半边山

植生

半边山主风热上壅，
喉咽肿痛及项上风疬。
以酒磨服。出图经。

名 水苦荬、谢婆菜。

苗 〔图经曰〕其根壮，似白术而软。叶似苦荬，厚而光。

地 〔图经曰〕生宜州溪涧。

时 〔生〕春生苗。〔采〕二月、八月、九月取根。

用 根。

味 微苦、辛。

性 寒。

气 气薄味厚，阴中之阳。

○ 草之草

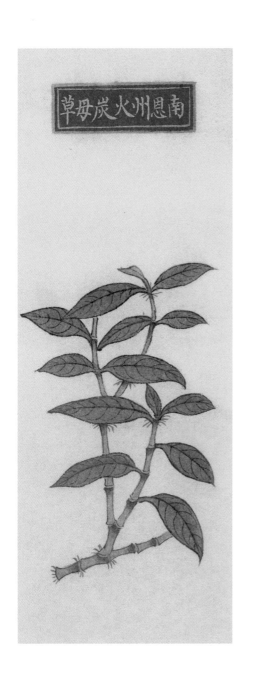

火炭母草

无毒　植生

火炭母草去皮肤风热，流注骨节，痈肿疼痛。取叶捣烂于埚器中，以盐、酒炒，傅肿痛处，经宿一易。

出图经。

苗　〔图经曰〕茎赤而柔似细蓼，叶端尖，近梗方，夏有白花，秋实如菽，青黑色，味甘可食。

地　〔图经曰〕生南恩州原野中。

时　〔生〕春生苗。〔采〕无时。

用　叶。

味　酸、甘。

性　平，收。

气　味厚于气，阴中之阳。

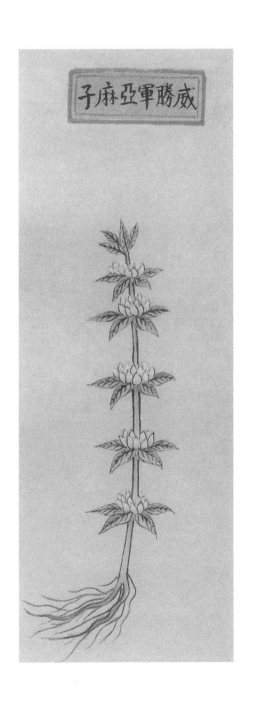

亚麻子

无毒　植生

亚麻子治大风疾。出图经。

名 鸦麻。

苗 〔图经曰〕苗、叶俱青，花白色，八月上旬采其实用。

地 〔图经曰〕出兖州、威胜军。

时 〔生〕春生苗。〔采〕八月取实。

用 实。

味 甘。

性 微温。

气 气之厚者，阳也。

○ 草之草

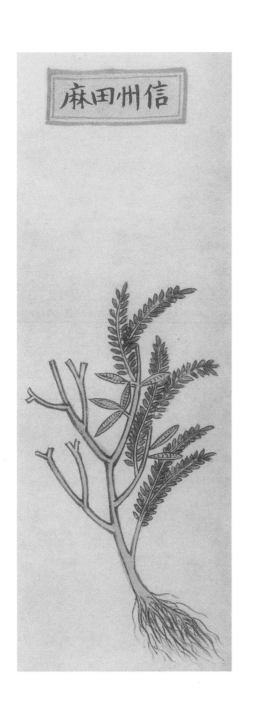

田麻

植生

田麻疗痈疖，肿毒。

出图经。

苗〔图经曰〕春夏生青叶，七月、八月中生小荚子。

地〔图经曰〕生信州田野及沟涧傍。

时〔生〕春夏生苗。〔采〕冬月取。

用叶。

色青。

○ 草之草

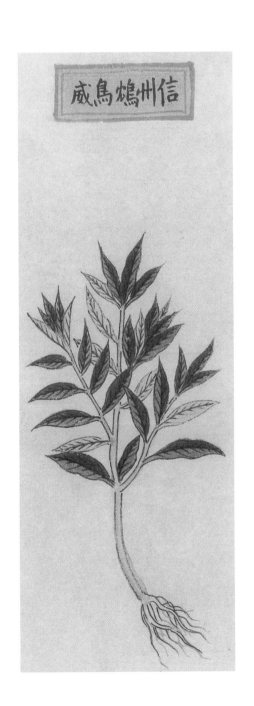

鸩鸟威

植生

鸩鸟威疗痈疖，肿毒。

出图经。

苗　〔图经曰〕春生青叶，至九月而有花，如蓬蒿菜，淡黄色，不结实。

地　〔图经曰〕生信州山野中。

时　〔生〕春生叶。〔采〕无时。

○ 草之草

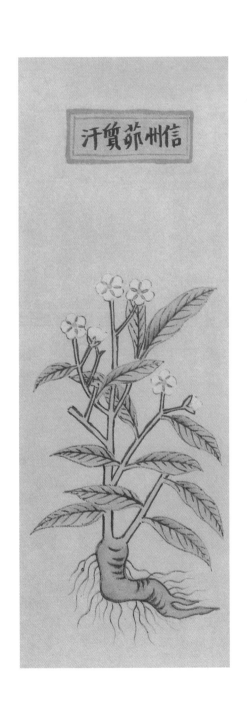

茆质汗

植生

茆质汗治风肿，行血有效。出图经。

苗〔图经曰〕叶青，花白。

地〔图经曰〕生信州。

时〔生〕春生苗。〔采〕七月取。

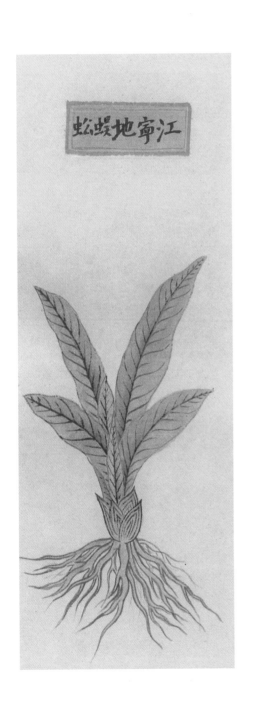

地蜈蚣

<u>丛生</u>

地蜈蚣水磨，涂肿毒。

出图经。

地〔图经曰〕出江宁府①村落间，乡人采之以涂肿毒，医方
鲜用。

———————

① 府：原作"州"，据《证类本草》改。

○ 草之草

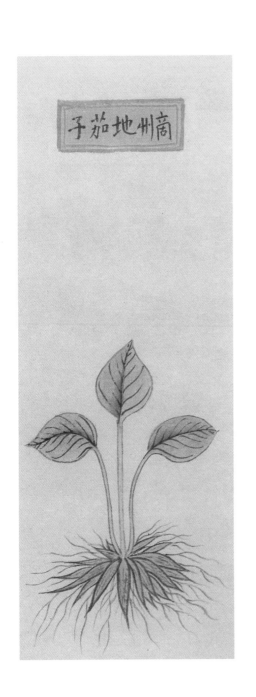

地茄子

有小毒　<u>丛生</u>

地茄子主中风痰涎，麻痹，下热毒气，破坚积，利膈，消痈肿疮疖，散血。出图经。

苗〔图经曰〕三月开花结子。

地〔图经曰〕生商州。

时〔生〕春生苗。〔采〕五六月取子。

收 阴干。

用 子。

味 微辛。

性 温。

气 气之厚者，阳也。

○ 草之草

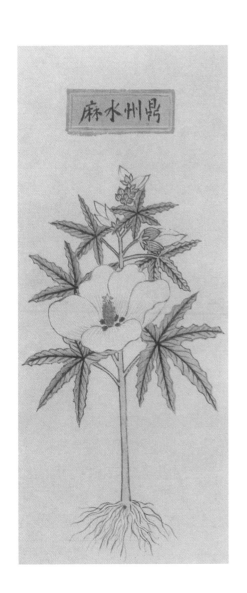

水麻

有小毒　植生

○ 草之草

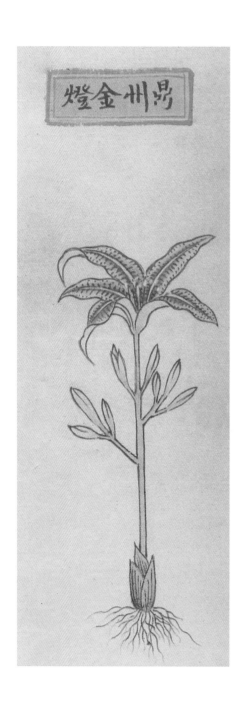

金灯

有小毒　植生

○ 草之草

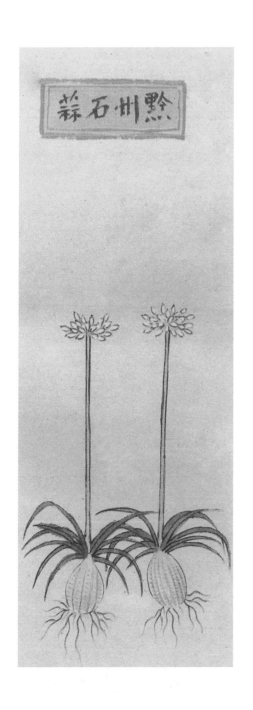

石蒜

有小毒　植生

石蒜主傅贴肿毒。出
图经。

地　〔图经曰〕水麻，生鼎州，其根名石蒜，又名金灯花。金灯之根，亦名石蒜。或云三物共一类也。

时　〔生〕春生苗。〔采〕九月取茎、叶、根。

用　茎、叶、根。

味　辛。

性　温，散。

气　气之厚者，阳也。

○ 草之草

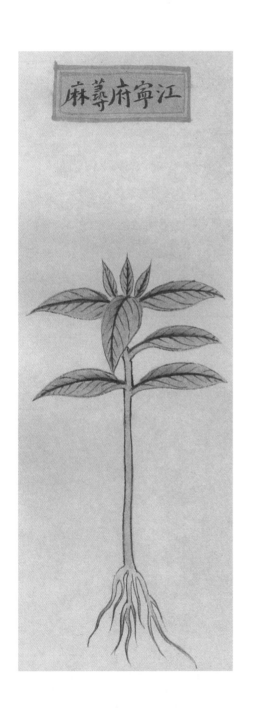

荨麻

有大毒　植生

荨麻疗蛇毒。出图经。

地 〔图经曰〕生江宁府山野中。

禁 人误服之，吐利不止。

○ 草之草

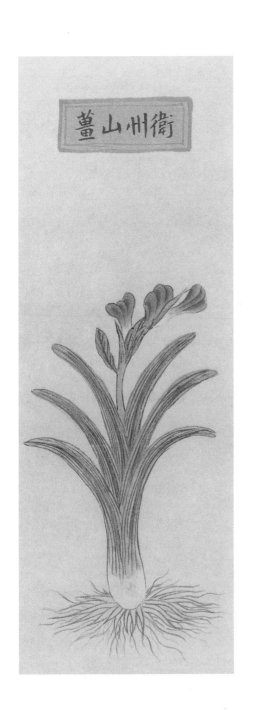

山姜

有小毒　<u>丛生</u>

山姜去皮间风热，可作淋渫汤。又主暴冷及胃中逆冷，霍乱腹痛。出图经。

苗 〔图经曰〕开紫花，不结子。

地 〔图经曰〕生卫州。

时 〔生〕春生苗。〔采〕八月取根。

用 根。

味 辛。

性 平，散。

气 气之薄者，阳中之阴。

○ 草之走

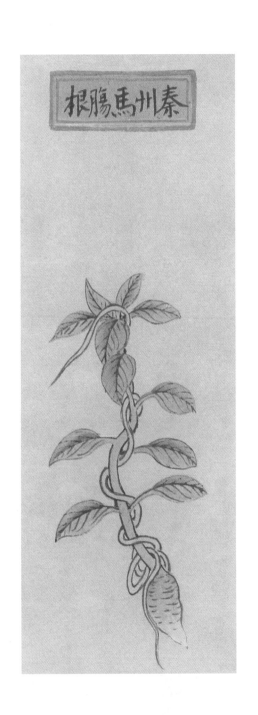

马肠根

有毒　蔓生

马肠根主蛊，除风，
疗疮疥。出图经。

苗 〔图经曰〕其叶似桑，性热。

地 〔图经曰〕生秦州。

时 〔生〕春生苗。〔采〕三月取叶，五六月取根。

用 根、叶。

味 苦、辛。

性 寒。

气 气薄味厚，阴中之阳。

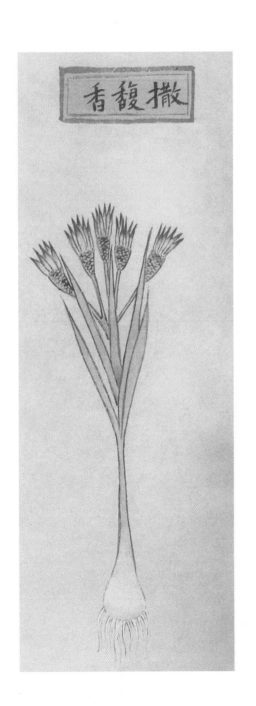

撒馥兰

无毒　植生

撒馥兰主宽胸膈，开胃进饮食。久服滋下元，悦颜色及治伤寒发狂。今补。

名 番红花。

苗 〔谨按〕撒馥兰，三月莳种于阴处。其根如蒜，硬而有须，抽一茎高六七寸，上著五六叶，亦如蒜叶，细长，绿色。五月茎端开花五六朵，如红蓝花，初黄渐红。六月结子，大如黍。花能疗疾，彼土人最珍重。今亦入贡，合香多用之。

地 出忽剌散，并怯里慢黑里撒马儿罕。

时 〔生〕三月生苗。〔采〕五月取花。

收 暴干。

用 花。

质 类红蓝花而长。

色 红。

味 甘、微酸。

性 平，温。

气 气厚味薄，阳中之阴。

臭 香。

主 散郁调血。

制 碾细用。

合治 碾烂，合羊心、牛心或鹿心，用火炙令红色，涂于心上。食之，能治腰背、胸膈、头项作疼及心弱人食之，亦能壮盛。

本草图经本经外木蔓类

....○ 木之草

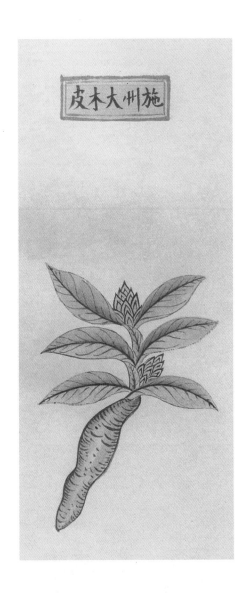

大木皮

无毒　植生

大木皮与苦桃皮、樱桃皮三味去粗皮，净洗焙干，等分捣罗，酒调服一钱匕，疗一切热毒气，服食无忌。出图经。

苗 〔图经曰〕其高下、大小不定，四时有叶，无花。

地 〔图经曰〕生施州。

时 〔生〕春生苗。〔采〕无时取皮。

用 皮。

味 苦、涩。

性 温，泄。

气 味厚于气，阴中之阳。

○ 木之草

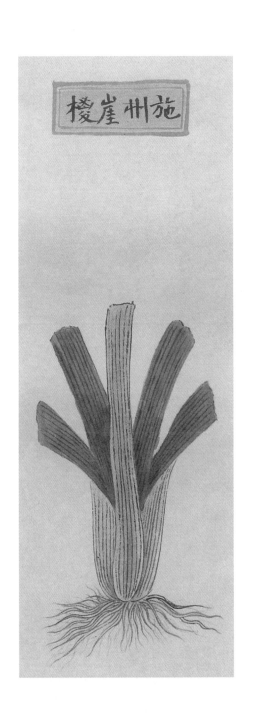

崖棕

无毒　丛生

崖棕根与半天回、鸡翁藤、野兰根四味净洗，焙干，去粗皮，等分，捣罗，温酒调服二钱匕，疗妇人血气并五劳七伤。出图经。

苗 〔图经曰〕苗高一尺以来，四季有叶，无花。

地 〔图经曰〕生施州石崖上。

时 〔生〕春生苗。〔采〕无时取根。

用 根。

味 甘、辛。

性 温。

气 气之厚者，阳也。

禁 妇人服，忌鸡、鱼、湿面；丈夫服，无所忌。

○ 木之走

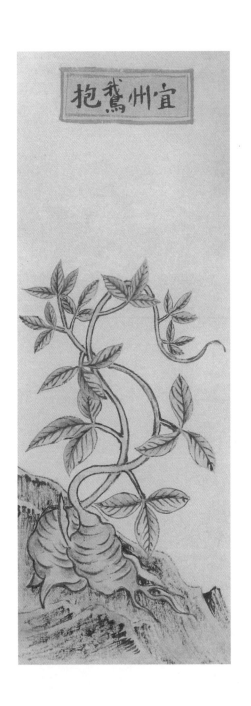

鹅抱

丽生

鹅抱主风热上壅，咽喉肿痛及解蛮箭药毒。筛末，以酒调服之，有效。亦消风热结毒赤肿，用酒磨涂之，立愈。出图经。

苗〔图经曰〕此种多生山林中，附石而生，作蔓，似大豆，根形似莱菔。大者如三升器，小者如拳。

地〔图经曰〕生宜州山洞中。

时〔生〕春生苗。〔采〕二月、八月取根。

收 切片，阴干。

用 根。

味 苦。

性 寒，泄。

气 味厚于气，阴也。

○ 木之走

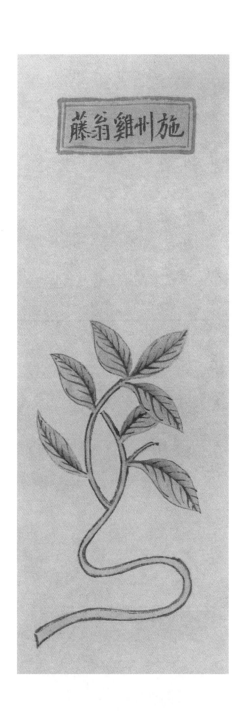

鸡翁藤

无毒　蔓生

鸡翁藤与半天回、野
兰根、崖棕四味净洗，
去粗皮，焙干，等分，
捣罗为末，每服二钱，
用温酒调下，疗妇人
血气并五劳七伤。出
图经。

苗　〔图经曰〕其苗蔓延大木，有叶，无花。

地　〔图经曰〕出施州。

时　〔生〕春生苗。〔采〕无时。

味　辛。

性　温，散。

气　气之厚者，阳也。

忌　妇人服，忌鸡、鱼、湿面、羊血；丈夫无所忌。

○ 木之走

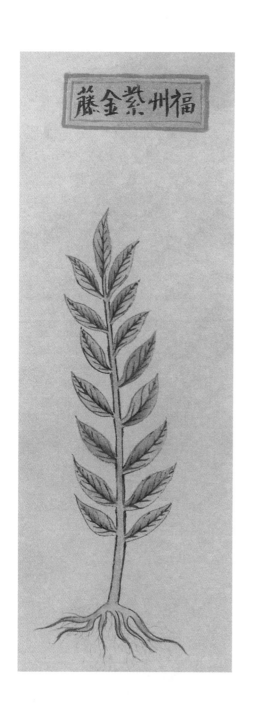

紫金藤

蔓生

紫金藤治丈夫肾气。

出图经。

苗〔图经曰〕春初单生叶，青色，至冬凋落，其藤似枯条。

地〔图经曰〕生福州山中。

时〔生〕春生叶。〔采〕无时取皮。

收 晒干。

用 皮。

制 为末用。

○ 木之走

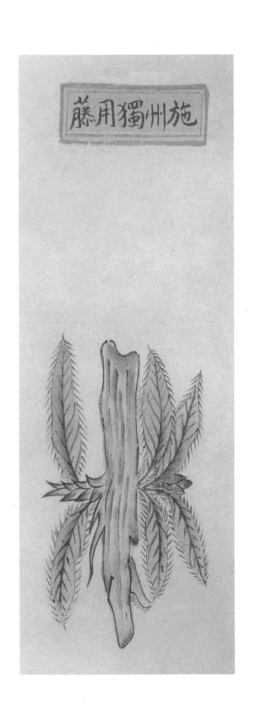

独用藤

无毒　蔓生

独用藤与小赤药头二味洗净，焙干，各等分，捣罗为末，温酒调一钱匕，疗心气痛。

出图经。

苗　〔图经曰〕四时有叶，无花，叶上有倒刺。

地　〔图经曰〕生施州。

时　〔生〕春生新叶。〔采〕无时取皮。

用　皮。

味　苦、辛。

性　热。

气　气厚味薄，阳中之阴。

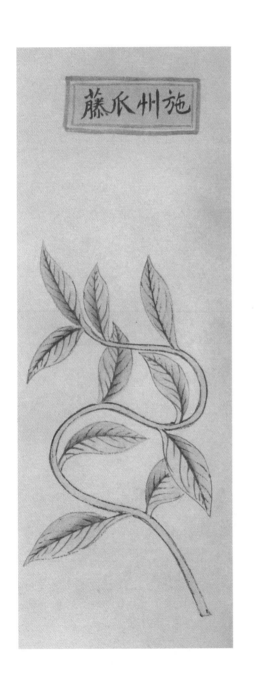

瓜藤

无毒　蔓生

瓜藤与刺猪苓[①]二味洗净，去粗皮，焙干，等分，捣罗为末，用甘草水调贴，治诸热毒恶疮。出图经。

---

① 苓：原作"零"，据药名改。

苗　〔图经曰〕四时有叶，无花。

地　〔图经曰〕生施州。

时　〔生〕春生新叶。〔采〕无时取皮。

用　皮。

味　甘。

性　凉，缓。

气　气之薄者，阳中之阴。

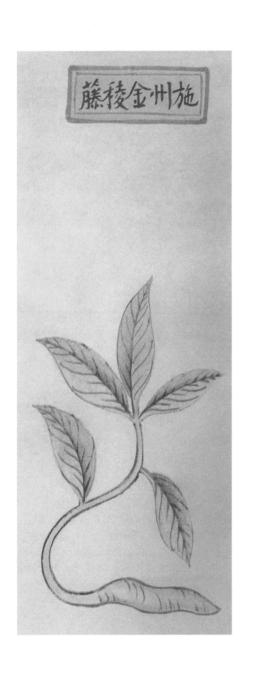

金棱藤

无毒　蔓生

金棱藤与续筋、马接脚三味洗净，去粗皮，焙干，等分为末，温酒调服二钱匕，治筋骨疼痛，无所忌。出图经。

苗〔图经曰〕四时有叶，无花。

地〔图经曰〕生施州。

时〔生〕春生新叶。〔采〕无时取皮。

用 皮。

味 辛。

性 温。

气 气之厚者，阳也。

○ 木之走

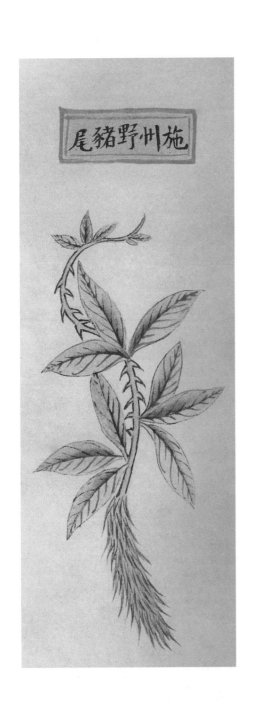

野猪尾

无毒　蔓生

野猪尾与百药头二味洗净，去粗皮，焙干，等分，捣罗为末，温酒调下一钱匕，疗心气痛，解热毒。出图经。

苗 〔图经曰〕其苗缠木作藤生，四时有叶，无花。

地 〔图经曰〕生施州。

时 〔生〕春生新叶。〔采〕无时取皮。

用 皮。

味 苦、涩。

性 凉。

气 味厚于气，阴也。

○ 木之走

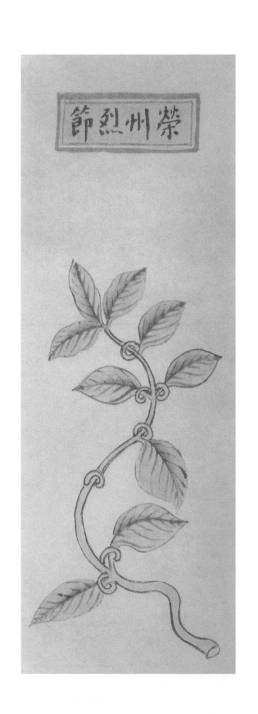

烈节

无毒　蔓生

烈节主肢节风冷，筋
脉急痛。出图经。

苗〔图经曰〕春生蔓苗，茎叶俱似丁公藤而纤细，无花、实。以浴汤，佳。

地〔图经曰〕生荣州，多在林箐中。

时〔生〕春生苗。〔采〕九月取茎、叶。

收 暴干。

用 茎、叶。

味 辛。

性 温。

气 气厚于味，阳也。

○ 木之草

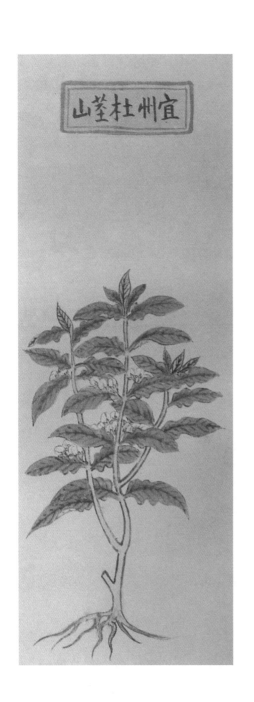

杜茎山

植生

杜茎山主温瘴寒热发歇不定，烦渴，头疼，心躁。取其叶捣烂，以新酒浸，绞汁服之，吐出恶涎，甚效。出图经。

苗〔图经曰〕其苗高四五尺，叶似苦荬菜，秋有花，紫色。实如枸杞子，大而白。

地〔图经曰〕生宜州。

用 叶。

味 苦。

性 寒，泄。

气 味厚于气，阴也。

○ 木之走

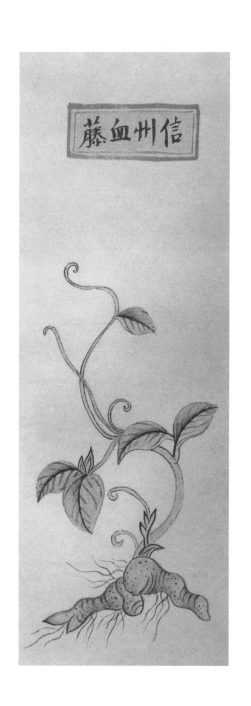

血藤

蔓生

血藤行血，治气块。

出图经。

苗〔图经曰〕叶如蘘兰叶，根如大拇指，其色黄。

地〔图经曰〕生信州。

时〔生〕春生叶。〔采〕五月取。

色 黄。

○ 木之草

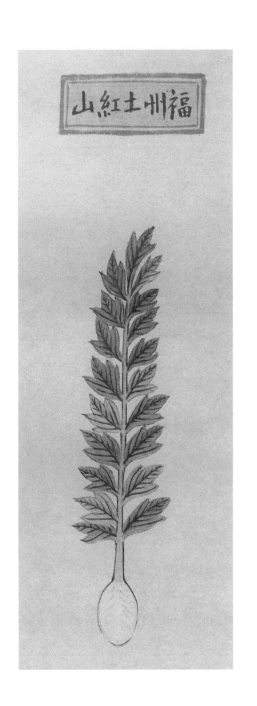

土红山

无毒　植生

土红山主骨节疼痛，治劳热，瘴疟。以叶捣烂，酒浸服之。<small>出图经。</small>

苗〔图经曰〕其大者高七八尺，叶似枇杷而小，无毛。秋生白花如粟粒，不实。福州生者作细藤，似芙蓉叶，其叶上青下白，根如葛头是也。

地〔图经曰〕生福州及南恩州山野中。

时〔生〕春生苗。〔采〕无时取叶、根。

用 叶、根。

味 甘、苦。

性 微寒。

气 味厚气薄，阴中之阳。

合治 根切薄片，用米泔浸一宿，更用清水又浸一宿。取出，炒令黄色，捣末，每服一钱，水一盏，生姜一小片，同煎服，治劳瘴，甚佳。

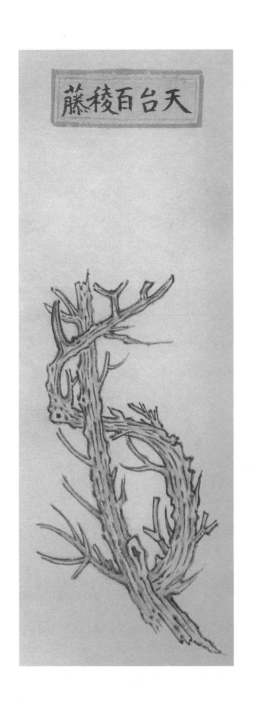

百棱藤

蔓生

百棱藤治盗汗。出图经。

苗 〔图经曰〕春生苗，蔓延木上，无花、叶。

地 〔图经曰〕生台州。

时 〔生〕春生苗。〔采〕冬取皮。

用 皮。

○ 木之走

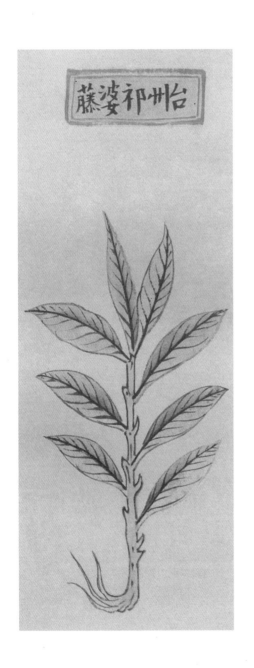

祁婆藤

蔓生

祁婆藤治风，有效。

出图经。

苗〔图经曰〕其苗蔓延木上,四时常有。彼土人采其叶入药用。

地〔图经曰〕生天台山中。

时〔生〕春生叶。〔采〕无时。

用叶。

○ 木之走

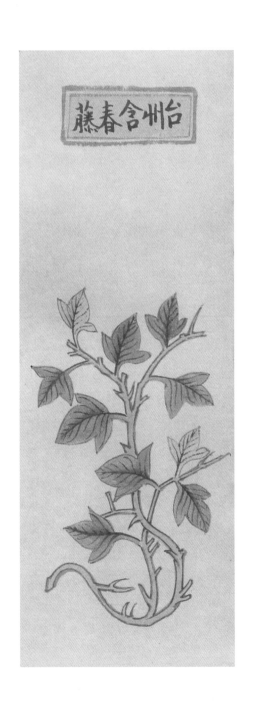

含春藤

蔓生

含春藤治风，有效。

出图经。

苗〔图经曰〕其苗蔓延木上，冬夏常青。彼土人采其叶入药用。

地〔图经曰〕生台州。

时〔生〕春生新叶。〔采〕无时。

用叶。

〇 木之走

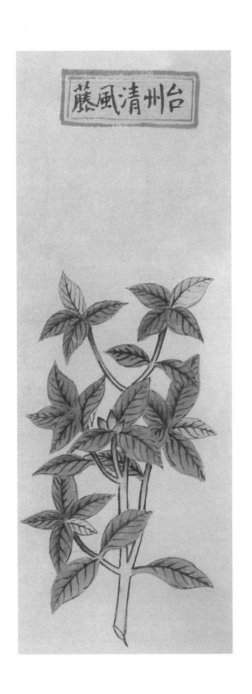

清风藤

蔓生

清风藤治风，有效。

出图经。

苗〔图经曰〕其苗蔓延木上，四时常有。彼土人采其叶入药用。

地〔图经曰〕生天台山中。

时〔生〕春生新叶。〔采〕无时。

用叶。

○ 木之走

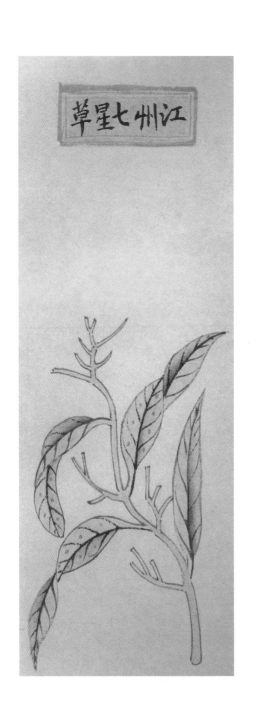

七星草

蔓生

七星草入乌髭发药用
之。出图经。

苗〔图经曰〕叶如柳而长，作藤蔓延，长二三尺，其叶坚硬，背上有黄点如七星。

地〔图经曰〕生江州山谷石上。

时〔生〕春生叶。〔采〕无时。

味 微酸。

性 收。

气 味厚于气，阴也。

○ 木之走

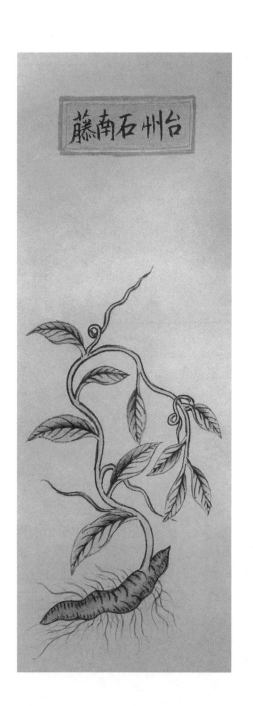

石南藤

蔓生

石南藤治腰疼。出图经。

苗〔图经曰〕其苗蔓延木上，四时不凋。彼土人采其叶入药用。

地〔图经曰〕生天台山中。

时〔生〕春生新叶。〔采〕无时。

用叶。

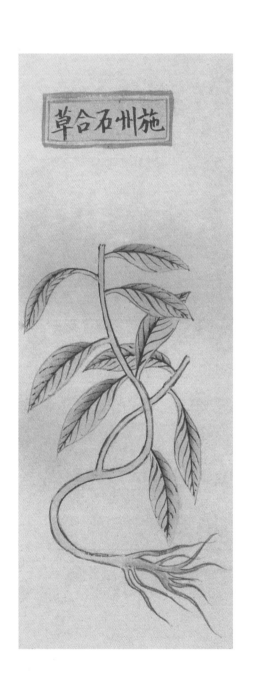

石合草

蔓生

石合草治一切恶疮肿
及敛疮口，以叶焙干，
捣罗为末，温水调贴。

出图经。

苗〔图经曰〕其苗缠木作藤，四时有叶，无花。

地〔图经曰〕生施州。

时〔生〕春生新叶。〔采〕无时。

用叶。

味甘。

性凉，缓。

气气之薄者，阳中之阴。

○ 木之草

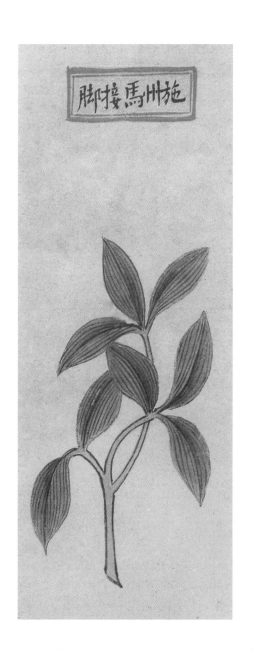

马接脚

无毒　植生

马接脚与续筋[1]、金棱藤三味洗净，去粗皮，焙干，等分，捣罗为末，温酒调服一钱匕，治筋骨疼痛。

出图经。

---
[1]　续筋: 原注 "即�旋根也"。

苗〔图经曰〕作株大小不常，四时有叶，无花。

地〔图经曰〕生施州。

时〔生〕春生新叶。〔采〕无时取皮。

用 皮。

味 甘。

性 温，缓。

气 气之厚者，阳也。

○ 木之走

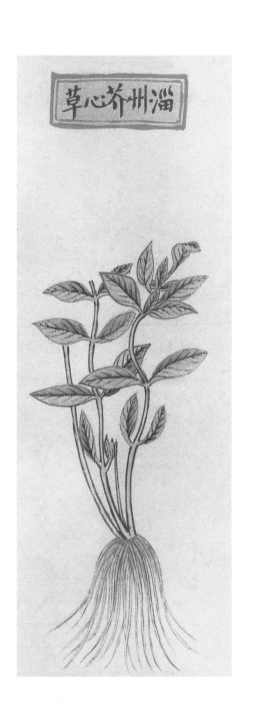

芥心草

蔓生

芥心草捣末，治疮疥，
甚效。出图经。

苗〔图经曰〕初生似腊谟草，引蔓白色，根黄色。

地〔图经曰〕生淄州。

时〔生〕春生苗。〔采〕四月取。

用 苗叶。

○ 木之木

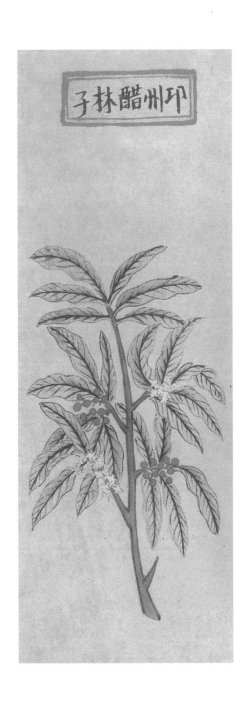

醋林子

无毒　植生

醋林子疗蛔咬心痛及痔漏下血，并久痢不瘥。尤治小儿疳，蛔咬心腹胀满，黄瘦，下寸白虫，单捣为末，酒服一钱匕，服之甚效。出图经。

苗〔图经曰〕其木高丈余,枝条繁^①茂,三月开花,色白,四出,九月、十月结子,累累数十枚成朵,生青熟赤,略类樱桃而蒂短。彼土人多以盐、醋收藏,以充果食之,生津液,醒酒,止渴。及熟采之,阴干,和核用。其叶味酸,夷獠人采得,入盐和鱼脍食之,胜用醋也。

地〔图经曰〕出邛州山野林箐中。

时〔生〕春生叶。〔采〕无时取子。

收 阴干。

用 子。

色 赤。

味 酸。

性 温,收。

气 气厚于味,阳中之阴。

禁 不可多食,令人口舌粗折。

① 繁:原作"紫",据《证类本草》改。

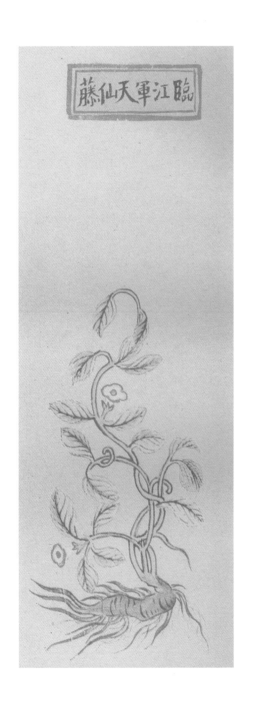

天仙藤

微毒　蔓生 [1]

天仙藤解劳风。得麻
黄，治伤寒发汗；与
大黄同服，则堕胎气。
出图经。

---

[1] 蔓生：原无，据印本补。

苗〔图经曰〕春生苗，蔓延作藤，叶似葛叶，圆而小，有毛，白色，四时不凋。根有须。

地〔图经曰〕生江淮及浙东山中。

时〔生〕春生苗。〔采〕夏取根、苗。

用 根、苗。

味 苦。

性 温，泄。

气 气厚于味，阳中之阴。

本草品汇精要卷之四十一

本草品汇精要

·卷之四十二·

有名未用
总一百九十四种

二十六种玉石类

青玉	白玉髓	玉英
璧玉	合玉石	紫石华
白石华	黑石华	黄石华
厉石华	石肺	石肝
石脾	石肾	封石
陵石	碧石青	遂石
白肌石	龙石膏	五羽石
石硫青	石硫赤	石耆
紫加石	终石	

一百三十二种草木类

玉伯	文石	曼诸石
山慈石	石濡	石芸
石剧	路石	旷石

败石	越砥 ①	金茎
夏台	柒紫	鬼目
鬼盖	马颠	马唐
马逢	牛舌实 ②	羊乳
羊实	犀洛	鹿良
菟枣	雀梅	雀翘
鸡涅	相乌	鼠耳
蛇舌	龙常草	离楼草
神护草	黄护草	吴唐草
天雄草	雀医草	木甘草
益决草	九熟草	兑草
酸草	异草	灌草
菧 ③ 草	莘草	勒草
英草华	吴葵华	封华
陙 ④ 华	棑华	节华
徐李	新雉木	合新木
俳蒲木	遂阳木	学木核
木核华、子、根附	枸 ⑤ 核	荻皮

---

① 砥：原注"音旨"。
② 实：原脱，据正文药名补。
③ 菧：原注"音起"。
④ 陙：原注"他典切"。
⑤ 枸：原注"音荀"。

桑茎实	满阴实	可聚实
让实	蕙实	青雌
白背	白女肠 _{赤女肠附}	白扇根
白给	白并	白辛
白昌	赤举	赤涅
黄秫	徐黄	黄白支
紫蓝	紫给	天蓼
地朕	地芩	地筋
地耳	土齿	燕齿
酸恶	酸赭	巴棘
巴朱	蜀格	累根
苗根	参果根	黄辩 ①
良达	对庐	粪蓝
委 ② 蛇 ③	麻伯	王明
类鼻	师系	逐折
并苦	父陛根	索干
荆茎	鬼麗 ④	竹付
秘恶	唐夷	知杖

---

① 辩：原作"辨"，据正文药名改。
② 委：原注"音威"。
③ 蛇：原注"音贻"。
④ 麗：原注"音丽"。

坴①松	河煎	区余
三叶	五母麻	疥拍腹
常吏之生	救赦人者	丁公寄
城里赤柱	城东腐木	芥
载	庆	腜②

一十五种虫类

雄黄虫	天社虫	桑蠹虫
石蠹虫	行夜	蜗篱
麋鱼	丹戬	扁前
蚖类	蜚厉	梗鸡
益符	地防	黄虫

唐本退二十种六种神农本经，一十四种名医别录

薰草	姑活	别羁
牡蒿	石下长卿	䴏③舌
练石草	弋④共	蕈⑤草
五色符	蘘⑥草	翘根

---

① 坴：原注"音地"。
② 腜：原注"户瓦切"。
③ 䴏：原注"俱伦切"。
④ 弋：原作"戈"，据总目改。
⑤ 蕈：原注"音谭"。
⑥ 蘘：原注"音襄"。

鼠姑	船虹	屈草
赤赫	淮木	占斯
婴[1]桃	鸲[2]鸟毛	

宋本退一种神农本经[3]

彼子

今退二种[4]

一种宋附，一种名医别录[5]

地菘	鸡肠草

---

① 婴：原注"音樱"。

② 鸲：原注"直阴切"。

③ 神农本经：原脱，据总目补。

④ 今退二种：原无，据印本补。

⑤ 一种宋附，一种名医别录：原无，据总目补。

本草品汇精要卷之四十二
有名未用总一百九十四种

二十六种玉石类

青玉味甘，平，无毒。主妇人无子，轻身，不老长年。一名谷玉，生蓝田。〔陶隐居云〕张华云：合玉浆用谷玉，正缥白色，不夹石。大者①如升，小者如鸡子。取穴中者，非今作器物玉也。出襄乡县旧穴中。黄初中，诏征南将军夏侯尚求之。

白玉髓味甘，平，无毒。主妇人无子，不老延年。生蓝田玉石间。

玉英味甘，主风瘙，皮肤痒。一名石镜。明白可作镜。生山窍。十二月采。

璧玉味甘，无毒。主明目，益气，使人多精生子。

合玉石味甘，无毒。主益气，疗消渴，轻身，辟谷。生常山中丘，如磊肪。

紫石华味甘，平，无毒。主渴，去小肠热。一名茈石华。生中牛山阴。采无时。

白石华味辛，无毒。主瘅，消渴，膀胱热。生液北

---

① 大者：原倒，据《证类本草》乙转。

乡北邑山。采无时。

黑石华味甘，无毒。主阴痿，消渴，去热，疗月水不利。生弗其劳山阴石间。采无时。

黄石华味甘，无毒。主阴痿，消渴，膈中热，去百毒。生液北山，黄色。采无时。

厉石华味甘，无毒。主益气，养神，止渴，除热，强阴。生江南，如石花。采无时。

石肺味辛，无毒。主疠咳寒，久痿，益气，明目。生水中，状如肺，黑泽有赤纹，出水即干。〔陶隐居云〕今浮石亦疗咳，似肺而不黑泽，恐非是。

石肝味酸，无毒。主身痒，令人色美。生常山，色如肝。

石脾味甘，无毒。主胃寒热，益气，令人有子。一名胃石，一名膏石，一名消石。生隐蕃山谷石间，黑如大豆，有赤纹，色微黄而轻薄如棋子。采无时。

石肾味咸，无毒。主泄痢。色如白珠。

封石味甘，无毒。主消渴，热中，女子疽蚀。生常山及少室。采无时。

陵石味甘，无毒。主益气，耐寒，轻身，长年。生华山，其形薄泽。

碧石青味甘，无毒。主明目，益精，去白癜①，延年。

---

① 癜：原注"音癣"。

遂石味甘，无毒。主消渴，伤中，益气。生太山阴。采无时。

白肌石味辛，无毒。主强筋骨，止渴，不饥，阴热不足。一名肌石，一名洞石。生广焦国卷①山青石间。

龙石膏无毒。主消渴，益寿。生杜陵，如铁脂中黄。

五羽石主轻身，长年。一名金黄。生海水中蓬葭山上仓中，黄如金。

石硫青味酸，无毒。主疗泄，益肝气，明目，轻身，长年。生武都山石间，青白色。

石硫赤味苦，无毒。主妇人带下，止血，轻身，长年。理如石耆，生山石间。〔陶隐居云〕《芝品》中有石流丹，又有石中黄子。

石耆味甘，无毒。主咳逆气。生石间，色赤如铁脂。四月采。

紫加石味酸。主痹血气。一名赤英，一名石血。赤无理，生邯郸山，如爵茈。二月采。〔陶隐居云〕三十六水方呼为紫贺石。

终石味辛，无毒。主阴痿痹，小便难，益精气。生陵阴。采无时。

---

① 卷：原注"音权"。

一百三十二种草木类

玉伯味酸，温，无毒。主轻身，益气，止渴。一名玉遂。生石上，如松，高五六寸，紫花。用茎叶。〔陈藏器云〕今之石松，生石上，高一二尺。山人取根、茎浸酒，去风血，除风痒，宜老。伯应是柏字，传写有误。

文石味甘。主寒热，心烦。一名黍石。生东郡山泽中水下，五色有汁，润泽。

曼诸石味甘。主益五脏气，轻身，长年。一名阴精。六月、七月出石上，青黄色，夜有光。

山慈石味苦，平，无毒。主女子带下。一名爰茈。生山之阳，正月生叶，如藜芦，茎有衣。

石濡主明目，益精气，令人不饥渴，轻身，长年。一名石芥。〔陈藏器云〕生石之阴，如屋游、垣衣之类，得雨即展，故名石濡。早春青翠，端开四叶。山人名石芥，性冷，明目，不饥渴。

石芸味甘，无毒。主目痛，淋露，寒热，溢血。一名螫烈，一名顾啄①。三月、五月采茎、叶，阴干。〔尔雅云〕莿，勃莿。郭注云：一名石芸。

石剧味甘，无毒。主渴，消中。

路石味甘、酸，无毒。主心腹，止汗，生肌，酒痂，益气，耐寒，实骨髓。一名陵石。生草石上，天雨独干，

---

① 啄：《证类本草》作"啄"。

日出独濡。花黄，茎赤黑，三岁一实，赤如麻子。五月、十月采茎、叶，阴干。

旷石味甘，平，无毒。主益气，养神，除热，止渴。生江南，如石草。

败石味苦，无毒。主渴痹。

越砥^①味甘，无毒。主目盲，止痛，除热瘅。〔陶隐居云〕今细砺石出临平者。〔蜀本注云〕今据此在草本类中，恐非细砺石也。

金茎味苦，平，无毒。主金疮，内漏。一名叶金草。生泽中高处。

夏台味甘。主百疾，济绝气。〔陶隐居云〕此药乃尔神奇而不复识用，可恨也。

柒紫味苦。主小腹痛，利小腹，破积聚，长肌肉。久服轻身，长年。生冤句。二月、七月采。

鬼目味酸，平，无毒。主明目。一名来甘。实赤，如五味。十月采。〔陶隐居云〕俗人今呼白草子赤^②为鬼目，此乃相似也。〔陈藏器云〕一名排风，一名白幕。《尔雅》云：符，鬼目。注云：叶似葛，子如耳珰，赤色。

鬼盖味甘，平，无毒。主小儿寒热痫。一名地盖。生垣墙下，丛生，赤，旦生暮死。〔陶隐居云〕一名朝生。

---

① 砥：原注"音旨"。
② 赤：原作"亦"，据《证类本草》改。

疑是今鬼伞也。〔陈藏器云〕鬼盖，名为鬼屋，如菌，生阴湿处。盖黑，茎赤。和醋傅肿毒、马脊肿、人恶疮。杜正伦云：鬼伞，夏日得雨聚生粪堆，见日消黑。此物有小毒。

马颠味甘，有毒。疗浮肿，不可多食。

马唐味甘，寒。主调中，明耳目。一名羊麻，一名羊粟。生下湿地，茎有节生根。五月采。〔陈藏器云〕生南土废稻田中，节节有根，著土如结缕草，堪饲马。云马食如糖，故曰马唐。煎取汁，明目，润肺。《尔雅》云：马唐，马饭也。

马逢味辛，无毒。主癣虫。

牛舌实味咸，温，无毒。主轻身，益气。一名彖尸。生水中泽傍。实大，叶长尺。五月采。〔陈藏器云[①]〕今东土人呼田水中大叶如牛耳，亦呼为牛耳菜。

羊乳味甘，温，无毒。主头眩痛，益气，长肌肉。一名地黄。三月采，立夏后母死。〔陈藏器云〕羊乳，根似荠苨而圆，大小如拳，上有角节，剖之有白汁。人取根当荠苨，三月采。苗作蔓，折有白汁。

羊实味苦，寒。主头秃恶疮，疥瘙痂癣[②]。生蜀郡。

犀洛味甘，无毒。主癃。一名星洛，一名泥洛。

鹿良味咸，臭。主小儿惊痫，奔豚，瘛疭，大人痓。五月采。

菟枣味酸，无毒。主轻身，益气。生丹阳陵地，高

---

① 陈藏器云：原脱，据印本补。
② 癣：原注“音癣”。

尺许，实如枣。

雀梅味酸，寒，有毒。主蚀恶疮。一名千雀。生海水石谷间。〔陶隐居云〕叶与实俱似麦李。

雀翘味咸。主益气，明目。一名去母，一名更生。生蓝中，叶细黄，茎赤有刺，四月实兑①，黄中黑。五月采，阴干。

鸡涅味甘，平，无毒。主明目，目中寒风，诸不足，水腹②，邪气，补中，止泄痢，疗女子白沃。一名阴洛。生鸡山。采无时。

相乌味苦。主阴痿。一名乌葵。如兰香，赤茎。生山阳。五月十五日采，阴干。

鼠耳味酸，无毒。主痹寒，寒热，止咳。一名无心。生田中下地。厚叶，肥茎。

蛇舌味酸，平，无毒。主除留血，惊气，蛇痫。生大水之阳。四月采花，八月采根。

龙常草味咸，温，无毒。主轻身，益阴气，疗痹寒湿。生河水傍，如龙刍，冬夏生。

离楼草味咸，平，无毒。主益气力，多子，轻身，长年。生常山，七月、八月采实。

神护草可使独守，叱咄人，寇盗不敢入门。生常山北。

---

① 兑：原注"音锐"。

② 腹：《证类本草》作"肿"。

八月采。〔陶隐居云〕此亦奇草，计彼人犹应识用之。

黄护草无毒。主痹，益气，令人嗜食。生陇西。

吴唐草味甘，平，无毒。主轻身，益气，长年。生故稻田中，日夜有光，草中有膏。

天雄草味甘，温，无毒。主益气，阴痿。生山泽中，状如兰实，如大豆，赤色。

雀医草味苦，无毒。主轻身，益气，洗浴烂疮，疗风水。一名白气。春生，秋花白，冬实黑。

木甘草主疗痈肿盛热，煮洗之。生木间，三月生，大叶如蛇床，四四相值，但折枝种之便生，五月花白，实核赤。三月三日采。

益决草味辛，温，无毒。主咳逆，肺伤。生山阴，根如细辛。

九熟草味甘，温，无毒。主出汗，止泄，疗闷。一名乌粟，一名雀粟。生人家庭中，叶如枣，一岁九熟。七月采。〔陶隐居云〕今不见有此。

兑草味酸，平，无毒。主轻身，益气，长年。生蔓草木上，叶黄有毛，冬生。

酸草主轻身，延年。生名山醴泉上阴居，茎有五叶，青泽，根赤黄，可以消玉。一名丑草。〔陶隐居云〕李云是今酸箕，布地生者。今处处有，然恐非也。

异草味甘，无毒。主痿痹寒热，去黑子。生篱木上，叶如葵，茎傍有角，汁白。

灌草叶主痈肿。一名鼠肝。叶滑，青白。

䒩①草味辛，无毒。主伤金疮。

莘草味甘，无毒。主盛伤痹肿。生山泽，如蒲黄，叶如芥。

勒草味甘，无毒。主瘀血，止精溢盛气。一名黑草。生山谷，如栝楼。〔陶隐居云〕疑此犹是薰草，两字皆相似，一误尔。而栝楼为殊矣。

英草华味辛，平，无毒。主痹气，强阴，疗面劳疽，解烦，坚筋骨，疗风头，可作沐药。生蔓木上。一名鹿英。九月采，阴干。

吴葵华味咸，无毒。主理心气不足。

封华味甘，有毒。主疥疮，养肌，去恶肉。夏至日采。

㙚②华味甘，无毒。主上气，解烦，坚筋骨。

棑华味苦，主水气，去赤虫，令人好色，不可久服。春生乃采。〔陈藏器云〕棑③树似杉，子如槟榔，食之肥美。主痔，杀虫。春华，并与《本经》相会。《本经》虫部云：彼子。苏注云：彼字合从木。《尔雅》云：彼，一名棑。陶复于果部重出棑，此即是其华也。

节华味苦，无毒。主伤中，痿痹，溢肿。皮，主脾

---

① 䒩：原注"音起"。
② 㙚：原注"他典切"。
③ 棑：原注"音斐"。

中客热气。一名山节，一名达节，一名通漆。十月采，暴干。

徐李主益气，轻身，长年。生太山阴，如李小形，实青色，无核。熟采食之。

新雉木味苦、香，温，无毒。主风眩痛，可作沐药。七月采，阴干。实如桃。

合新木味辛，平，无毒。解心烦，止疮痛。生辽东。

俳蒲木味甘，平，无毒。主少气，止烦。生陵谷，叶如柰，实赤，三核。

遂阳木味甘，无毒。主益气。生山中，如白杨，叶，三月实，十月熟赤，可食。

学木核味甘，寒，无毒。主胁下留饮，胃气不平，除热。如蕤核。五月采，阴干。

木核疗肠澼。○华，疗不足。○子，疗伤中。○根，疗心腹逆气，止渴。十月采。

枸^① **核**味苦。疗水，身面痈肿。五月采。

荻皮味苦。止消渴，去白虫，益气。生江南，如松，叶有别刺，实赤黄。十月采。

桑茎实味酸，温，无毒。主孕乳余疾，轻身，益气。一名草王。叶如荏，方茎，大叶，生园中。十月采。

满阴实味酸，平，无毒。主益气，除热，止渴，利小便，

---

① 枸：原注"音笥"。

轻身，长年，生深山谷及园中，茎如芥，叶小，实如樱桃，七月成。

可聚实味甘，温，无毒。主轻身，益气，明目。一名长寿。生山野道中，穗如麦，叶如艾。五月采。

让实味酸。主喉痹，止泄痢。十月采，阴干。

蕙实味辛。主明目，补中。○根茎中涕，疗伤寒，寒热，出汗，中风，面肿，消渴，热中，逐水。生鲁山平泽。〔陈藏器云〕五月收，味辛，香。明目。正应^①是兰蕙之蕙。

青雌味苦。主恶疮，秃败疮，火气，杀三虫。一名虫损，一名孟推。生方山山谷。

白背味苦，平，无毒。主寒热，洗浴疥，恶疮。生山陵，根似紫葳，叶如燕卢。采无时。

白女肠味辛，温，无毒。主泄痢，肠澼，疗心痛，破疝瘕。生深山谷中，叶如蓝，实赤。赤女肠亦同。

白扇根味苦，寒，无毒。主疟，皮肤寒热，出汗，令人变。

白给味辛，平，无毒。主伏虫，白癥^②，肿痛。生山谷，如藜芦，根白相连。九月采。

白并味苦，无毒。主肺咳，上气，行五脏，令百病不起。一名玉箫，一名箭悍。叶如小竹，根黄，皮白。生山陵。

---

① 应：原作"气"，据《证类本草》改。

② 癥：原注"音癣"。

三月、四月采根，暴干。

　　白辛味辛，有毒。主寒热。一名脱尾，一名羊草。
生楚山。三月采，根白而香。

　　白昌味甘，无毒。主食诸虫。一名水昌，一名水宿，
一名茎蒲。十月采。〔陈藏器云〕白昌即今之溪荪也。一名昌
阳。生水畔。人亦呼为昌蒲，与石上昌蒲都别，大而臭者是。一
名水昌蒲，根色正白，去蚤虱。

　　赤举味甘，无毒。主腹痛。一名羊饴，一名陵渴。
生山阴。二月花兑①蔓草上，五月实黑，中有核。三月
三日采叶，阴干。

　　赤涅味甘，无毒。主痤，崩中，止血，益气。生蜀
郡山石阴地湿处。采无时。

　　黄秫味苦，无毒。主心烦，止汗出。生如桐根。

　　徐黄味辛，平，无毒。主心腹积瘕。茎，主恶疮。
生泽中。大茎，细叶，香如藁本。

　　黄白支生山陵。三月四月采根，暴干。

　　紫蓝味咸，无毒。主食肉得毒，能消除之。

　　紫给味咸。主风毒头泄注。一名野葵。生高陵下地。
三月三日采根，根如乌头。

　　天蓼味辛，有毒。主恶疮，去痹气。一名石龙。生水中。
〔陈藏器云〕即今之水荭，一名游龙，亦名大蓼。

———————
① 兑：原注"音锐"。

　　地朕味苦，平，无毒。主心气，女子阴疝，血结。一名承夜，一名夜光。三月采。〔陈藏器云〕地朕，一名地锦，一名地噤。叶光净，露下有光，蔓生，节节着地。

　　地芩味苦，无毒。主小儿痫，除邪，养胎，风痹，洗洗寒热，目中青翳，女子带下。生腐木积草处，如朝生，天雨生盖，黄白色。四月采。

　　地筋味甘，平，无毒。主益气，止渴，除热在腹脐，利筋。一名菅^①根，一名土筋。生泽中，根有毛，三月生，四月实白。三月三日采根。〔陶隐居云〕疑此犹是白茅而小异也。〔陈藏器云〕地筋，如地黄，根、叶并相似而细，多毛。生平泽。功用亦同地黄。李邕方用之。

　　地耳味甘，无毒。主明目，益气，令人有子。生丘陵，如碧石青。

　　土齿味甘，平，无毒。主轻身，益气，长年。生山陵地中，状如马牙。

　　燕齿主小儿痫，寒热。五月五日采。

　　酸恶主恶疮，去白虫。生水傍，状如泽泻。

　　酸赭味酸。主内漏，止血，不足。生昌阳山。采无时。

　　巴棘味苦，有毒。主恶疥，疮出虫。一名女木。生高地，叶白，有刺，根连数十枚。

　　巴朱味甘，无毒。主寒，止血，带下。生洛阳。

---

① 菅：原作"管"，据《证类本草》改。

　　蜀格味苦,平,无毒。主寒热,瘘痹,女子带下,痈肿。生山阳,如蘸菌,有刺。

　　累根主缓筋,令不痛。〔陈藏器云〕苗如豆。《尔雅》云:摄虎,累。注云:江东呼藟为藤,似葛而虚大。今武豆也,荚有毛。一名巨荒,千岁藟是也。

　　苗根味咸,平,无毒。主痹及热中,伤跌折。生山阴谷中蔓草木上。茎有刺,实如椒。〔陈藏器云〕茜字从西,与苗字相似,人写误为苗,此即茜也。

　　参果根味苦,有毒。主鼠瘘。一名百连,一名乌蓼,一名鼠茎,一名鹿蒲。生百余根,根有衣裹茎。三月三日采根。

　　黄辩味甘,平,无毒。主心腹疝瘕,口疮,脐伤。一名经辩。

　　良达主齿痛,止渴,轻身。生山阴。茎蔓延,大如葵,子滑小。

　　对庐味苦,寒,无毒。主疥,诸疮久不瘳,生死肌,除大热,煮洗之。八月采,似菴蕳。

　　粪蓝味苦。主身痒,疮白秃,漆疮,洗之。生房陵。

　　委①**蛇**②味甘,平,无毒。主消渴,少气,令人耐寒。生人家园中,大枝,长须,多叶而两两相值,子如芥子。

　　麻伯味酸,无毒。主益气,出汗。一名君莒,一名衍草,

---

① 委:原注"音威"。
② 蛇:原注"音贻"。

一名道止，一名自死。生平陵，如兰，叶黑厚白裹茎，实赤黑。九月采根。

王明味苦。主身热，邪气，小儿身热，以浴之。生山谷。一名王草。

类鼻味酸，温，无毒。主瘘①痹。一名类重。生田中高地，叶如天名精，美根。五月采。〔蜀本云〕可煮以洗病。

师系味甘，无毒。主痈肿恶疮，煮洗之。一名臣尧，一名臣骨，一名鬼芭。生平泽。八月采。

逐折杀鼠，益气，明目。一名百合。厚实，生木间，茎黄，七月实黑，如大豆。〔陶隐居云〕又杜仲子，亦名逐折。

并苦主咳逆，上气，益肺气，安五脏。一名蜜②薰，一名玉荆。三月采，阴干。

父陛根味辛，有毒。以熨痈肿，肤胀。一名膏鱼，一名梓藻。

索干味苦，无毒。主易耳。一名马耳。

荆茎疗灼烂。八月、十月采，阴干。〔陈藏器云〕即今之荆树也。煮汁堪染。其洗灼疮及热焱疮，有效。

鬼丽③生石上。挼④之，日柔为沐。

---

① 瘘：原作"痿"，据《证类本草》改。
② 蜜：原注"音或"。
③ 丽：原注"音丽"。
④ 挼：原注"奴和切"。

竹付味甘，无毒。主止痛，除血。

秘恶味酸，无毒。主疗肝邪气。一名杜逢。

唐夷味苦，无毒。主疗踒折。

知杖味甘，无毒。疗疝。

坔^① 松味辛，无毒。主眩痹。

河煎味酸。主结气，痈在喉颈者。生海中。八月、九月采。

区余味辛，无毒。主心腹热癥^②。

三叶味辛。主寒热，蛇、蜂螫人。一名起莫^③，一名三石，一名当田。生田中，茎小，黑白，高三尺，根黑。三月采，阴干。

五母麻味苦，有毒。主痿痹不便，下痢。一名鹿麻，一名归泽麻，一名天麻，一名若一草^④。生田野。五月采。

疥拍腹味辛，温，无毒。主轻身，疗痹。五月采，阴干。

常吏之生^⑤ 味苦，平，无毒。主明目。实有刺，大如稻米。

救赦人者味甘，有毒。主疝痹，通气，诸不足。生人家宫室。五月、十月采，暴干。

---

① 坔：原注"音地"。

② 癥：原注"《蜀本》作瘤"。

③ 一名起莫：原注"《蜀本》一名赴鱼"。

④ 若一草：原注"《蜀本》无一字。"

⑤ 常吏之生：原注"《蜀本》云常更之生"。

丁公寄味甘。主金疮痛，延年。一名丁父。生石间蔓延木上，叶细，大枝，赤茎，母大如磧黄，有汁。七月七日采。〔陈藏器云〕丁公寄，即丁公藤也。

城里赤柱味辛，平。疗妇人漏血，白沃，阴蚀，湿痹，邪气，补中，益气。生晋平阳。

城东腐木味咸，温。主心腹痛，止泄，便脓血。〔陈藏器云〕城东腐木，即今之城东古木，木在土中。一名地至。主心腹痛，鬼气。城东者，犹取东墙之土也。杜正伦方云：古城柱①木煮汤服，主难产，此即其类也。

芥味苦，寒，无毒。主消渴，止血，妇人疾，除痹。一名梨。叶如大青。

载味酸，无毒。主诸恶气。

庆味苦，无毒。主咳嗽。

腜②味甘，无毒。主益气，延年。生山谷中，白顺理。十月采。

一十五种虫类

雄黄虫主明目，辟兵不祥，益气力。状如蠮螉。

天社虫味甘，无毒。主绝孕，益气。如蜂，大腰，食草木叶。三月采。

---

① 柱：原作“住”，据印本改。
② 腜：原注“户瓦切”。

桑蠹虫味甘，无毒。主心暴痛，金疮，肉生不足。〔陈藏器云〕桑蠹去气，桃蠹辟鬼，皆随所出而各有功。又主小儿乳霍。

石蠹虫主石癃，小便不利。生石中。〔陈藏器云〕伊、洛间水底石下有虫，如蚕，解放丝连缀小石如茧，春夏羽化作小蛾水上飞。一名石下新妇。

行夜疗腹痛，寒热，利血。一名负盘。〔陶隐居云〕今小儿呼窜①盘，或曰窜蟦②虫者也。〔陈藏器云〕窜盘虫，一名负盘，一名夜行蜚蠊，又名员盘。虽则相似，终非一物。戎人食之，味极辛辣。窜盘虫有短翅，飞不远，好夜中行③，触之气出也。

蜗篱味甘，无毒。主烛馆，明目。生江夏。〔陈藏器云〕一名蛳螺。小如田螺，上有棱。生溪水中。寒，汁主明目，下水。亦呼为螺。

麋鱼味甘，无毒。主痹，止血。

丹戬味辛。主心腹积血。一名飞龙。生蜀都，如鼠负、青股蜚，头赤。七月七日采。

扁前味甘，有毒。主鼠瘘癃，利水道。生山陵，如牛虻，翼赤。五月、八月采。

蚖类疗痹，内漏。一名蚖短。土色而纹。

蜚厉主妇人寒热。

梗鸡味甘，无毒。疗痹。

益符疗闭。一名无舌。

---

① 窜：原注"音庇"。
② 蟦：原注"音频"。
③ 行：《证类本草》作"出门"。

地防令人不饥，不渴。生黄陵，如濡，居土中。

黄虫味苦。疗寒热。生地上，赤头，长足，有角，群居。七月七日采。

唐本退二十种六种神农本经，一十四种名医别录

薰草味甘，平，无毒。主明目，止泪，疗泄精，去臭恶气，伤寒，头痛，上气，腰痛。一名蕙草。生下湿地。三月采，阴干。脱节者良。〔陶隐居云〕俗人呼燕草，状如茅而香者为薰草。人家颇种之。《药录》云：叶如麻，两两相对。《山海经》云：薰草，麻叶而方茎，赤花而黑实。气如靡芜，可以已厉。今市人皆用燕草，此则非。今诗书家多用蕙语而竟不知是何草，尚其名而迷①其实，皆此类也。〔药性论云〕薰草，亦可单用。味苦，无毒，能治鼻中息肉，鼻齆。主治泄精。〔陈藏器云〕薰，即蕙根，此即是零陵香，一名芜草。

姑活味甘，温，无毒。主大风邪气，湿痹寒痛。久服轻身，益寿，耐老。一名冬葵子。生河东。〔陶隐居云〕方药亦无用此者，乃有固活丸，即是野葛一名尔。此又名冬葵子，非葵菜之冬葵子，疗体乖异。〔唐本注云〕《别录》一名鸡精也。

别羁味苦，微温，无毒。主风寒湿痹，身重，四肢疼酸，寒邪历节痛。一名别枝，一名别骑，一名鳖羁。生蓝田川谷。二月、八月采。〔陶隐居云〕方家时有用处，今俗亦绝尔。

牡蒿味苦，温，无毒。主充肌肤，益气，令人暴肥。

---

① 迷：原作"逆"，据《证类本草》改。

不可久服，血脉满盛。生田野。五月、八月采。〔陶隐居云〕方药不复用。〔唐本注云〕齐头蒿也，所在有之。叶似防风，细薄，无光泽。

石下长卿味咸，平，有毒。主鬼疰，精物，邪恶气，杀百精，蛊毒，老魅注易，亡走，啼哭，悲伤，恍惚。一名徐长卿。生陇西池泽山谷。〔陶隐居云〕此又名徐长卿，恐是误尔。方家无用，此处俗中皆不复识也。

麚① **舌**味辛，微温，无毒。主霍乱，腹痛，吐逆，心烦。生水中。五月采。〔陶隐居云〕生小溪② 水中，今人五月五日采，干，以疗霍乱，良也。

练石草味苦，寒，无毒。主五癃，破石淋，膀胱中结气，利水道、小便。生南阳川泽。〔陶隐居云〕一名烂石草。又云即马矢蒿。

弋共味苦，寒，无毒。主惊气，伤寒，腹痛，羸瘦，皮中有邪气，手足寒无色。生益州山谷。恶玉札③ 、蜚蠊。

覃④ **草**味咸，平，无毒。主养心气，除心温温辛痛，浸淫身热。可作盐。生淮南平泽。七月采。矾石为之使。

〔药性论云〕覃草，亦可单用。味苦，无毒，主遍生风疮，壮热。理石为之使。

---

① 麚：原注"俱伦切"。
② 溪：原作"小"，据印本改。
③ 札：原作"扎"，据《证类本草》改。
④ 覃：原注"音谭"。

五色符味苦，微温。主咳逆，五脏邪气，调中益气，明目，杀虱。青符、白符、赤符、黑符、黄符各随色补其脏。白符，一名女木。生巴郡山谷。〔陶隐居云〕方药皆不复用，今人并无识者。〔吴氏云〕五色石脂，一名青、赤、黄、白、黑符。

蘘①草味甘、苦，寒，无毒。主温疟寒热，酸嘶邪气，辟不祥。生淮南山谷。

翘根味甘，寒、平，有小毒。主下热气，益阴精，令人面悦好，明目。久服轻身，耐老。以作蒸，饮酒病人。生嵩高平泽。二月、八月采。〔陶隐居云〕方药不复用，俗无识者。

鼠姑味苦，平、寒，无毒。主咳逆上气，寒热，鼠瘘，恶疮，邪气。一名贘②。生丹水。〔陶隐居云〕今人不识此鼠姑乃牡丹，又名鼠姑，罔知孰是。

船虹味酸，无毒。主下气，止烦满。可作浴汤药，色黄。生蜀郡。立秋取。〔陶隐居云〕方药不复③用，俗人无识者。

屈草味苦，微寒，无毒。主胸胁下痛，邪气，肠间寒热，阴痹。久服轻身，益气，耐老。生汉中川泽。五月采。〔陶隐居云〕方药不复用，俗无识者。

---

① 蘘：原注"音襄"。
② 贘：原注"音雪"。
③ 复：原无，据《证类本草》补。

　　赤赫味苦，寒，有毒。主痂疡，恶败疮，除三虫，邪气。生益州川谷。二月、八月采。

　　淮木味苦，平，无毒。主久咳，上气，伤中，虚赢，补中益气，女子阴蚀，漏下，赤白沃。一名百岁城中木。生晋阳平泽。〔陶隐居云〕方药亦不复用。

　　占斯味苦，温，无毒。主邪气，湿痹，寒热，疽疮，除水坚积，血癥，月闭无子，小儿躄不能行，诸恶疮痛肿，止腹痛，令女人有子。一名炭皮。生太山山谷。采无时。〔陶隐居云〕解狼毒毒。李云：是樟树上寄生，树大衔枝在肌肉。今人皆以胡桃皮当之，非是真也。按《桐君录》云：生上洛，是木皮，状如厚朴，色似桂白，其理一纵一横。今市人皆削，乃似厚朴而无正纵横理，不知此复是何物，莫测真假，何者为是也。〔药性论云〕占斯，臣，味辛，平，无毒，能治血癥，通利月水，主脾热。茱萸为之使。主洗手、足水烂疮。

　　婴桃味辛，平，无毒。主止泄，肠澼，除热，调中，益脾气，令人好色美志。一名牛桃，一名英立。实大如麦，多毛。四月采，阴干。〔陶隐居云〕此非今果实樱①桃，形乃相似而实乖异。山间乃时有，方药亦不复用尔。

　　鸩②**鸟毛**有大毒。入五脏烂，杀人。其口，主杀蝮蛇毒。一名鸩③日。生南海。〔陶隐居云〕此乃是两种：鸩鸟，

---

① 樱：原作"婴"，据《证类本草》改。

② 鸩：原注"直荫切"。

③ 鸩：原注"音运"。

状如孔雀，五色杂斑，高大，黑颈，赤喙，出交、广深山中；鸩日鸟，状如黑伧鸡，其形禁大朽树，令反觅蛇吞之，作声似云同力，故江东人呼为同力鸟，并啖蛇。人误食其肉，立即死。鸩毛羽，不可近人，而并疗蛇毒。带鸩喙，亦辟蛇。昔时皆用鸩毛为毒酒，故名鸩酒。顷来不复尔。又云：有物赤色，状如龙，名海姜。生海中，亦大有毒，甚于鸩羽也。〔唐本注云〕此鸟，商州以南、江岭间大有，人皆谙识。其肉腥，有毒，亦不堪啖。云羽画酒杀人，此是浪证。按《玉篇》引郭璞云：鸩鸟，大如雕，长颈，赤喙，食蛇。又《说文》《广雅》《淮南子》皆一名运日，鸩、运同也。问交、广人并云：鸩日，一名鸩鸟，一名同力。鸩日鸟外更无如孔雀者。陶云如孔雀者，交、广人诳也。

宋本退一种神农本经^①

彼子味甘，温，**有毒**。主腹中邪气，去三虫，蛇螫，蛊毒，鬼疰，伏尸。**生永昌山谷**。〔陶隐居云〕方家从来无用此者，古今诸医及药家了不复识。又一名罴子，不知其形何类也。〔唐本注云〕此彼字，当木傍作皮。柀，仍音披。木实也，误入虫部。《尔雅》云：柀，一名杉。叶似杉。木如柏，肌软，子名榧子。陶于木部出之，此条宜在果部中也。〔今注〕陶隐居不识，唐本注以为榧实，今据木部下品自有榧实一条，而彼子又在虫鱼部中，虽同出永昌而主疗稍别。古今未辨，两注不明，今移入于此卷末，以俟识者。

---

① 神农本经：原无，按义例据目录补。

今退二种—一种宋附，一种名医别录[①]

地菘味咸。主金疮，止血，解恶虫、蛇螫毒，按以傅之。生人家及路傍阴处，所在有之。高二三寸[②]。宋本云：《本经》上品天名精。唐注云：南人名为地菘。又寻所主功状，与此正同，及据陈藏器《解纷》合陶、苏二说，亦以天名精为地菘，则今此条不当重出。虽陈藏器《拾遗》别立地菘条，此陈藏器自成一书，务多条目尔。《解纷》《拾遗》亦是差互。后人即不当踵其谬而重有新附也。今亦附于退出之次，以备参考。

鸡肠草主毒肿，止小便利。〔图经曰〕鸡肠草即蘩蒌也，茎梗作蔓，断之有丝缕。又细而中空似鸡肠，因得此名。《本经》作两条，苏恭以为一物二名。《尔雅》云：蔜，蘩蒌。释曰：蔜，一名蘩蒌，一名蘩蒌，一名鸡肠草，实一物也。由南北所生，肥瘠不同，亦其名多。人不尽见，往往疑为二物也。此种自《唐本》于草部移附蘩蒌之下，因袭至此，今并于退出之后。

---

① 一种宋附，一种名医别录：原无，按义例据目录补。
② 高二三寸：此后《证类本草》有"叶似菘叶而小"六字。

本草品汇精要附录 [①]

解百药及金石等毒例

蛇虺、百虫毒：雄黄、巴豆、麝香、丹砂、干姜。

蜈蚣毒：桑汁及煮桑根汁。

蜘蛛毒：蓝青、麝香。

蜂毒：蜂房、蓝青汁。

狗毒：杏仁、矾石、韭根、人屎汁。

恶气瘴毒：犀角、羚羊角、雄黄、麝香。

喉痹肿、邪气、恶毒入腹：升麻、犀角、射干。

风肿、毒肿：沉香、木香、薰陆香、鸡舌香、麝香、紫檀香。

百药毒：甘草、荠苨、大小豆汁、蓝汁、蓝实。

射罔毒：蓝汁、大小豆汁、竹沥、大麻子汁、六畜血、贝齿屑、葛根屑、蚯蚓屎、藕芰汁。

野葛毒：鸡子清、葛根汁、甘草汁、鸭头热血、猪膏。若已死，口噤者，以大竹筒 [②] 盛冷水注两胁及脐上，暖辄易之，口须臾开，开则内药，药入口便活矣。用荠苨汁解之。

---

① 本草品汇精要附录：原无，据义例补。

② 筒：原作“同”，据印本改。

斑蝥、芫青毒：猪膏、大豆汁、戎盐、蓝汁、盐汤煮猪膏、巴豆。

狼毒毒：杏仁、蓝汁、白蔹、盐汁、木占斯。

踯躅毒：栀子汁。

巴豆毒：煮黄连汁、大豆汁、生藿汁、菖蒲屑汁、煮寒水石汁。

藜芦毒：雄黄、煮葱汁、温汤。

雄黄毒：防己。

甘遂毒：大豆汁。

蜀椒毒：葵子汁、桂汁、豉汁、人溺、冷水、土浆、食蒜、鸡毛烧吸烟及水调服。

半夏毒：生姜汁、煮干姜汁。

礜石毒：大豆汁、白鹅膏。

芫花毒：防己、防风、甘草、桂汁。

乌头、天雄、附子毒：大豆汁、远志、防风、枣肌、饴糖。

莨菪毒：荠苨、甘草、犀角、蟹汁。

马刀毒：清水。

大戟毒：菖蒲汁。

桔梗毒：白粥。

杏仁毒：蓝子汁。

诸菌毒：掘地作坑，以水沃中，搅令浊，俄顷饮之。

防葵毒：葵根汁。按防葵，《本经》无毒，试用亦无毒。今用葵根汁，应是解狼毒浮者尔。《蜀本》云：防葵，伤火者不可服，令人恍惚，故以解之。

野芋毒：土浆、人粪汁。

鸡子毒：淳醋。

铁毒：磁石。

食诸肉、马肝、漏脯中毒：生韭汁、韭根烧末、烧猪骨末、头垢、烧犬①屎酒服，豉汁亦佳。

食金银毒：服水银数两即出、鸭血、鸡子汁、水淋鸡屎汁。

食诸鱼中毒：煮橘皮、生芦苇根汁、大豆汁、马鞭草汁、烧末鲛鱼皮、大黄汁、煮朴消汁。

食蟹中毒：生藕汁、煮干蒜汁、冬瓜汁。一云生紫苏汁、藕屑及煮②干苏汁。

食诸菜毒：甘草、贝齿、胡粉三种末水和服之、小儿溺乳汁服二升佳。

饮食中毒心烦满：煮苦参汁饮之，令吐出即止。

服石药中毒：白鸭屎汁、人参汁。

服药过剂闷乱者：吞鸡子黄、蓝汁、水和胡粉、地浆、蘘荷汁、粳米粉汁、豉汁、干姜、黄连屑、饴糖、水和

---

① 犬：原作"大"，据《证类本草》改。

② 煮：原无，据《证类本草》补。

葛粉饮。

服药食忌例

有术，勿食桃、李及雀肉、胡荽、大蒜、青鱼鲊等物。

有藜芦，勿食狸肉。

有巴豆，勿食芦笋羹及野猪肉。

有黄连、桔梗，勿食猪肉。

有地黄，勿食芜荑。

有半夏、菖蒲，勿食饴糖及羊肉。

有细辛，勿食生菜。

有甘草，勿食菘菜。《唐本》并《伤寒论》《药对》又云：勿食海藻。

有牡丹，勿食生胡荽。

有商陆，勿食犬肉。

有常山，勿食生葱、生菜。

有空青、朱砂，勿食生血物。

有茯苓，勿食醋物。

有鳖甲，勿食苋菜。

有天门冬，勿食鲤鱼。

服药，不可多食生胡荽及蒜杂生菜，又不可食诸滑物、果实等，又不可多食肥猪、犬肉，油腻、肥羹、鱼脍、腥臊等物。服药，通忌见死尸及产妇淹秽事。

凡药不宜入汤酒者

朱砂熟入汤	雄黄	云母	阳起石入酒
钟乳入酒	银屑	孔公孽入酒	礜石入酒
矾石入酒	石硫黄入酒	铜镜鼻	白垩
胡粉	铅丹	卤盐入酒	石灰入酒
藜灰			

上① 一十七种石类

野葛	狼毒	毒公	鬼臼
莽草	巴豆	踯躅	蒴藋入酒
皂② 荚入酒	藋菌	藜芦	蒖茹
贯众入酒	狼牙	芫荑	雷丸
鸢尾	蒺藜入酒	女菀③	菓耳
紫葳入酒	薇衔入酒	白及	牡蒙
飞廉	蛇衔	占斯	辛夷
石南入酒	虎掌	枳实	虎杖入酒单浸
芦根	羊桃入酒	麻勃	苦瓠

---

① 上：原作"右"，因竖改横排而改。下同。
② 皂：原作"白"，据《证类本草》改。
③ 菀：原作"苑"，据印本改。

瓜蒂	陟釐	云实	狼跋_{入酒}
槐子_{入酒}	地肤子	青葙子	蛇床子_{入酒}
芫蔚子	薪蓂子	王不留行	菟丝子_{入酒}

　　上四十八种草木类

蜂子	蜜蜡	白马茎	狗阴茎
雀卵	鸡子	雄鹊	伏翼
鼠妇	樗鸡	萤火	蠮螉
僵蚕	蜈蚣	蜥蜴	斑蝥
芫青	亭长	地胆	虻虫
蜚蠊	蝼蛄	马刀	赭魁
虾蟆	蜗牛	生鼠	生龟_{入酒}
诸鸟兽_{入酒}	虫鱼膏、骨、髓、胆、血、屎、溺^①		

　　上二十九种虫兽类^②

药味畏恶反忌^③

玉石上部

玉泉_{畏款冬花}。

---

① 虫鱼膏……屎、溺：此九字未算入药名计数中。

② 上二十九种虫兽类：原无，按义例据《证类本草》补。

③ 药味畏恶反忌：内容系抄自《证类本草》序例"畏恶七情表"，计二百三十一种药物，但顺序有异。

玉屑恶鹿角。

丹砂恶磁石，畏碱水。

空青《药性论》云：畏菟丝子。

曾青畏菟丝子。

石胆水英为使，畏牡桂、菌桂、芫花、辛夷、白薇。《药性论》云：陆英为使。

钟乳蛇床子为使，恶牡丹、玄石、牡蒙，畏紫石英、蘘草。《药性论》云：忌羊血。

云母泽泻为使，畏鮀[①]甲及流水。《药性论》云：恶徐长卿，忌羊血。

朴消畏麦句姜。

消石火为使，恶苦参、苦菜，畏女菀[②]。《蜀本》云：大黄为使。《药性论》云：恶曾青，畏粥。《日华子》云：畏杏仁、竹叶。

芒消石韦[③]为使，恶麦句姜。

生消《详定本》云：恶麦句姜。

矾石甘草为使，畏牡蛎。《药性论》云：畏麻黄。

滑石石韦为使，恶曾青。

紫石英长石为使，畏扁青、附子，不欲鮀甲、黄连、麦句姜。

白石英恶马目毒公。

---

① 鮀：原作"驼"，据《证类本草》改。下同。

② 菀：原作"苑"，据印本改。

③ 韦：原作"苇"，据《证类本草》改。下同。

五色石脂《日华子》云：畏黄芩、大黄。

赤石脂恶大黄，畏芫花。《药性论》云：恶松脂。

黄石脂曾青为使，恶细辛，畏蜚蠊。

太一余粮杜仲为使，畏铁落、菖蒲、贝母。

白石脂燕屎为使，恶松脂，畏黄芩。《蜀本》云：畏黄连、甘草、飞廉。《药性论》云：恶马目毒公。

禹余粮萧炳云：牡丹为使。

玉石中部

金《日华子》云：畏水银。

水银畏磁石。

水银粉陈藏器云：畏磁石、石黄，忌一切血。

殷孽恶防己，畏术。

生银《蜀本》云：畏黄连、甘草、飞廉。《药性论》云：恶马目毒公。《日华子》云：畏石亭脂，忌羊血。

孔公孽木兰为使，恶细辛。《药性论》云：忌羊血。

石硫黄《日华子》云：石亭脂、曾青为使，畏细辛、蜚蠊、铁。

阳起石桑螵蛸为使，恶泽泻、菌桂、雷丸、蛇蜕皮，畏菟丝子。《药性论》云：恶石葵，忌羊血。

石膏鸡子为使，恶莽草、毒公。《药性论》云：恶巴豆，畏铁。

凝水石畏地榆，解巴豆毒。

磁石柴胡为使，畏石脂，恶牡丹、莽草。

玄石恶松脂、柏子仁、菌桂。

理石滑石为使，畏麻黄。

铁《日华子》云：畏磁石、灰炭。

玉石下部

礜石得火良，棘针为使，恶虎掌、毒公、鹜屎、细辛，畏水。《药性论》云：铅丹为使，忌羊血。

青琅玕得水银良，畏鸡骨，杀锡毒。

特生礜石得火良，畏水。

代赭畏天雄。《药性论》云：雁门城土、干姜为使。《日华子》云：畏附[①]子。

方解石恶巴豆。

大盐漏芦为使。

硇砂《药性论》云：畏浆水，忌羊血。

草药上部

六芝薯蓣为使，得发良，恶常山，畏扁青、茵陈蒿。

术防风、地榆为使。

天门冬垣衣、地黄为使，畏曾青。《日华子》云：贝母为使。

女萎、萎蕤畏卤咸。

---

① 附：原作"然"，据《证类本草》改。

麦门冬地黄、车前为使，恶款冬、苦瓠，畏苦参、青蘘。《药性论》云：恶苦芺，畏木耳。

干地黄得麦门冬[①]、清酒良，恶贝母，畏芜荑。

菖蒲秦艽、秦皮为使，恶地胆、麻黄。

泽泻畏海蛤、文蛤。

远志得茯苓、冬葵子、龙骨良，杀天雄、附子毒，畏珍珠、蜚蠊、藜芦、齐蛤。

薯蓣紫芝为使，恶甘遂。

石斛陆英为使，恶凝水石、巴豆，畏白僵蚕、雷丸。

菊花术、枸杞根、桑根白皮为使。《蜀本》云：青葙叶为使。

甘草术、干漆、苦参为使，恶远志，反甘遂、大戟、芫花、海藻。

人参茯苓为使，恶溲疏，反藜芦。《药性论》云：马蔺为使，恶卤咸。

牛膝恶萤火、龟甲、陆英，畏白前。

独活蠡实[②]为使。

细辛曾青、枣根为使，恶狼毒、山茱萸、黄芪，畏滑石、消石，反藜芦。

柴胡半夏为使，恶皂荚，畏女菀、黎芦。

菴䕡子荆子、薏苡仁为使。

车前子《日华子》云：常山为使。

---

① 冬：原作“麦”，据印本改。
② 实：原作“石”，据《证类本草》改。

蒺藜子得荆子、细辛良，恶干姜、苦参。《药性论》云：苦
参为使。

龙胆贯众为使，恶防葵、地黄。《日华子》云：小豆为使。

菟丝子得酒良，薯蓣、松脂为使，恶雚菌。

巴戟天覆盆子为使，恶朝生、雷丸、丹参。

蒺藜子乌头为使。

沙参恶防己，反藜芦。

防风恶干姜、藜芦、白蔹、芫花，杀附子毒。《唐本》云：
畏萆薢。

络石杜仲、牡丹为使，恶铁落，畏菖蒲、贝母。《药性论》云：
恶铁精。

丹参畏咸水，反藜芦。

黄连黄芩、龙骨、理石为使，恶菊花、芫花、玄参、白鲜[1]皮，
畏款冬，胜乌头，解巴豆毒。《蜀本》云：畏牛膝。

天名精垣衣为使。《蜀本》云：地黄为使。

决明子蓍实为使，恶大[2]麻子。

芎䓖白芷为使。《唐本》云：恶黄连。《日华子》云：畏黄连。

黄芪恶龟甲。《日华子》云：恶白鲜。

杜若得辛夷、细辛良，恶柴胡、前胡。

续断地黄为使，恶雷丸。

---

[1] 鲜：原作"藓"，据《证类本草》改。下同。

[2] 大：原作"天"，据《证类本草》改。

蛇床子恶牡丹、巴豆、贝母。

漏芦《日华子》云：连翘为使。

茜根畏鼠姑。

飞廉得乌头良，恶麻黄。

薇衔得秦皮良。

五味子苁蓉为使，恶葳蕤，胜乌头。

草药中部

当归恶䕡茹，畏菖蒲、海藻、牡蒙。

秦艽菖蒲为使。《药性论》云：畏牛乳。

黄芩山茱萸、龙骨为使，恶葱实，畏丹砂、牡丹、藜芦。

芍药雷[①]丸为使，恶石斛、芒消，畏消石、鳖甲、小蓟，反藜芦。

干姜秦椒为使，恶黄连、黄芩、天鼠屎，杀半夏、莨菪毒。《药性论》云：秦艽为使。

藁本恶䕡茹。《药性论》云：畏青葙子。

麻黄厚朴为使，恶辛夷、石韦。《蜀本》云：白薇为使。

葛根杀野葛、巴豆、百药毒。

前胡半夏为使，恶皂荚，畏藜芦。

贝母厚朴、白薇为使，恶桃花，畏秦艽、矾石、莽草，反乌头。

栝楼枸杞为使，恶干姜，畏牛膝、干漆，反乌头。

---

① 雷：原作"须"，据印本及卷十"白芍药"条改。

玄参_{恶黄芪、干姜、大枣、山茱萸，反藜芦。}

苦参_{玄参为使，恶贝母、漏芦、菟丝子，反藜芦。}

石龙芮_{大戟为使，畏蛇蜕、吴茱萸。}

萆薢_{薏苡为使，畏葵根、大黄、柴胡、牡蛎、前胡。}

石韦_{滑石、杏仁为使，得菖蒲良。《唐本》云：射干为使。}

狗脊_{萆薢为使，恶败酱。《蜀本》云：恶莎草。}

瞿麦_{蘘①草、牡丹为使，恶螵蛸。}

白芷_{当归为使，恶旋覆花。}

紫菀_{款冬为使，恶天雄、瞿麦、雷丸、远志，畏茵陈。《唐本》}
云：恶藁本。

白鲜皮_{恶螵蛸、桔梗、茯苓、萆薢。}

白薇_{恶黄芪、大黄、大戟、干姜、干漆、大枣、山茱萸。}

紫参_{畏辛夷。}

款冬花_{杏仁为使，得紫菀良，恶皂荚、消石、玄参，畏贝母、}
辛夷、麻黄、黄芩、黄连、黄芪、青葙。

淫羊藿_{薯蓣为使。}

牡丹_{畏菟丝子。《唐本》云：畏贝母、大黄。}

防己_{殷蘖为使，恶细辛，畏萆薢，杀雄黄毒。}

木防己_{《药性论》云：畏女菀、卤咸。}

泽兰_{防己为使。}

---

① 蘘：原作"蓑"，据《证类本草》改。

地榆得发良，恶麦门冬。

海藻反甘草。

蘹①香子《日华子》云：得②酒良。

草药下部

大黄黄芩为使。

桔梗节皮为使，畏白及、龙胆、龙眼。

甘遂瓜蒂为使，恶远志，反甘草。

葶苈榆皮为使，得酒良，恶僵蚕、石龙芮。

芫花决明为使，反甘草。

泽漆小豆为使，恶薯蓣。

大戟反甘草。《唐本》云：畏菖蒲、芦草、鼠屎。《药性论》云：反芫花、海藻。《日华子》云：小豆为使，恶薯蓣。

钩吻半夏为使，恶黄芩。

藜芦黄连为使，反细辛、芍药、五参，恶大黄。

乌头、乌喙莽草为使，反半夏、栝楼、贝母、白蔹、白及，恶藜芦。《药性论》云：远志为使，忌豉汁。

天雄远志为使，恶腐婢。

附子地胆为使，恶蜈蚣，畏防风、甘草、黄芪、人参、乌韭、大豆。

---

① 蘹：原作"怀"，据《证类本草》改。

② 得：原作"好"，据《证类本草》改。

羊踯躅《药性论》云：恶诸石，反^①面。

贯众藋菌为使。《药性论》云：赤小豆为使。

半夏射干为使，恶皂荚，畏雄黄、生姜、干姜、秦皮、龟甲，反乌头。《药性论》云：忌羊血、海藻，柴胡为使。

蜀漆栝楼为使，恶贯众。《药性论》云：畏橐吾。萧炳云：桔梗为使。

虎掌蜀漆为使，畏莽草。

狼牙芜荑为使，恶枣肌、地榆。

常山畏玉札。《药性论》云：忌葱。《日华子》云：忌菘菜。

白及紫石英为使。恶理石、李核仁、杏仁。《蜀本》云：反乌头。

白蔹代赭为使，反乌头。

藋菌得酒良，畏鸡子。

白头翁《药性论》云：豚实为使。《日华子》云：得酒良。

蔄茹甘草为使，恶麦门冬。

荩草畏鼠妇。

夏枯草土瓜为使。

乌韭《日华子》云：垣衣为使。

牵牛子《日华子》云：得青木香、干姜良。

狼毒大豆为使，恶麦句姜。

鬼臼畏垣衣。

扁蓄《药性论》云：恶丹石。

---

① 反：《证类本草》作"及"。

商陆《日华子》云：得大蒜良。

女青《药性论》云：蛇衔为使。

天南星《日华子》云：畏附子、干姜、生姜。

木药上部

茯苓、茯神马蔺为使，恶白蔹，畏牡蒙、地榆、雄黄[①]、龟甲。《蜀本》作马蔺为使。

杜仲恶蛇蜕、玄参。

柏实牡蛎、桂心、瓜子为使，畏菊花、羊蹄、诸石、面、曲。

干漆半夏为使，畏鸡子。

蔓荆子恶乌头、石膏。

五加皮远志为使，畏蛇皮、玄参。

檗木恶干漆。

辛夷芎䓖为使，恶五石脂，畏菖蒲、蒲黄、黄连、石膏、黄环。

酸枣仁恶防己。

槐子景天为使。

牡荆实防己[②]为使，恶石膏。

木药中部

厚朴干姜为使，恶泽泻、寒水石、消石。

---

① 雄黄：此后《证类本草》多"秦艽"一味药。
② 防己：《证类本草》作"防风"。

山茱萸蓼实为使，恶桔梗、防风、防己。

吴茱萸蓼实为使，恶丹参、消石、白垩，畏紫石英。

秦皮大戟为使，恶茱萸。《药性论》云：恶苦瓠、防葵。

占斯解狼毒毒。

栀子解踯躅毒。

秦椒恶栝楼、防葵，畏雌黄。

桑根白皮续断、桂心、麻子为使。

紫葳《药性论》云：畏卤咸。

食茱萸《药性论》云：畏紫石英。

麒麟竭《日华子》云：得密陀僧良。

木药下部

黄环鸢尾为使，恶茯苓、防己。

石南五加皮为使。《药性论》云：恶小蓟。

巴豆芫花为使，恶蘘草，畏大黄、黄连、藜芦，杀斑蝥毒。

栾华决明为使。

蜀椒杏仁为使，畏款冬。《唐本》云：畏橐吾、附子、防风。《药性论》云：畏雄黄。

栾荆子《药性论》云：恶石膏，决明为使。

溲疏漏芦为使。

皂荚柏实为使，恶麦门冬，畏空青、人参、苦参。

雷丸荔实、厚朴为使，恶葛根。《药性论》云：蓄根、芫花为使。

兽上部

龙骨得人参、牛黄良，畏石膏。

龙角畏干漆、蜀椒、理石。

牛黄人参为使，恶龙骨、地黄、龙胆、蜚蠊，畏牛膝。《药性论》
云：恶常山，畏干漆。

白胶得火良，畏大黄。《蜀本》云：畏[①]大黄。

阿胶得火良，畏大黄。《药性论》云：薯蓣为使。

熊胆《药性论》云：恶防己、地黄。

兽中部

犀角松脂为使，恶藋菌、雷丸。

羖羊角菟丝子为使。

鹿茸麻勃为使。

鹿角杜仲为使。

兽下部

麋脂畏大黄。

伏翼苋实、云实为使。

天鼠屎恶白薇、白薇。

---

① 畏：《证类本草》作"恶"。

虫鱼上部

蜜蜡恶芫花、齐蛤。

蜂子畏黄芩、芍药、牡蛎。《蜀本》云：畏白前。

牡蛎贝母为使，得甘草、牛膝、远志、蛇床良，恶麻黄、吴茱萸、辛夷。

桑螵蛸畏旋覆花。

海蛤蜀漆为使，畏狗胆、甘遂、芫花。

龟甲恶沙参、蜚蠊。《药性论》云：畏狗胆。

鲤鱼胆《药性论》云：蜀漆为使。

虫鱼中部

猬皮得酒良，畏桔梗、麦门冬。

蛴螬恶硫黄、斑蝥、芫菁。

露蜂房恶干姜、丹参、黄芩、芍药、牡蛎。

白僵蚕《药性论》云：恶桑螵蛸、桔梗、茯苓、茯神、萆薢。

䗪虫畏皂荚、菖蒲。

蜚虻《药性论》云：恶麻黄。

蛞蝓蜚蠊为使，恶附子。

水蛭《日华子》云：畏石灰。

鳖甲恶矾石。《药性论》云：恶理石。

蟹杀莨菪毒、漆毒。

鮀鱼甲蜀漆为使，畏狗胆、甘遂、芫花。

乌贼鱼骨恶白蔹、白及。《蜀本》云：恶附子。

虫鱼下部

蜣螂畏羊角、石膏。

蛇蜕畏磁石及酒。《蜀本》云：酒熬之良。

斑蝥马刀为使，畏巴豆、丹参、空青，恶肤青。《日华子》云：恶豆花。

地胆恶甘草。

马刀得水良。《唐本》云：得火良。

果上部

大枣杀乌头毒。

莲花《日华子》云：忌地黄、蒜。

果下部

杏仁得火良，恶黄芪、黄芩、葛根，解锡、胡粉毒，畏蘘草。

杨梅《日华子》云：忌生葱。

菜上部

冬葵子黄芩为使。

菜中部

葱实解藜芦毒。《药对》云：杀百草毒，能消桂花 [①] 为水。

---

① 花：原作"化"，据《证类本草》改。

米上部

麻蕡、麻子畏牡蛎、白薇，恶茯苓。

麻花《药性论》云：䗪虫为使。

米中部

大豆及黄卷恶五参、龙胆，得前胡、乌喙、杏仁、牡蛎良，杀乌头毒。

大麦蜜为使。

豉《蜀本》并《药对》云：杀六畜胎子毒。

妊娠服禁[①]

芫青	斑蝥	水蛭
虻虫	乌头	附子
天雄	野葛	水银
巴豆	牛膝	薏苡仁
蜈蚣	三棱	代赭
芫花	麝香	大戟
蛇蜕	雌黄	雄黄
牙消	芒消	牡丹皮

---

① 妊娠服禁：此项内容系抄自《药性赋》卷二"用药须知"下"妊娠服药禁歌"及《证类本草》序例"堕胎"项下诸药，重复者删之。

官①桂	槐花②	牵牛
皂荚	半夏	南星
通草	瞿麦	干姜
桃仁	硇砂	干漆
蟹爪甲③	地胆	茅根
粉锡	朴消	飞生虫
溲疏	牛黄	藜芦
蔄茹	踯躅	鬼箭
乌喙	亭长	䗪虫
蝼蛄	蛴螬	猬皮
蜥蜴	樱根	茵草
虎掌	鬼臼	蚱蝉
莞花	狼牙	生鼠

旧本地名即今当代郡邑④

信阳军即今河南汝宁府信阳县。

德顺军即今陕西平凉府静宁县。

---

① 官：原作"观"，据印本改。
② 花：《证类本草》作"子"。
③ 爪甲：原倒，据药名乙转。
④ 旧本地名即今当代郡邑：此十字即目录之"地名考正"标题注释。

永康军即今四川成都府灌县。

威胜军即今四川成都府彭县。

岢岚军即今山^①西岢岚州。

高邮军即今直隶扬州府高邮州。

南康军即今江西南康府。

无为军即今直隶无为州。

火山军即今山西太原府河曲县。

临江军即今江西临江县。

荆门军即今湖广荆州府。

成德军即今直隶真定府。

天雄军即今直隶大名府。

兴化军即今福建兴化府。

威武军即今福建福州府。

利州路即今四川保宁府广元县。

兴元府即今陕西汉中府。

江宁府即今直隶应天府。

江陵府即今湖广荆州府。

辰州即今湖广辰州府。

宜州即今广西庆远府天河县又陕西延安府宜君县。

兖州即今山东兖州府。

---

① 山：原作"陕"，据印本改。

江州即今直隶安庆府又广西思恩军民府。

晋州即今直隶安庆府又山西平阳府。

峡州即今湖广荆州府夷陵州。

濠州即今直隶凤阳府。

信州即今江西广信府。

广州即今广东广州府。

荣州即今四川嘉定州荣县。

饶州即今江西饶州府。

益州即今四川成都府。

齐州即今山东济南府。

南恩州即今广东肇庆府阳江县。

并州即今山西太原府。

永州即今湖广永州府。

越州即今浙江绍兴府。

孟州即今河南府孟津县。

宁州即今江西南昌府宁县。

邢州即今直隶顺德府。

梁州即今陕西汉中府又古梁州云南府。

莱州即今山东莱州府。

洛州即今河南府。

延州即今陕西延安府。

梓州即今四川顺庆府。

韶州即今广东韶州府。

渭州即今陕西巩昌府。

邕州即今广西南宁府。

雍州即今陕西西安府。

戎州即今四川叙州府。

平州即今直隶永平府。

檀州即今顺天府密云县。

幽州即今顺天府。

妨州即今直隶隆庆府。

宣州即今直隶宁国府。

舒州即今直隶安庆府。

兴州即今陕西汉中府略阳县。

银州即今陕西延安府葭县。

寿州即今山东兖州府寿张县。

文州即今陕西宁夏文县。

开州即今四川夔州府开县。

雷州即今广东雷州府。

福州即今福建福州府。

原州即今陕西平凉府平凉县。

郁州即今广西梧州府郁林县。

淄州即今山东济南府淄川[①]县。

---

① 川：原作"州"，据印本改。

相州即今河南彰德府又直隶广平府。

洪州即今江西南昌府。

衡州即今湖广衡州府。

卫州即今河南卫辉府汲县。

歙州即今直隶徽州府。

单州即今山东兖州府单县。

怀州即今河南怀庆府。

明州即今浙江宁波府。

温州即今浙江温州府。

春州即今广东肇庆府阳春县。

虢州即今河南府卢氏县。

瀛州即今广东潮州府。

成州即今广东肇庆府封川县。

邵州即今湖广保庆府。

澶州即今直隶大名府开州。

鼎州即今河南府阌乡①县。

端州即今广东肇庆府。

新州即今湖广德安府安陆州。

润州即今直隶镇江府。

台州即今浙江台州府。

---

① 阌乡：原作"閿乡"，据印本改。

蒙州即今四川成都府彭县。

泉州即今福建泉州府。

汝州即今河南府南阳县。

潮州即今广东潮州府。

洋州即今陕西汉中府洋县。

郢州即今湖广德安府安陆州。

简州即今四川成都府简县。

蔡州即今河南汝宁府上蔡县。

普州即今四川潼州府安岳县。

扬州即今直隶扬州府。

观州即今河南府东光县。

桂州即今广西桂林府。

婺州即今浙江金华府又直隶徽州府婺源县。

夔州即今四川夔州府。

凉州即今陕西行都指挥使司。

虔州即今江西赣州府。

吉州即今江西吉安府。

资州即今四川成都府资县。

嘉州即今四川成都府嘉定县。

朗州即今湖广常德府。

渝州即今四川重庆府。

豫州即今河南汝宁府。

申州即今河南南阳府。

淅州即今河南南阳府内乡县。

博州即今山东东昌府。

利州即今四川保宁府广元县。

梧州即今广西梧州府。

廉州即今广东廉州府。

襄州即今河南南阳府叶县。

蜀州即今四川重庆府。

坊州即今陕西延安府中部县。

黔州即今四川重庆府彭水县。

嶲州即今四川行都指挥使司。

壁州即今四川保宁府通江县。

维州即今四川成都府威州。

渠州即今四川顺庆府渠县。

丹州即今陕西延安府宜川县。

长安即今陕西西安府长安县。

南京即今河南开封府。

永昌即今河南开封府洛阳县。

南阳即今河南南阳府。

中牟即今河南开封府中牟县。

西京即今河南府。

彭城即今直隶徐州。

洛即今河南。

始兴即今广东韶州府。

吴兴即今浙江湖州府。

庐江即今直隶庐州府。

中山即今直隶真定府定州。

霍山即今山西平阳府霍州。

三辅即今陕西西安府^①。

河东即今山西太原府。

济阴即今山东兖州府曹州。

宣城即今直隶宁国府。

始安即今广西^②桂林府。

庐陵即今江西吉安府。

白水即今陕西西安府白水县。

黑水即今辽东三万卫。

代郡即今山西大同府。

邯郸即今直隶广平府。

兰陵即今山东兖州府峄县。

汝南即今河南汝宁府。

云中即今山西大同府。

华阴即今陕西西安府华州。

---

① 府：原无，据印本补。原“府”疑被人挖补为“同州、凤翔三府地”。

② 西：原作“东”，据印本改。

会稽即今浙江绍兴府。

雁门即今山西大同府。

巴东即今四川夔州府。

琅琊即今山东兖州府沂州。

海陵即今直隶扬州府通州。

石城即今直隶永平府滦州。

陇西即今陕西。

汉中即今陕西汉中府。

上党即今山西潞州。

槐里即今陕西西安府兴平县。

武陵即今湖广辰州。

渤海即今直隶河间府沧州。

淮甸即今直隶淮安府。

安东即今直隶淮安府安东县。

零陵即今湖广永州府。

东京即今河南开封府。

蓝田即今陕西西安府蓝田县。

犍为即今四川叙州府。

牂牁即今四川乌蒙军民府又贵州普安州。

陈仓即今陕西凤翔府宝鸡县。

冯翊即今陕西凤翔府。

沙宛即今陕西西安府同州。

上洛即今陕西西安府商县又洛南县。

建康即今直隶应天府。

本草品汇精要卷之四十二

药图图名目录

《本草品汇精要》1～5册共用同一药图图名目录，为使读者检索方便，该目录在每个图名后均标注了其所在册数（如"[1]"）及页码。

本草品汇精要卷之一

辰州丹砂	[1]	90
宜州丹砂	[1]	91
江州云母	[1]	94
兖州云母	[1]	95
修事云母法（新增图）	[1]	96
玉	[1]	98
玉屑	[1]	99
玉泉	[1]	101
晋州矾石	[1]	103
消石	[1]	109
芒消	[1]	112
朴消	[1]	115
玄明粉一（新增图）	[1]	118
玄明粉二（新增图）	[1]	119
马牙消（新增图）	[1]	121
生消	[1]	123
濠州滑石	[1]	125
道州滑石	[1]	126
信州石胆	[1]	128
信州空青	[1]	131
曾青	[1]	134

本草品汇精要卷之二

禹余粮	[1]	144
太一余粮（新增图）	[1]	147
泽州白石英	[1]	150
紫石英	[1]	153
五色石脂（新增图）	[1]	156
青石脂（新增图）	[1]	158
潞州赤石脂	[1]	160
黄石脂（新增图）	[1]	162
潞州白石脂	[1]	164
黑石脂（新增图）	[1]	166
白青（新增图）	[1]	168
信州绿青	[1]	170
扁青（新增图）	[1]	172
河中府石中黄子	[1]	174
广州无名异	[1]	176
宜州无名异	[1]	177
菩萨石（新增图）	[1]	178
婆娑石	[1]	180
炉甘石（新增图）	[1]	182
鹅管石（新增图）	[1]	184

本草品汇精要卷之三

阶州雄黄	[1]	194
阶州水窟雄黄	[1]	195
广州石硫黄	[1]	198
荣州土硫黄	[1]	199
阶州雌黄	[1]	201
汾州石膏	[1]	203
方解石（新增图）	[1]	206
汾州凝水石	[1]	208
德顺军凝水石	[1]	209
道州石钟乳	[1]	211
殷孽（新增图）	[1]	214
孔公孽（新增图）	[1]	216
石花（新增图）	[1]	218
石床（新增图）	[1]	220
潞州长石	[1]	222
理石（新增图）	[1]	224
慈州磁石	[1]	226
玄石	[1]	229
齐州阳起石	[1]	231
阳起石	[1]	232
砺石（新增图）	[1]	234
信阳军桃花石	[1]	236
石脑（新增图）	[1]	238
南恩州石蟹	[1]	240
益州金屑	[1]	242
信州生金	[1]	243
饶州银屑	[1]	245
饶州生银	[1]	247
水银一（锻水银炉）	[1]	251
水银二（取水银朱砂）	[1]	251
水银粉（新增图）	[1]	253
灵砂（新增图）	[1]	255
广州密陀僧	[1]	257
广州珊瑚	[1]	259

玛瑙（新增图）	[1]	261

本草品汇精要卷之四

海盐一	[1]	271
海盐二	[1]	272
解盐一	[1]	273
解盐二	[1]	273
光明盐（新增图）	[1]	281
绿盐（新增图）	[1]	283
柔铁	[1]	285
生铁	[1]	287
铁粉（新增图）	[1]	289
钢铁	[1]	291
铁落（新增图）	[1]	293
铁华粉（新增图）	[1]	295
铁精（新增图）	[1]	298
铁浆（新增图）	[1]	300
秤锤（新增图）	[1]	302
马衔（新增图）	[1]	304
解州太阴玄精	[1]	306
解州盐精	[1]	307
车辖（新增图）	[1]	309
钉中膏（新增图）	[1]	311
车脂（新增图）	[1]	313
银膏（新增图）	[1]	316
兖州黑羊石	[1]	317
兖州白羊石	[1]	318
南恩州石蛇	[1]	319

本草品汇精要卷之五

伏龙肝（新增图）	[1]	327
石灰	[1]	329
阶州礜石	[1]	331
潞州礜石	[1]	332
砒霜	[1]	334

铛墨（新增图）　　　　　　　[1]　337
硇砂　　　　　　　　　　　　[1]　339
铅丹（新增图）　　　　　　　[1]　342
铅　　　　　　　　　　　　　[1]　344
粉锡　　　　　　　　　　　　[1]　347
锡灰（新增图）　　　　　　　[1]　350
东壁土（新增图）　　　　　　[1]　352
赤铜屑（新增图）　　　　　　[1]　355
锡铜镜鼻（新增图）　　　　　[1]　357
铜青（新增图）　　　　　　　[1]　359
井底沙（新增图）　　　　　　[1]　361
代赭　　　　　　　　　　　　[1]　363
赤土　　　　　　　　　　　　[1]　364
永州石燕　　　　　　　　　　[1]　366
浆水（新增图）　　　　　　　[1]　369
井华水（新增图）　　　　　　[1]　371
菊花水（新增图）　　　　　　[1]　373
地浆（新增图）　　　　　　　[1]　375
腊雪（新增图）　　　　　　　[1]　377
泉水（新增图）　　　　　　　[1]　379
半天河（新增图）　　　　　　[1]　381
热汤（新增图）　　　　　　　[1]　383
白垩　　　　　　　　　　　　[1]　385
冬灰（新增图）　　　　　　　[1]　387
青琅玕　　　　　　　　　　　[1]　389

本草品汇精要卷之六
信州自然铜　　　　　　　　　[1]　400
鈷石　　　　　　　　　　　　[1]　401
火山军自然铜　　　　　　　　[1]　402
金牙　　　　　　　　　　　　[1]　404
铜矿石（新增图）　　　　　　[1]　406
铜弩牙（新增图）　　　　　　[1]　408
并州金星石　　　　　　　　　[1]　410
并州银星石　　　　　　　　　[1]　411

濠州银星石　　　　　　　　　[1]　411
特生礜石（新增图）　　　　　[1]　413
握雪礜石（新增图）　　　　　[1]　415
梁上尘（新增图）　　　　　　[1]　417
土阴孽（新增图）　　　　　　[1]　419
锻灶灰（新增图）　　　　　　[1]　421
礞石（新增图）　　　　　　　[1]　424
齐州姜石　　　　　　　　　　[1]　426
粗黄石　　　　　　　　　　　[1]　427
麦饭石（新增图）　　　　　　[1]　429
深州井泉石　　　　　　　　　[1]　431
苍石（新增图）　　　　　　　[1]　433
陕州花乳石　　　　　　　　　[1]　435
石蚕（新增图）　　　　　　　[1]　437
石脑油（新增图）　　　　　　[1]　439
白瓷瓦屑（新增图）　　　　　[1]　441
乌古瓦（新增图）　　　　　　[1]　443
潞州不灰木　　　　　　　　　[1]　445
气砂　　　　　　　　　　　　[1]　447
蓬砂　　　　　　　　　　　　[1]　448
铅霜（新增图）　　　　　　　[1]　449
古文钱（新增图）　　　　　　[1]　451
越州蛇黄　　　　　　　　　　[1]　453
东流水（新增图）　　　　　　[1]　455
甘烂水（新增图）　　　　　　[1]　457
粉霜一（配合矾汞）（新增图）[1]　459
粉霜二（炒砂研曲）（新增图）[1]　460
粉霜三（升粉霜法）（新增图）[1]　461

本草品汇精要卷之七
解州黄精一　　　　　　　　　[1]　471
商州黄精　　　　　　　　　　[1]　472
荆门军黄精　　　　　　　　　[1]　472
永康军黄精　　　　　　　　　[1]　473
滁州黄精　　　　　　　　　　[1]　473

丹州黄精	[1]	474	单州菟丝子	[1]	512
兖州黄精	[1]	474	单州牛膝	[1]	515
解州黄精二	[1]	475	怀州牛膝	[1]	516
洪州黄精	[1]	475	归州牛膝	[1]	516
相州黄精	[1]	476	滁州牛膝	[1]	517
戎州菖蒲	[1]	478	茺蔚子	[1]	519
衡州菖蒲	[1]	479	滁州萎蕤	[1]	522
卫州菖蒲	[1]	479	萎蕤	[1]	523
邓州菊花	[1]	482	襄州防葵	[1]	525
衡州菊花	[1]	483	丹州柴胡	[1]	527
菊花	[1]	484	襄州柴胡	[1]	528
潞州人参	[1]	486	淄州柴胡	[1]	528
威胜军人参	[1]	487	江宁府柴胡	[1]	529
兖州人参	[1]	488	寿州柴胡	[1]	529
滁州人参	[1]	488	滦州柴胡（新增图）	[1]	530
汉州天门冬	[1]	491	随州麦门冬	[1]	532
西京天门冬	[1]	492	睦州麦门冬	[1]	533
建州天门冬	[1]	493	文州独活	[1]	535
兖州天门冬	[1]	493	凤翔府独活	[1]	536
梓州天门冬	[1]	494	茂州独活	[1]	536
温州天门冬	[1]	494	文州羌活	[1]	538
府州甘草	[1]	496	宁化军羌活	[1]	539
汾州甘草一	[1]	497	汉州升麻	[1]	541
汾州甘草二	[1]	497	茂州升麻	[1]	542
冀州地黄（生地黄一）	[1]	499	滁州升麻	[1]	542
沂州地黄（生地黄二）	[1]	500	秦州升麻	[1]	543
九蒸地黄（熟地黄）（新增图）	[1]	502	车前子	[1]	545
九暴地黄（干地黄）（新增图）	[1]	503	木香	[1]	548
荆门军苍术	[1]	505	滁州青木香	[1]	550
石州苍术	[1]	506	海州青木香	[1]	551
歙州苍术	[1]	506	永康军山药	[1]	552
商州苍术	[1]	507	明州山药	[1]	553
齐州苍术	[1]	507	滁州山药	[1]	553
舒州白术	[1]	509	眉州山药	[1]	554
越州白术	[1]	510	薏苡草（新增图）	[1]	555

薏苡仁	[1]	556		黑芝（新增图）	[1]	609
益智子	[1]	558		青芝（新增图）	[1]	611
草果（新增图）	[1]	560		白芝（新增图）	[1]	613
				黄芝（新增图）	[1]	615
本草品汇精要卷之八				紫芝（新增图）	[1]	617
齐州泽泻	[1]	571		兖州卷柏	[1]	619
泽泻	[1]	572		海州卷柏	[1]	620
邢州泽泻	[1]	572		福州马蓝	[1]	621
解州远志	[1]	574		江宁府吴蓝	[1]	622
泗州远志	[1]	575		蜀州蓝叶	[1]	622
威胜军远志	[1]	575		蓝实	[1]	623
齐州远志	[1]	576		青黛（新增图）	[1]	625
商州远志	[1]	576		凤翔府芎䓖	[1]	627
信阳军草龙胆	[1]	578		永康军芎䓖	[1]	628
襄州草龙胆	[1]	579		四川芎䓖（新增图）	[1]	628
睦州山龙胆	[1]	580		蘼芜（新增图）	[1]	631
沂州草龙胆	[1]	580		澧州黄连	[1]	633
岢岚军细辛	[1]	582		宣州黄连	[1]	634
华州细辛	[1]	583		络石	[1]	637
信州细辛	[1]	584		秦州蒺藜子	[1]	640
温州石斛	[1]	585		同州白蒺藜	[1]	641
春州石斛	[1]	586		宪州黄芪	[1]	643
滁州巴戟天	[1]	588		肉苁蓉	[1]	646
归州巴戟天	[1]	589		齐州防风	[1]	649
白英（新增图）	[1]	591		同州防风	[1]	650
白蒿一	[1]	593		河中府防风	[1]	650
白蒿二	[1]	594		解州防风	[1]	651
兖州赤箭	[1]	596		蒲黄	[1]	653
赤箭	[1]	597		秦州香蒲	[1]	655
宁州菴䕡子	[1]	599				
秦州菴䕡子	[1]	600		**本草品汇精要卷之九**		
蕳茴子	[1]	602		晋州续断	[2]	4
菁实	[1]	604		绛州续断	[2]	5
蔡州菁实	[1]	605		越州续断	[2]	6
赤芝（新增图）	[1]	607		海州漏芦	[2]	7

单州漏芦	[2]	8	濒州云实	[2]	62
秦州漏芦	[2]	9	河中府王不留行	[2]	64
沂州漏芦	[2]	9	成德军王不留行	[2]	65
营实（新增图）	[2]	11	江宁府王不留行	[2]	66
天名精	[2]	13	鬼督邮（新增图）	[2]	67
明州天名精	[2]	14	白花藤（新增图）	[2]	69
决明子	[2]	16	戎州地不容	[2]	71
滁州决明子	[2]	17			
眉州决明子	[2]	18	**本草品汇精要卷之十**		
随州丹参	[2]	19	滁州菜耳实	[2]	78
茜根	[2]	21	海州葛根	[2]	81
飞廉（新增图）	[2]	23	成州葛根	[2]	82
越州五味子	[2]	25	衡州栝楼	[2]	86
秦州五味子	[2]	26	均州栝楼	[2]	87
虢州五味子	[2]	27	成德军苦参	[2]	91
旋花	[2]	29	秦州苦参	[2]	92
施州旋花	[2]	30	苦参	[2]	93
兰草（新增图）	[2]	32	邵州苦参	[2]	93
忍冬（新增图）	[2]	34	文州当归	[2]	95
南京蛇床子	[2]	37	滁州当归	[2]	96
密州地肤子	[2]	39	茂州麻黄	[2]	98
蜀州地肤子	[2]	40	同州麻黄	[2]	99
兖州千岁藁	[2]	42	海州木通	[2]	101
景天	[2]	44	兴元府木通	[2]	102
绛州茵陈蒿	[2]	46	解州木通	[2]	102
江宁府茵陈	[2]	47	通草	[2]	104
杜若	[2]	49	白芍药	[2]	106
淄州沙参	[2]	51	赤芍药（新增图）	[2]	109
归州沙参	[2]	52	冀州蠡实	[2]	111
随州沙参	[2]	52	绛州瞿麦	[2]	113
白兔藿（新增图）	[2]	54	邢州玄参	[2]	116
淄州徐长卿	[2]	56	衡州玄参	[2]	117
泗州徐长卿	[2]	57	江州玄参	[2]	117
石龙刍（新增图）	[2]	58	石州秦艽	[2]	119
薇衔（新增图）	[2]	60	宁化军秦艽	[2]	120

秦州秦艽	[2]	121	江宁府败酱	[2]	161
齐州秦艽	[2]	121	江宁府白鲜	[2]	163
成州百合	[2]	123	滁州白鲜	[2]	164
滁州百合	[2]	124	酸浆	[2]	166
滁州知母	[2]	126	郁金香（新增图）	[2]	168
卫州知母	[2]	127			
解州知母	[2]	127	本草品汇精要卷之十一		
威胜军知母	[2]	128	滁州紫参	[2]	176
隰州知母	[2]	128	晋州紫参	[2]	177
贝母	[2]	130	濠州紫参	[2]	177
越州贝母	[2]	131	眉州紫参	[2]	178
峡州贝母	[2]	132	并州藁本	[2]	179
泽州白芷	[2]	134	宁化军藁本	[2]	180
永康军淫羊藿	[2]	137	威胜军藁本	[2]	180
沂州淫羊藿	[2]	138	海州石韦	[2]	182
耀州黄芩	[2]	140	兴元府萆薢	[2]	184
潞州黄芩	[2]	141	荆门军萆薢	[2]	185
成德军狗脊	[2]	143	成德军萆薢	[2]	185
眉州狗脊	[2]	144	邛州萆薢	[2]	186
温州狗脊	[2]	144	杜蘅	[2]	188
淄州狗脊	[2]	145	滁州白薇	[2]	190
兖州石龙芮	[2]	146	江州菝葜	[2]	192
澶州茅根	[2]	148	成德军菝葜	[2]	193
鼎州茅根	[2]	148	海州菝葜	[2]	193
成州紫菀	[2]	151	江宁府菝葜	[2]	194
解州紫菀	[2]	152	信州大青	[2]	195
泗州紫菀	[2]	153	女萎	[2]	197
紫草	[2]	154	石香薷	[2]	199
东京紫草	[2]	155	明州艾叶	[2]	201
单州紫草	[2]	155	蜀州鼠黏子	[2]	203
绛州前胡	[2]	157	水萍	[2]	206
江宁府前胡	[2]	158	均州王瓜	[2]	209
成州前胡	[2]	158	江宁府地榆	[2]	212
建州前胡	[2]	159	衡州地榆	[2]	213
淄州前胡	[2]	159	冀州大蓟（新增图）	[2]	215

冀州小蓟	[2]	217
海藻	[2]	220
徐州泽兰	[2]	223
梧州泽兰	[2]	224
昆布（新增图）	[2]	226
兴化军防己	[2]	228
黔州防己	[2]	229
邵州天麻	[2]	231
儋州高良姜	[2]	233
雷州高良姜	[2]	234
衡州百部	[2]	236
滁州百部	[2]	237
峡州百部	[2]	237
简州茴香子	[2]	239
秦州款冬花	[2]	242
耀州款冬花	[2]	243
潞州款冬花	[2]	243
晋州款冬花	[2]	244
红蓝花	[2]	246
随州京三棱	[2]	248
邢州京三棱	[2]	249
淄州京三棱	[2]	249
河中府京三棱	[2]	250
江宁府京三棱	[2]	250
宜州姜黄	[2]	252
澧州姜黄	[2]	253
端州荜拨	[2]	255
蒟酱	[2]	258
萝摩子（新增图）	[2]	260
潮州郁金	[2]	262
马先蒿（新增图）	[2]	264
延胡索（新增图）	[2]	266

本草品汇精要卷之十二

广州肉豆蔻	[2]	275

梧州补骨脂	[2]	277
蒙州零陵香	[2]	279
濠州零陵香	[2]	280
新州缩砂蜜	[2]	282
端州蓬莪茂	[2]	285
温州蓬莪茂	[2]	286
积雪草	[2]	288
越州白前	[2]	290
舒州白前	[2]	291
润州荠苨	[2]	293
蜀州荠苨	[2]	294
兴元府白药	[2]	295
施州白药	[2]	295
临江军白药	[2]	296
洪州白药	[2]	296
施州小赤药	[2]	297
荭草	[2]	298
香附子	[2]	300
澧州香附子	[2]	301
水香棱（新增图）	[2]	303
广州荜澄茄	[2]	305
广州胡黄连	[2]	307
船底苔（新增图）	[2]	309
红豆蔻（新增图）	[2]	311
广州莳萝	[2]	313
艾蒳香（新增图）	[2]	315
文州甘松香	[2]	317
垣衣（新增图）	[2]	319
陟厘（新增图）	[2]	321
凫葵	[2]	324
女菀（新增图）	[2]	326
王孙（新增图）	[2]	328
土马鬃（新增图）	[2]	330
蜀羊泉（新增图）	[2]	332
菟葵（新增图）	[2]	334

蓺草（新增图）	[2]	336
滁州鳢肠	[2]	338
鳢肠	[2]	339
爵床（新增图）	[2]	341
井中苔萍	[2]	343
淄州茅香	[2]	345
岢岚军茅香	[2]	346
丹州茅香	[2]	346
马兰（新增图）	[2]	348
眉州使君子	[2]	350
百脉根（新增图）	[2]	352
广州白豆蔻	[2]	354
地笋（新增图）	[2]	356
海带（新增图）	[2]	358
润州翦草	[2]	361

本草品汇精要卷之十三

梓州附子	[2]	369
梓州附子花	[2]	370
晋州乌头	[2]	373
成州乌头	[2]	374
邵州乌头	[2]	374
梓州草乌头	[2]	375
江宁府乌头	[2]	375
龙州乌头	[2]	376
天雄	[2]	379
峡州侧子	[2]	382
齐州半夏	[2]	384
冀州虎掌	[2]	387
江州虎掌	[2]	388
由跋（新增图）	[2]	390
鸢尾（新增图）	[2]	392
蜀州大黄	[2]	394
曹州葶苈	[2]	398
丹州葶苈	[2]	399

成德军葶苈	[2]	399
解州桔梗	[2]	402
成州桔梗	[2]	403
和州桔梗	[2]	403
秦州莨菪	[2]	406
草蒿一	[2]	409
草蒿二	[2]	410
随州旋覆花	[2]	412
解州藜芦一	[2]	414
解州藜芦二	[2]	415
钩吻（新增图）	[2]	417
滁州射干	[2]	419
兴州蛇含	[2]	421
常山（新增图）	[2]	423
明州蜀漆	[2]	426
海州蜀漆一	[2]	427
海州蜀漆二	[2]	427
江宁府甘遂	[2]	429
滁州白蔹	[2]	432
滁州青葙子	[2]	434
藋菌（新增图）	[2]	436
兴州白及	[2]	438
滁州大戟	[2]	441
河中府大戟	[2]	442
信州大戟	[2]	443
并州大戟	[2]	443
冀州泽漆	[2]	445
绛州茵芋	[2]	447
赭魁（新增图）	[2]	449
淄州贯众	[2]	451
莞花（新增图）	[2]	453
江宁府牙子	[2]	455
及己（新增图）	[2]	457
海州山踯躅	[2]	459
润州羊踯躅	[2]	460

蒙州藿香	[2]	461	信州马兜铃	[2]	532
西京何首乌	[2]	464	滁州马兜铃	[2]	533
并州商陆	[2]	468	戎州仙茅	[2]	535
凤翔府商陆	[2]	469	江宁府仙茅	[2]	536
并州威灵仙	[2]	471	羊桃（新增图）	[2]	538
晋州威灵仙	[2]	472	黔州鼠尾草	[2]	540
石州威灵仙	[2]	472	女青（新增图）	[2]	542
宁化军威灵仙	[2]	473	故麻鞋底（新增图）	[2]	544
越州牵牛子	[2]	475	滁州刘寄奴	[2]	546
明州蓖麻	[2]	478	海州骨碎补	[2]	548
儋州蓖麻	[2]	479	舒州骨碎补	[2]	549
江宁府天南星	[2]	481	戎州骨碎补	[2]	549
滁州天南星	[2]	482	秦州骨碎补	[2]	550
三赖（新增图）	[2]	485	河中府连翘	[2]	552
八角茴香（新增图）	[2]	487	岳州连翘	[2]	553
两头尖（新增图）	[2]	489	泽州连翘	[2]	553
佛耳草（新增图）	[2]	491	兖州连翘	[2]	554
狼把草	[2]	494	鼎州连翘	[2]	554
			广州续随子	[2]	556
本草品汇精要卷之十四			败蒲席（新增图）	[2]	558
羊蹄	[2]	501	宜州山豆根	[2]	560
菰	[2]	504	果州山豆根	[2]	561
冀州萹蓄	[2]	507	三白草（新增图）	[2]	563
石州狼毒	[2]	509	淄州蔄茹	[2]	565
海州豨莶	[2]	511	蛇莓（新增图）	[2]	567
衡州马鞭草	[2]	513	施州金星草	[2]	569
苧	[2]	515	峡州金星草	[2]	570
商州白头翁	[2]	518	葎草	[2]	572
滁州白头翁	[2]	519	成州鹤虱	[2]	574
芭蕉花	[2]	521	滁州鹤虱	[2]	575
南恩州甘蔗	[2]	522	雀麦（新增图）	[2]	577
芦	[2]	524	甑带灰（新增图）	[2]	579
舒州鬼臼	[2]	527	华州赤地利	[2]	581
齐州鬼臼	[2]	528	乌韭（新增图）	[2]	583
角蒿（新增图）	[2]	530	白附子（新增图）	[2]	585

台州紫葛	[2]	587
江宁府紫葛	[2]	588
独行根（新增图）	[2]	589
猪膏莓（新增图）	[2]	591
鹿藿（新增图）	[2]	593
蚤休	[2]	595
石长生（新增图）	[2]	597
乌蔹莓（新增图）	[2]	599
陆英	[2]	601
蒴藋	[2]	603
壁州预知子	[2]	606

本草品汇精要卷之十五

广州葫芦巴	[3]	5
秦州木贼	[3]	7
荩草（新增图）	[3]	9
蒲公草	[3]	11
江宁府谷精草	[3]	13
秦州谷精草	[3]	14
潞州牛扁	[3]	15
苦芙（新增图）	[3]	17
酢浆草	[3]	19
昨叶何草（新增图）	[3]	21
蒴头	[3]	23
滁州夏枯草	[3]	25
燕蓐草（新增图）	[3]	27
鸭跖草（新增图）	[3]	29
山慈菇（新增图）	[3]	31
尚实	[3]	33
赤车使者（新增图）	[3]	35
狼跋子（新增图）	[3]	37
屋游（新增图）	[3]	39
滁州地锦草	[3]	41
败船茹（新增图）	[3]	43
灯心草（新增图）	[3]	45

五毒草（新增图）	[3]	47
鼠曲草（新增图）	[3]	49
列当（新增图）	[3]	51
马勃（新增图）	[3]	53
屐屦鼻绳灰（新增图）	[3]	55
质汗（新增图）	[3]	57
水蓼（新增图）	[3]	59
菰草（新增图）	[3]	61
败芒箔（新增图）	[3]	63
狗舌草（新增图）	[3]	64
黔州海金沙	[3]	66
萱草	[3]	68
格注草（新增图）	[3]	70
鸡冠子（新增图）	[3]	73
地椒（新增图）	[3]	75
草三棱（新增图）	[3]	77
合明草（新增图）	[3]	79
鹿药（新增图）	[3]	81
弓弩弦（新增图）	[3]	83

本草品汇精要卷之十六

桂	[3]	92
桂花	[3]	93
宜州桂	[3]	96
宾州桂	[3]	98
松脂	[3]	100
高邮军槐实	[3]	103
槐花（新增图）	[3]	106
茂州枸杞	[3]	109
地骨皮（新增图）	[3]	112
乾州柏实	[3]	115
密州侧柏	[3]	116
西京茯苓	[3]	119
兖州茯苓	[3]	120
琥珀（新增图）	[3]	123

橐（新增图） [3] 126

秦州榆皮 [3] 128

酸枣 [3] 131

黄檗 [3] 134

商州黄檗 [3] 135

滁州楮实 [3] 137

明州楮实 [3] 138

峡州干漆 [3] 140

衡州五加皮 [3] 143

无为军五加皮 [3] 144

蜀州牡荆 [3] 146

蔓荆（新增图） [3] 149

眉州蔓荆 [3] 150

本草品汇精要卷之十七

辛夷 [3] 160

江宁府桑上寄生 [3] 163

成州杜仲 [3] 166

枫香 [3] 169

女贞实 [3] 171

蜀州木兰 [3] 173

春州木兰 [3] 174

韶州木兰 [3] 174

并州蕤核 [3] 176

广州丁香 [3] 179

崖州沉香 [3] 182

广州沉香 [3] 183

薰陆香（新增图） [3] 185

乳香（新增图） [3] 187

鸡舌香（新增图） [3] 190

詹糖香（新增图） [3] 193

檀香（新增图） [3] 195

降真香（新增图） [3] 197

苏合香（新增图） [3] 199

广州龙脑 [3] 201

安息香（新增图） [3] 204

舒州金樱子 [3] 206

泉州金樱子 [3] 207

宜州金樱子 [3] 207

樟脑一（伐木镇相）（新增图） [3] 209

樟脑二（秤粗煮灶）（新增图） [3] 209

樟脑三（升炼樟脑）（新增图） [3] 210

雅州落雁木 [3] 212

本草品汇精要卷之十八

桑根白皮 [3] 221

信州桑黄 [3] 222

柘木耳（新增图） [3] 225

楮木耳（新增图） [3] 225

槐木耳（新增图） [3] 225

榆木耳（新增图） [3] 226

柳木耳（新增图） [3] 226

桑木耳（新增图） [3] 227

苦竹 [3] 229

淡竹 [3] 230

箽竹 [3] 231

临江军吴茱萸 [3] 234

越州吴茱萸 [3] 235

槟榔 [3] 238

广州槟榔 [3] 238

临江军栀子 [3] 241

江陵府栀子 [3] 242

建州栀子 [3] 243

紫钾（新增图） [3] 245

广州麒麟竭 [3] 247

蜀州食茱萸 [3] 249

芜荑 [3] 251

汝州枳壳 [3] 254

成州枳实 [3] 256

商州厚朴 [3] 258

归州厚朴	[3]	259
茗苦㯂	[3]	261
河中府秦皮	[3]	264
成州秦皮	[3]	265
越州秦椒	[3]	267
归州秦椒	[3]	268
海州山茱萸	[3]	270
兖州山茱萸	[3]	271
紫葳	[3]	273
胡桐泪	[3]	276
白棘	[3]	278
龙州猪苓	[3]	281
施州刺猪苓	[3]	282
墨一（烧松烟法）（新增图）	[3]	284
墨二（造墨法）（新增图）	[3]	285

本草品汇精要卷之十九

信州乌药	[3]	296
潮州乌药	[3]	297
台州乌药	[3]	298
衡州乌药	[3]	298
广州没药	[3]	299
仙人杖（新增图）	[3]	301
苦苣仙人杖（新增图）	[3]	302
松萝（新增图）	[3]	303
毗梨勒（新增图）	[3]	305
戎州菴摩勒	[3]	307
信州卫矛	[3]	309
雷州海桐皮	[3]	311
大腹（新增图）	[3]	313
紫藤（新增图）	[3]	315
合欢	[3]	317
越州虎杖	[3]	319
汾州虎杖	[3]	320
滁州虎杖	[3]	320

洋州五倍子	[3]	322
益州伏牛花	[3]	324
天竺黄（新增图）	[3]	326
简州蜜蒙花	[3]	328
天竺桂（新增图）	[3]	330
折伤木（新增图）	[3]	332
桑花（新增图）	[3]	334
椋子木（新增图）	[3]	336
每始王木（新增图）	[3]	338
广州阿魏	[3]	340
滁州牡丹	[3]	343
广州卢会	[3]	346
败天公（新增图）	[3]	348
猪腰子（新增图）	[3]	350

本草品汇精要卷之二十

戎州巴豆	[3]	361
蜀椒	[3]	364
施州崖椒	[3]	365
皂荚	[3]	368
猪牙皂荚	[3]	369
广州诃梨勒	[3]	371
柳华	[3]	374
简州楝实	[3]	377
梓州楝实	[3]	378
梓州楝花	[3]	378
椿木	[3]	380
樗木（新增图）	[3]	382
郁李花	[3]	384
隰州郁李仁	[3]	385
福州莽草	[3]	387
蜀州莽草	[3]	388
无食子（新增图）	[3]	390
明州黄药	[3]	392
秦州红药	[3]	393

施州赤药 [3] 393　宜州杉菌 [3] 464

兴元府赤药 [3] 394　接骨木 [3] 466

雷丸（新增图） [3] 395　枫柳皮（新增图） [3] 468

槲若 [3] 397　赤爪木（新增图） [3] 470

白杨 [3] 399　桦木皮（新增图） [3] 472

桄榔子 [3] 401　榼藤子（新增图） [3] 474

苏方木（新增图） [3] 403　海州栾荆 [3] 476

榉树皮（新增图） [3] 405　扶栘木（新增图） [3] 478

桐花 [3] 407　木鳖子 [3] 480

梧桐 [3] 408　药实（新增图） [3] 482

胡椒（新增图） [3] 410　兴元府钓藤 [3] 484

钓樟木（新增图） [3] 412　栾华一 [3] 486

千金藤（新增图） [3] 414　栾华二 [3] 487

江州南烛 [3] 416　蔓椒（新增图） [3] 488

无患子（新增图） [3] 418　感藤（新增图） [3] 490

梓白皮 [3] 420　赤柽木 [3] 492

郓州橡实 [3] 422　突厥白（新增图） [3] 494

道州石南 [3] 425　渠州卖子木 [3] 496

信阳军木天蓼 [3] 428　婆罗得（新增图） [3] 498

黄环（新增图） [3] 430　甘露藤（新增图） [3] 500

溲疏（新增图） [3] 432　大空（新增图） [3] 502

鼠李 [3] 434　椿荚（新增图） [3] 504

枳椇（新增图） [3] 436　水杨叶 [3] 506

小天蓼（新增图） [3] 438　杨栌木（新增图） [3] 508

小檗（新增图） [3] 440　榹子（新增图） [3] 510

荚蒾（新增图） [3] 442　楠材（新增图） [3] 512

　　　　　　　　　　　　柘木（新增图） [3] 514

本草品汇精要卷之二十一　　柞木（新增图） [3] 516

紫荆 [3] 453　黄栌（新增图） [3] 518

紫真檀（新增图） [3] 455　棕榈 [3] 520

乌臼木（新增图） [3] 457　木槿（新增图） [3] 522

泉州南藤 [3] 459　绵州芫花 [3] 524

盐麸子（新增图） [3] 461　绛州芫花 [3] 525

杉材 [3] 463　滁州芫花 [3] 525

本草品汇精要卷之二十三

龙骨	[3]	564
龙（新增图）	[3]	565
麝	[3]	568
熊	[3]	571
牛黄	[3]	574
郓州水牛	[3]	575
醍醐（新增图）	[3]	587
象	[3]	589
阿井	[3]	591
阿胶	[3]	592
白马（新增图）	[3]	594
底野迦（新增图）	[3]	599

本草品汇精要卷之二十四

鹿茸	[4]	4
郓州鹿	[4]	5
麋（新增图）	[4]	9
白胶一（截浸鹿角）（新增图）	[4]	12
白胶二（熬鹿角胶）（新增图）	[4]	12
羖羊	[4]	15
牡狗（新增图）	[4]	21
羚羊	[4]	25
胡帽犀（新增图）	[4]	28
兕犀（新增图）	[4]	29
犀牛	[4]	29
虎	[4]	32
兔	[4]	36
笔头灰（新增图）	[4]	39
狸	[4]	41
郓州獐	[4]	44
郓州豹	[4]	46
狮子（新增图）	[4]	49

本草品汇精要卷之二十五

豚	[4]	56
狐	[4]	62
獭	[4]	65
猵（新增图）	[4]	68
鼹鼠	[4]	70
鼺鼠	[4]	73
野猪（新增图）	[4]	75
豺（新增图）	[4]	77
狼（新增图）	[4]	79
膃肭脐	[4]	81
麂	[4]	84
野驼	[4]	86
猕猴（新增图）	[4]	88
败鼓皮（新增图）	[4]	90
六畜毛蹄甲（新增图）	[4]	92
塔剌不花（新增图）	[4]	97
毫猪（新增图）	[4]	99

本草品汇精要卷之二十六

丹雄鸡	[4]	106
白雄鸡（新增图）	[4]	109
乌雄鸡（新增图）	[4]	111
黑雌鸡（新增图）	[4]	113
黄雌鸡（新增图）	[4]	115
白鹅（新增图）	[4]	119
鹜（新增图）	[4]	121
鹧鸪	[4]	124
雁（新增图）	[4]	126
鱼狗（新增图）	[4]	128

本草品汇精要卷之二十七

雀	[4]	136
燕（新增图）	[4]	139

伏翼	[4]	142
鹰（新增图）	[4]	147
雉	[4]	149

本草品汇精要卷之二十八

白鹤（新增图）	[4]	156
孔雀（新增图）	[4]	158
鸥（新增图）	[4]	160
鹨鶒（新增图）	[4]	162
斑鸠（新增图）	[4]	164
乌鸦	[4]	166
练鹊（新增图）	[4]	168
鸲鹆（新增图）	[4]	170
雄鹊	[4]	172
鸬鹚	[4]	174
鹳（新增图）	[4]	176
白鸽（新增图）	[4]	178
百劳（新增图）	[4]	180
鹑（新增图）	[4]	182
啄木鸟（新增图）	[4]	184
慈鸦（新增图）	[4]	186
鹖䳎（新增图）	[4]	188
鹈鹕（新增图）	[4]	190
鸳鸯（新增图）	[4]	192
天鹅（新增图）	[4]	194
鸧（新增图）	[4]	196
鸀鳿（新增图）	[4]	198
水鸮（新增图）	[4]	200

本草品汇精要卷之二十九

蜀州蜜	[4]	209
蜂子	[4]	213
峡州蜂子	[4]	214
蜜蜡（新增图）	[4]	216
白蜡（新增图）	[4]	217

牡蛎	[4]	219
龟甲（新增图）	[4]	222
江陵府秦龟	[4]	224
廉州真珠牡	[4]	227
玳瑁	[4]	230
蜀州桑螵蛸	[4]	232
雷州石决明	[4]	235
沧州海蛤	[4]	238
文蛤（新增图）	[4]	241
魁蛤（新增图）	[4]	243
蠡鱼	[4]	245
鮧鱼	[4]	248
鮠鱼	[4]	249
鲫鱼	[4]	251
鳝鱼（新增图）	[4]	254
鲍鱼（新增图）	[4]	257
鲤鱼	[4]	259

本草品汇精要卷之三十

猬	[4]	273
蜀州露蜂房	[4]	276
江宁府鳖	[4]	279
蟹	[4]	283
蜡蛜	[4]	284
拥剑	[4]	285
蚱蝉	[4]	287
蝉花	[4]	290
蛴螬	[4]	292
雷州乌贼鱼	[4]	295
棣州白僵蚕	[4]	298
原蚕蛾	[4]	301
蚕退（新增图）	[4]	303
缘桑螺（新增图）	[4]	305
鳗鲡鱼	[4]	307
鮀鱼（新增图）	[4]	310

樗鸡	[4]	313	虾（新增图）	[4]	391
红娘子（新增图）	[4]	314	蚺蛇胆	[4]	393
蛞蝓	[4]	316	蛇蜕（新增图）	[4]	396
蜗牛（新增图）	[4]	318	蜘蛛	[4]	399
石龙子	[4]	321	蝮蛇胆（新增图）	[4]	402
蔡州木虻	[4]	324	蜀州白颈蚯蚓	[4]	405
蜚虻（新增图）	[4]	326	蠮螉	[4]	408
蜚蠊（新增图）	[4]	328	葛上亭长（新增图）	[4]	411
䗪虫	[4]	330	斑蝥	[4]	414
鲛鱼	[4]	332	南京芫青	[4]	417
沙鱼	[4]	333	地胆（新增图）	[4]	419
白鱼	[4]	335	蜈蚣	[4]	421
鳜鱼	[4]	337	蛤蚧	[4]	424
青鱼	[4]	339	蔡州水蛭	[4]	427
河豚（新增图）	[4]	341	田中螺（新增图）	[4]	430
石首鱼（新增图）	[4]	343	贝子	[4]	432
嘉鱼（新增图）	[4]	345	常州石蚕	[4]	435
鲻鱼（新增图）	[4]	347	雀瓮	[4]	437
紫贝	[4]	349	蕲州白花蛇	[4]	440
鲈鱼（新增图）	[4]	351	蕲州乌蛇	[4]	443
鲨（新增图）	[4]	353	金蛇	[4]	445
海马（新增图）	[4]	355	蜣螂	[4]	447
			潞州五灵脂	[4]	450
本草品汇精要卷之三十一			蝎	[4]	453
虾蟆（新增图）	[4]	367	蝼蛄	[4]	456
牡鼠	[4]	370	马陆（新增图）	[4]	459
马刀	[4]	373	蠹	[4]	461
蛤蜊（新增图）	[4]	375	鲮鲤甲	[4]	463
蚬（新增图）	[4]	377	珂（新增图）	[4]	465
蝛䗁（新增图）	[4]	379	蜻蛉	[4]	467
蚌蛤	[4]	381	鼠妇	[4]	469
车螯（新增图）	[4]	383	萤火（新增图）	[4]	471
蚶（新增图）	[4]	385	泉州甲香	[4]	473
蛏（新增图）	[4]	387	衣鱼	[4]	476

本草品汇精要卷之三十二

宜州豆蔻　　　　　　　　[4]　490
山姜花（草豆蔻）　　　　[4]　491
藕实　　　　　　　　　　[4]　493
橘　　　　　　　　　　　[4]　496
青皮（新增图）　　　　　[4]　499
柚子　　　　　　　　　　[4]　501
大枣　　　　　　　　　　[4]　503
葡萄　　　　　　　　　　[4]　508
栗子　　　　　　　　　　[4]　510
蓬蘽　　　　　　　　　　[4]　513
覆盆子（新增图）　　　　[4]　515
芰实　　　　　　　　　　[4]　517
橙子（新增图）　　　　　[4]　519
樱桃　　　　　　　　　　[4]　521
鸡头实　　　　　　　　　[4]　523

本草品汇精要卷之三十三

郢州梅实　　　　　　　　[4]　530
蜀州木瓜　　　　　　　　[4]　533
柿　　　　　　　　　　　[4]　536
芋　　　　　　　　　　　[4]　539
乌芋　　　　　　　　　　[4]　542
茨菇　　　　　　　　　　[4]　544
眉州枇杷叶　　　　　　　[4]　546
荔枝　　　　　　　　　　[4]　549
乳柑子（新增图）　　　　[4]　552
甘蔗　　　　　　　　　　[4]　554
石蜜（新增图）　　　　　[4]　556
沙糖（新增图）　　　　　[4]　558
椑柿（新增图）　　　　　[4]　560

本草品汇精要卷之三十四

桃核仁　　　　　　　　　[4]　568
杏核仁　　　　　　　　　[4]　572

安石榴　　　　　　　　　[4]　575
梨　　　　　　　　　　　[4]　578
林檎　　　　　　　　　　[4]　581
蜀州李核仁　　　　　　　[4]　583
杨梅（新增图）　　　　　[4]　586
胡桃　　　　　　　　　　[4]　588
猕猴桃（新增图）　　　　[4]　591
海松子（新增图）　　　　[4]　593
柰（新增图）　　　　　　[4]　595
菴罗果（新增图）　　　　[4]　597
泉州橄榄　　　　　　　　[4]　599
榅桲　　　　　　　　　　[4]　602
榛子（新增图）　　　　　[4]　604
龙眼　　　　　　　　　　[4]　606
椰子（新增图）　　　　　[4]　608
椰子皮　　　　　　　　　[4]　609
榧实（新增图）　　　　　[4]　611
香圆（新增图）　　　　　[4]　613
马槟榔（新增图）　　　　[4]　615
平波（新增图）　　　　　[4]　617
八檐仁（新增图）　　　　[4]　619
银杏（新增图）　　　　　[4]　621
株子（新增图）　　　　　[4]　623
必思答（新增图）　　　　[4]　625
棠毬子　　　　　　　　　[4]　627

本草品汇精要卷之三十五

晋州胡麻　　　　　　　　[5]　4
巨胜子（新增图）　　　　[5]　7
胡麻油（新增图）　　　　[5]　9
青蘘（新增图）　　　　　[5]　11
麻蕡麻子　　　　　　　　[5]　13
油麻　　　　　　　　　　[5]　16
饴糖（新增图）　　　　　[5]　19
灰藋（新增图）　　　　　[5]　21

本草品汇精要卷之三十六

大豆	[5]	28
大豆黄卷（新增图）	[5]	31
赤小豆	[5]	33
酒（新增图）	[5]	36
粟米（新增图）	[5]	40
秫米（新增图）	[5]	43
粳米（新增图）	[5]	46
青粱米	[5]	49
黍米（新增图）	[5]	51
丹黍米	[5]	53
白粱米（新增图）	[5]	55
黄粱米（新增图）	[5]	57
蘖米（新增图）	[5]	59
舂杵头细糠（新增图）	[5]	61
小麦	[5]	63
大麦（新增图）	[5]	66
穬麦（新增图）	[5]	69
曲（新增图）	[5]	71
荞麦（新增图）	[5]	74
藊豆	[5]	76
豉（新增图）	[5]	78
绿豆（新增图）	[5]	82
白豆（新增图）	[5]	84

本草品汇精要卷之三十七

醋（新增图）	[5]	90
糯稻米	[5]	93
稷米	[5]	96
腐婢	[5]	99
酱（新增图）	[5]	101
陈廪米（新增图）	[5]	103
罂子粟	[5]	105
豌豆（新增图）	[5]	108
青小豆（新增图）	[5]	110

本草品汇精要卷之三十八

冬葵子	[5]	116
苋实	[5]	119
红苋	[5]	120
紫苋	[5]	120
胡荽（新增图）	[5]	122
邪蒿（新增图）	[5]	125
茼蒿（新增图）	[5]	127
胡瓜（新增图）	[5]	129
石胡荽（新增图）	[5]	131
芜菁	[5]	133
白冬瓜（新增图）	[5]	137
白瓜子	[5]	140
甜瓜（新增图）	[5]	142
瓜蒂	[5]	144
越瓜（新增图）	[5]	147
紫芥（新增图）	[5]	149
青芥	[5]	149
白芥（新增图）	[5]	152
莱菔	[5]	154
菘菜	[5]	157
苦菜（新增图）	[5]	160
荏子（新增图）	[5]	162
黄蜀葵	[5]	165
红蜀葵	[5]	167
龙葵	[5]	170
苦耽（新增图）	[5]	172
苦苣（新增图）	[5]	174
苜蓿（新增图）	[5]	176
荠（新增图）	[5]	178

本草品汇精要卷之三十九

温州生姜	[5]	186
涪州生姜	[5]	187
干姜	[5]	189

蓼实	[5]	192
楼葱	[5]	195
葱实	[5]	196
韭	[5]	199
薤	[5]	202
恭菜（新增图）	[5]	205
成州荆芥	[5]	207
岳州荆芥	[5]	208
白蘘荷	[5]	210
简州紫苏	[5]	213
无为军紫苏	[5]	214
水苏	[5]	216
香薷	[5]	219
南京薄荷	[5]	222
岳州薄荷	[5]	223
葫芦（新增图）	[5]	225
甘露子（新增图）	[5]	227
蘑菇（新增图）	[5]	229
香菜（新增图）	[5]	231
薇菜（新增图）	[5]	233
天花（新增图）	[5]	235
胡萝卜（新增图）	[5]	237

本草品汇精要卷之四十

苦瓠（新增图）	[5]	246
葫	[5]	249
蒜	[5]	252
葫葱（新增图）	[5]	255
莼（新增图）	[5]	257
水靳（新增图）	[5]	259
马齿苋	[5]	261
茄子	[5]	264
繁蒌	[5]	267
白苣（新增图）	[5]	270
落葵（新增图）	[5]	272

堇（新增图）	[5]	274
杨州蕺菜	[5]	276
马芹子（新增图）	[5]	278
芸薹（新增图）	[5]	280
菠薐（新增图）	[5]	282
苦荬（新增图）	[5]	284
鹿角菜（新增图）	[5]	286
莙荙（新增图）	[5]	288
东风菜（新增图）	[5]	290
玉簪花（新增图）	[5]	293
紫玉簪（新增图）	[5]	294

本草品汇精要卷之四十一

水英	[5]	301
丽春草	[5]	303
吉州坐拏草	[5]	305
紫堇	[5]	307
常州杏叶草	[5]	309
筠州水甘草	[5]	311
河中府地柏	[5]	313
永康军紫背龙牙	[5]	315
宜州攀倒甑	[5]	317
筠州佛甲草	[5]	319
秦州百乳草	[5]	321
眉州撮石合草	[5]	323
筠州石苋	[5]	325
戎州百两金	[5]	327
福州小青	[5]	329
筠州曲节草	[5]	331
福州独脚仙	[5]	333
施州露筋草	[5]	335
施州红茂草	[5]	337
筠州见肿消	[5]	339
施州半天回	[5]	341
施州龙牙草	[5]	343

秦州苦芥子	[5]	345	信州黄花了	[5]	415
施州野兰根	[5]	347	南恩州布里草	[5]	417
施州都管草	[5]	349	福州香麻	[5]	419
施州小儿群	[5]	351	宜州半边山	[5]	421
常州菩萨草	[5]	353	南恩州火炭母草	[5]	423
筠州仙人掌草	[5]	355	威胜军亚麻子	[5]	425
施州紫背金盘草	[5]	357	信州田麻	[5]	427
常州石逍遥草	[5]	359	信州鸠鸟威	[5]	429
密州胡堇草	[5]	361	信州茆质汗	[5]	431
秦州无心草	[5]	363	江宁地蜈蚣	[5]	433
筠州千里光	[5]	365	商州地茄子	[5]	435
筠州九牛草	[5]	367	鼎州水麻	[5]	437
睦州刺虎	[5]	369	鼎州金灯	[5]	438
资州生瓜菜	[5]	371	黔州石蒜	[5]	439
福州建水草	[5]	373	江宁府荨麻	[5]	441
信州紫袍	[5]	375	卫州山姜	[5]	443
高邮军老鸦眼睛草	[5]	377	秦州马肠根	[5]	445
明州天花粉	[5]	379	撒馥香（新增图）	[5]	447
福州琼田草	[5]	381	施州大木皮	[5]	449
福州石垂	[5]	383	施州崖棕	[5]	451
福州紫金牛	[5]	385	宜州鹅抱	[5]	453
福州鸡项草	[5]	387	施州鸡翁藤	[5]	455
淄州拳参	[5]	389	福州紫金藤	[5]	457
威州根子	[5]	391	施州独用藤	[5]	459
淄州杏参	[5]	393	施州瓜藤	[5]	461
福州赤孙施	[5]	395	施州金棱藤	[5]	463
临江军田母草	[5]	397	施州野猪尾	[5]	465
饶州铁线	[5]	399	荣州烈节	[5]	467
台州天寿根	[5]	401	宜州杜茎山	[5]	469
天台山百药祖	[5]	403	信州血藤	[5]	471
天台山黄寮郎	[5]	405	福州土红山	[5]	473
天台山催风使	[5]	407	天台百棱藤	[5]	475
邓州阴地厥	[5]	409	台州祁婆藤	[5]	477
天台山千里急	[5]	411	台州含春藤	[5]	479
鼎州地芙蓉	[5]	413	台州清风藤	[5]	481

江州七星草　　　　　　　[5]　483　　淄州芥心草　　　　　　　[5]　491

台州石南藤　　　　　　　[5]　485　　邛州醋林子　　　　　　　[5]　493

施州石合草　　　　　　　[5]　487　　临江军天仙藤　　　　　　[5]　495

施州马接脚　　　　　　　[5]　489

药名笔画索引

《本草品汇精要》1～5册共用同一索引，为使读者检索方便，该索引在每个药名后均标注了其所在册数（如"[1]"）及页码。

二画

二月上壬日取土	[1]	320
丁公寄	[5]	519
丁香	[3]	179
七仙草	[1]	659
七星草	[5]	483
人牙齿	[3]	541
人肉	[3]	557
人血	[3]	557
人肝藤	[2]	72
人乳	[3]	538
人参	[1]	486
人胆	[3]	558
人胞	[3]	557
人屎	[3]	543
人溺	[3]	545
人精	[3]	552
人髭	[3]	556
八角茴香	[2]	487
八檐仁	[4]	619
九牛草	[5]	367
九熟草	[5]	510
刀鞘	[3]	527

三画

三叶	[5]	518
三白草	[2]	563
三家洗碗水	[1]	463
三赖	[2]	485
干苔	[2]	323
干姜	[5]	189
干漆	[3]	140
干熟地黄	[1]	502
土马鬃	[2]	330
土地	[1]	263
土芋	[2]	171
土虫	[4]	359
土阴孽	[1]	419
土红山	[5]	473
土拨鼠	[3]	602
土齿	[5]	515
土落草	[2]	171
土蜂窠上细土	[1]	265
大木皮	[5]	449
大石镇宅	[1]	187
大红虾鲊	[4]	484
大麦	[5]	66

大豆黄卷	[5]	31	弓弩弦	[3]	83
大青	[2]	195	卫矛	[3]	309
大枣	[4]	503	女贞实	[3]	171
大空	[3]	502	女青	[2]	542
大盐	[1]	276	女萎	[2]	197
大黄	[2]	394	女菀	[2]	326
大瓠藤水	[2]	170	飞生虫	[4]	482
大戟	[2]	441	飞廉	[2]	23
大蓟	[2]	215	马刀	[4]	373
大腹	[3]	313	马牙消	[1]	121
大甑中蒸土	[1]	264	马兰	[2]	348
万一藤	[2]	608	马先蒿	[2]	264
弋共	[5]	522	马芹子	[5]	278
小儿群	[5]	351	马肠根	[5]	445
小天蓼	[3]	438	马陆	[4]	459
小麦	[5]	63	马齿苋	[5]	261
小青	[5]	329	马乳	[3]	598
小蓟	[2]	217	马疡木根皮	[3]	447
小檗	[3]	440	马勃	[3]	53
山豆根	[2]	560	马逢	[5]	508
山茱萸	[3]	270	马唐	[5]	508
山胡椒	[2]	72	马接脚	[5]	489
山药	[1]	552	马兜铃	[2]	532
山姜	[5]	443	马衔	[1]	304
山菌子	[4]	151	马槟榔	[4]	615
山蛩虫	[4]	482	马颠	[5]	508
山慈石	[5]	506	马鞭草	[2]	513
山慈菇	[3]	31			
千岁蘽	[2]	42	四画		
千里及	[1]	565	王不留行	[2]	64
千里光	[5]	365	王瓜	[2]	209
千里急	[5]	411	王孙	[2]	328
千金藤	[3]	414	王明	[5]	517
千金鑹草	[2]	495	井口边草	[2]	495
及己	[2]	457	井中苔萍	[2]	343

井华水	[1]	371	木甘草	[5]	510
井底沙	[1]	361	木瓜	[4]	533
井泉石	[1]	431	木兰	[3]	173
天门冬	[1]	491	木细辛	[3]	447
天子藉田三推犁下土	[1]	263	木威子	[4]	525
天仙藤	[5]	495	木虻	[4]	324
天名精	[2]	13	木香	[1]	548
天寿根	[5]	401	木核	[5]	512
天花	[5]	235	木贼	[3]	7
天花粉	[5]	379	木通	[2]	101
天社虫	[5]	519	木麻	[3]	214
天灵盖	[3]	554	木戟	[3]	352
天罗勒	[2]	608	木蜜	[3]	214
天竺干姜	[1]	659	木槿	[3]	522
天竺桂	[3]	330	木黎芦	[3]	528
天竺黄	[3]	326	木鳖子	[3]	480
天南星	[2]	481	木蠹	[4]	484
天麻	[2]	231	五木耳	[3]	225
天雄	[2]	379	五加皮	[3]	143
天雄草	[5]	510	五母麻	[5]	518
天鹅	[4]	194	五色石脂	[1]	156
天鼠屎	[4]	145	五色符	[5]	523
天蓼	[5]	514	五羽石	[5]	505
夫衣带	[3]	559	五灵脂	[4]	450
元慈勒	[3]	288	五味子	[2]	25
无风独摇草	[1]	563	五毒草	[3]	47
无心草	[5]	363	五倍子	[3]	322
无名木皮	[3]	213	不灰木	[1]	445
无名异	[1]	176	不雕木	[3]	155
无食子	[3]	390	太一余粮	[1]	147
无患子皮	[3]	418	太阴玄精	[1]	306
无漏子	[4]	525	区余	[5]	518
云母石	[1]	94	车前子	[1]	545
云实	[2]	62	车脂	[1]	313
木天蓼	[3]	428	车家鸡栖木	[3]	527

车渠	[1]	136	牛领藤	[3]	352
车辖	[1]	309	牛膝	[1]	515
车螯	[4]	383	毛建草及子	[2]	269
巨胜子	[5]	7	毛茛	[3]	85
牙子	[2]	455	毛蓼	[2]	608
比目鱼	[4]	262	升麻	[1]	541
瓦甑	[1]	320	长石	[1]	222
水中石子	[1]	138	长松	[2]	74
水气	[1]	464	父陛根	[5]	517
水甘草	[5]	311	风延母	[2]	170
水花	[1]	395	丹参	[2]	19
水苏	[5]	216	丹砂	[1]	90
水杨叶嫩枝	[3]	506	丹桎木皮	[3]	527
水龟	[4]	267	丹雄鸡	[4]	106
水英	[5]	301	丹黍米	[5]	53
水黾	[4]	482	丹戬	[5]	520
水香棱	[2]	303	乌古瓦	[1]	443
水萍	[2]	206	乌头	[2]	373
水银	[1]	250	乌芋	[4]	542
水银粉	[1]	253	乌臼木根皮	[3]	457
水麻	[5]	437	乌药	[3]	296
水蛭	[4]	427	乌鸦	[4]	166
水蓼	[3]	59	乌韭	[2]	583
水靳	[5]	259	乌毡	[3]	601
水鸢	[4]	200	乌烂死蚕	[4]	479
贝子	[4]	432	乌贼鱼	[4]	295
贝母	[2]	130	乌蛇	[4]	443
见肿消	[5]	339	乌雄鸡	[4]	111
牛奶藤	[3]	214	乌蔹莓	[2]	599
牛舌实	[5]	508	凤凰台	[4]	130
牛角	[3]	578	六天气	[1]	393
牛乳	[3]	581	六月河中诸热沙	[1]	189
牛鱼	[4]	263	六畜毛蹄甲	[4]	92
牛扁	[3]	15	文石	[5]	506
牛黄	[3]	574	文林郎	[4]	525

文蛤	[4]	241	甘露子	[5]	227
文鳐鱼	[4]	263	甘露水	[1]	392
方诸水	[1]	395	甘露蜜	[1]	394
方解石	[1]	206	甘露藤	[3]	500
火炭母草	[5]	423	艾叶	[2]	201
火槽头	[3]	355	艾蒳香	[2]	315
户垠下土	[1]	264	古文钱	[1]	451
孔公孽	[1]	216	古厕木	[3]	354
孔雀屎	[4]	158	古衬板	[3]	353
巴朱	[5]	515	古砖	[1]	321
巴豆	[3]	361	古镜	[1]	136
巴戟天	[1]	588	节华	[5]	511
巴棘	[5]	515	可聚实	[5]	513
予脂	[4]	360	厉石华	[5]	504
			石下长卿	[5]	522
五画			石韦	[2]	182
玉井水	[1]	392	石中黄子	[1]	174
玉伯	[5]	506	石长生	[2]	597
玉英	[5]	503	石龙子	[4]	321
玉泉	[1]	101	石龙刍	[2]	58
玉屑	[1]	98	石龙芮	[2]	146
玉膏	[1]	188	石芒	[2]	363
玉簪花	[5]	293	石灰	[1]	329
巧妇鸟	[4]	131	石合草	[5]	487
正月十五日灯盏	[1]	320	石决明	[4]	235
正月雨水	[1]	463	石芸	[5]	506
甘土	[1]	320	石苋	[5]	325
甘松香	[2]	317	石花	[1]	218
甘草	[1]	496	石肝	[5]	504
甘烂水	[1]	457	石床	[1]	220
甘家白药	[1]	659	石松	[3]	213
甘遂	[2]	429	石刺木根皮	[3]	290
甘蓝	[5]	296	石肾	[5]	504
甘蔗	[4]	554	石垂	[5]	383
甘蔗根	[2]	521	石肺	[5]	504

石荆	[3]	528	石鮧鱼	[4]	265	
石荠宁	[1]	659	石濡	[5]	506	
石胡荽	[5]	131	石蟹	[1]	240	
石南	[3]	425	石髓	[1]	187	
石南藤	[5]	485	石蠹虫	[5]	520	
石药	[1]	139	布里草	[5]	417	
石栏杆	[1]	186	布针	[1]	137	
石钟乳	[1]	211	布谷脚、脑、骨	[4]	202	
石香菜	[2]	199	龙牙草	[5]	343	
石胆	[1]	128	龙手藤	[3]	213	
石首鱼	[4]	343	龙石膏	[5]	505	
石蚕	[1]	437	龙骨	[3]	564	
石蚕	[4]	435	龙珠	[1]	566	
石都念子	[4]	563	龙脑香	[3]	201	
石耆	[5]	505	龙常草	[5]	509	
石莼	[2]	73	龙眼	[4]	606	
石逍遥草	[5]	359	龙葵	[5]	170	
石脑	[1]	238	平波	[4]	617	
石脑油	[1]	439	东风菜	[5]	290	
石剧	[5]	506	东流水及千里水	[1]	455	
石黄	[1]	137	东廧	[5]	86	
石蛇	[1]	318	东壁土	[1]	352	
石斛	[1]	585	占斯	[5]	524	
石硫赤	[5]	505	卢会	[3]	346	
石硫青	[5]	505	甲香	[4]	473	
石硫黄	[1]	198	甲煎	[2]	609	
石脾	[1]	138	田中螺	[4]	430	
石脾	[5]	504	田母草	[5]	397	
石蒜	[5]	439	田麻	[5]	427	
石膏	[1]	203	由跋	[2]	390	
石漆	[1]	138	生大豆	[5]	28	
石蜜	[4]	209	生瓜菜	[5]	371	
石蜜	[4]	556	生地黄	[1]	499	
石蕊	[1]	564	生姜	[5]	186	
石燕	[1]	366	生铁	[1]	287	

生消	[1]	123	白附子	[2]	585
生银	[1]	247	白青	[1]	168
生熟汤	[1]	463	白英	[1]	591
代赭	[1]	363	白昌	[5]	514
仙人杖	[3]	301	白鱼	[4]	335
仙人草	[1]	564	白兔藿	[2]	54
仙人掌草	[5]	355	白油麻	[5]	16
仙茅	[2]	535	白垩	[1]	385
白及	[2]	438	白药	[2]	295
白女肠	[5]	513	白背	[5]	513
白马茎	[3]	594	白前	[2]	290
白马骨	[3]	353	白给	[5]	513
白玉髓	[5]	503	白莲花	[1]	564
白术	[1]	509	白胶	[4]	12
白石华	[5]	503	白瓷瓦屑	[1]	441
白石英	[1]	150	白扇根	[5]	513
白石脂	[1]	164	白鸽	[4]	178
白瓜子	[5]	140	白颈蚯蚓	[4]	405
白冬瓜	[5]	137	白棘	[3]	278
白头翁	[2]	518	白雄鸡	[4]	109
白芍药	[2]	106	白鹅膏	[4]	119
白芝	[1]	613	白蒿	[1]	593
白师子	[1]	186	白粱米	[5]	55
白肌石	[5]	505	白薇	[2]	432
白羊石	[1]	318	白鲜	[2]	163
白并	[5]	513	白僵蚕	[4]	298
白苣	[5]	270	白鹤	[4]	156
白芷	[2]	134	白薇	[2]	190
白花蛇	[4]	440	白蘘荷	[5]	210
白花藤	[2]	69	瓜芦	[3]	528
白芥	[5]	152	瓜蒂	[5]	144
白杨树皮	[3]	399	瓜藤	[5]	461
白豆	[5]	84	印纸	[1]	188
白豆蔻	[2]	354	冬灰	[1]	387
白辛	[5]	514	冬葵子	[5]	116

冬霜	[1]	394	地芙蓉	[5]	413
鸟目	[4]	151	地芩	[5]	515
市门土	[1]	263	地杨梅	[1]	657
市门众人溺坑中水	[1]	464	地茄子	[5]	435
玄石	[1]	229	地肤子	[2]	39
玄明粉	[1]	118	地柏	[5]	313
玄参	[2]	116	地骨皮	[3]	112
玄黄石	[1]	186	地胆	[4]	419
兰草	[2]	32	地笋	[2]	356
半天回	[5]	341	地朕	[5]	515
半天河	[1]	381	地浆	[1]	375
半边山	[5]	421	地菘	[5]	526
半夏	[2]	384	地椒	[3]	75
头垢	[3]	540	地筋	[5]	515
让实	[5]	513	地榆	[2]	212
必似勒	[2]	171	地蜈蚣	[5]	433
必思答	[4]	625	地锦草	[3]	41
必栗香	[3]	288	耳塞	[3]	542
奴会子	[3]	213	芋	[4]	539
奴柘	[3]	352	芒消	[1]	112
发髲	[3]	534	亚麻子	[5]	425
对庐	[5]	516	芎劳	[1]	627
			朴消	[1]	115
六画			百丈青	[2]	268
戎盐	[1]	279	百舌鸟	[4]	151
吉丁虫	[4]	361	百舌鸟窠中土	[1]	321
吉祥草	[1]	657	百合	[2]	123
老鸦眼睛草	[5]	377	百劳	[4]	180
执日取天星上土	[1]	264	百两金	[5]	327
地不容	[2]	71	百乳草	[5]	321
地龙藤	[3]	355	百草灰	[2]	495
地主	[3]	290	百草花	[1]	563
地耳	[5]	515	百药祖	[5]	403
地衣草	[1]	657	百脉根	[2]	352
地防	[5]	521	百部根	[2]	236

百家箸	[3]	527	合玉石	[5]	503
百棱藤	[5]	475	合欢	[3]	317
灰药	[4]	361	合明草	[3]	79
灰藋	[5]	21	合新木	[5]	512
列当	[3]	51	负蠜	[4]	358
死人枕及席	[3]	558	凫葵	[2]	324
邪蒿	[5]	125	冲洞根	[2]	495
师系	[5]	517	庆	[5]	519
师草实	[5]	23	刘寄奴	[2]	546
光明盐	[1]	281	齐蛤	[4]	358
当归	[2]	95	衣中故绵絮	[3]	559
曲	[5]	71	衣鱼	[4]	476
曲节草	[5]	331	产死妇人冢上草	[2]	496
肉苁蓉	[1]	646	决明子	[2]	16
肉豆蔻	[2]	275	问荆	[2]	364
朱鳖	[4]	483	羊不吃草	[1]	564
竹叶	[3]	229	羊乳	[4]	20
竹付	[5]	518	羊乳	[5]	508
竹肉	[3]	446	羊实	[5]	508
伏牛花	[3]	324	羊桃	[2]	538
伏龙肝	[1]	327	羊踯躅	[2]	459
伏鸡子根	[1]	566	羊蹄	[2]	501
伏翼	[4]	142	并苦	[5]	517
优殿	[2]	171	灯心草	[3]	45
延胡索	[2]	266	灯花末	[2]	495
仲思枣	[4]	506	灯笼草	[2]	72
仰天皮	[1]	320	江中采出芦	[2]	363
仰盆	[2]	269	池德勒	[1]	659
自然灰	[1]	263	安石榴	[4]	575
自然铜	[1]	400	安息香	[3]	204
自缢死绳	[2]	73	祁婆藤	[5]	477
血藤	[5]	471	那耆悉	[3]	215
行夜	[5]	520	异草	[5]	510
会州白药	[1]	564	阳乌	[4]	130
合子草	[2]	74	阳起石	[1]	231

阴地流泉	[1]	465	赤赫	[5]	524
阴地厥	[5]	409	赤箭	[1]	596
防己	[2]	228	折伤木	[3]	332
防风	[1]	649	孝子衫襟灰	[2]	496
防葵	[1]	525	孝文韭	[1]	565
妇人月水	[3]	550	芜荑	[3]	251
妇人裈裆	[3]	557	芜菁	[5]	133
好井水及土石间新出泉水	[1]	463	芫花	[3]	524
红豆蔻	[2]	311	芫青	[4]	417
红茂草	[5]	337	芸薹	[5]	280
红莲花	[1]	564	芰实	[4]	517
红蓝花	[2]	246	苋实	[5]	119
红蜀葵	[5]	167	薗米	[5]	23
			芙树	[3]	527
七画			花乳石	[1]	435
麦门冬	[1]	532	芥	[5]	149
麦饭石	[1]	429	芥	[5]	519
麦苗	[5]	86	芥心草	[5]	491
玛瑙	[1]	261	苍术	[1]	505
远志	[1]	574	苍石	[1]	433
扶栘木皮	[3]	478	苎根	[2]	515
赤小豆	[5]	33	芦中虫	[4]	482
赤车使者	[3]	35	芦根	[2]	524
赤爪木	[3]	470	劳铁	[1]	136
赤石脂	[1]	160	苏方木	[3]	403
赤龙浴水	[1]	395	苏合香	[3]	199
赤地利	[2]	581	杜父鱼	[4]	264
赤芍药	[2]	109	杜仲	[3]	166
赤芝	[1]	607	杜若	[2]	49
赤孙施	[5]	395	杜茎山	[5]	469
赤柽木	[3]	492	杜鹃	[4]	202
赤举	[5]	514	杜蘅	[2]	188
赤翅蜂	[4]	481	杏叶草	[5]	309
赤涅	[5]	514	杏参	[5]	393
赤铜屑	[1]	355	杏核仁	[4]	572

杉材	[3]	463	佛耳草	[2]	491
杓	[3]	527	返魂香	[3]	152
李核仁	[4]	583	坐拏草	[5]	305
杨庐耳	[3]	289	谷精草	[3]	13
杨栌木	[3]	508	含水藤中水	[3]	153
杨梅	[4]	586	含生草	[2]	363
豆蔻	[4]	490	含春藤	[5]	479
两头尖	[2]	489	龟甲	[4]	222
两头蛇	[4]	485	角落木皮	[3]	291
丽春草	[5]	303	角蒿	[2]	530
连翘	[2]	552	饭箩烧作灰	[3]	353
卤碱	[1]	278	床四脚下土	[1]	319
旱藕	[1]	564	辛夷	[3]	160
时鱼	[4]	262	羌活	[1]	538
吴茱萸	[3]	234	兑草	[5]	510
吴唐草	[5]	510	沙参	[2]	51
吴葵华	[5]	511	沙糖	[4]	558
旷石	[5]	507	没药	[3]	299
男子阴毛	[3]	558	没离梨	[3]	445
别羁	[5]	521	沉香	[3]	182
坐松	[5]	518	怀妊妇人爪甲	[3]	553
针线袋	[4]	480	良达	[5]	516
钉棺下斧声	[1]	137	诃梨勒	[3]	371
牡丹	[3]	343	补骨脂	[2]	277
牡狗阴茎	[4]	21	社坛四角土	[1]	263
牡荆实	[3]	146	社酒	[5]	112
牡桂	[3]	96	君迁子	[4]	629
牡蛎	[4]	219	灵寿木根皮	[3]	155
牡蒿	[5]	521	灵床下鞋履	[2]	496
牡鼠	[4]	370	灵床上果子	[4]	525
乱发	[3]	536	灵砂	[1]	255
每始王木	[3]	338	灵猫阴	[4]	51
何首乌	[2]	464	陆英	[2]	601
皂荚	[3]	368	阿月浑子	[3]	155
佛甲草	[5]	319	阿胶	[3]	591

阿勒勃	[3]	154	青粱米	[5]	49
阿婆赵荣二药	[1]	189	青雌	[5]	513
阿魏	[3]	340	青黛	[1]	625
陈思岌	[1]	565	青蘘	[5]	11
陈家白药	[1]	566	担罗	[4]	483
陈廪米	[5]	103	苦苣	[5]	174
附子	[2]	369	苦芙	[3]	17
陀得花	[2]	360	苦芥子	[5]	345
忍冬	[2]	34	苦参	[2]	91
鸡子	[4]	117	苦荬	[5]	284
鸡头实	[4]	523	苦耽	[5]	172
鸡舌香	[3]	190	苦菜	[5]	160
鸡肠草	[5]	526	苦瓠	[5]	246
鸡项草	[5]	387	苜蓿	[5]	176
鸡侯菜	[1]	565	苗根	[5]	516
鸡冠子	[3]	73	英鸡	[4]	131
鸡翁藤	[5]	455	英草华	[5]	511
鸡涅	[5]	509	苘实	[3]	33
鸡脚草	[1]	658	苟印	[4]	480
鸡窠中草	[3]	72	茆质汗	[5]	431
驴屎	[4]	94	茄子	[5]	264
驴溺泥土	[1]	265	茅香花	[2]	345
			茅根	[2]	148
八画			茅膏菜	[1]	658
青小豆	[5]	110	林檎	[4]	581
青木香	[1]	550	枇杷叶	[4]	546
青玉	[5]	503	松杨木皮	[3]	289
青石脂	[1]	158	松脂	[3]	100
青皮	[4]	499	松萝	[3]	303
青芝	[1]	611	枫柳皮	[3]	468
青鱼	[4]	339	枫香脂	[3]	169
青蚨	[4]	478	枕材	[3]	352
青琅玕	[1]	389	刺虎	[5]	369
青葙子	[2]	434	刺蜜	[2]	73
青腰虫	[4]	483	卖子木	[3]	496

郁李仁	[3]	384	金钗股	[2]	268
郁金	[2]	262	金线矾	[1]	136
郁金香	[2]	168	金星石	[1]	410
矾石	[1]	103	金星草	[2]	569
鸢尾	[2]	392	金疮小草	[2]	609
虎杖根	[3]	319	金浆	[1]	136
虎骨	[4]	32	金屑	[1]	242
虎掌	[2]	387	金蛇	[4]	445
果然肉	[4]	101	金棱藤	[5]	463
昆布	[2]	226	金樱子	[3]	206
昌侯鱼	[4]	266	乳穴中水	[1]	395
罗勒	[5]	180	乳柑子	[4]	552
败天公	[3]	348	乳香	[3]	187
败石	[5]	507	乳腐	[3]	586
败芒箔	[3]	63	肤青	[1]	315
败扇	[3]	445	鱼虎	[4]	266
败船茹	[3]	43	鱼狗	[4]	128
败鼓皮	[4]	90	鱼脂	[4]	265
败蒲席	[2]	558	鱼鲊	[4]	265
败酱	[2]	161	兔头骨	[4]	36
钉中膏	[1]	311	兔肝草	[2]	363
钓樟根皮	[3]	412	狐阴茎	[4]	62
钓藤	[3]	484	狗舌草	[3]	64
钗子股	[2]	493	狗脊	[2]	143
知母	[2]	126	狒狒	[4]	51
知杖	[5]	518	饴糖	[5]	19
委蛇	[5]	516	京三棱	[2]	248
使君子	[2]	350	底野迦	[3]	599
侧子	[2]	382	疟龟	[4]	267
质汗	[3]	57	放杖木	[3]	213
彼子	[5]	525	卷柏	[1]	619
金牙	[1]	404	炊汤	[1]	465
金石	[1]	188	炉甘石	[1]	182
金灯	[5]	438	河边木	[3]	214
金茎	[5]	507	河豚	[4]	341

河煎	[5]	518	城东腐木	[5]	519
波斯白矾	[1]	136	城里赤柱	[5]	519
泽兰	[2]	223	荆芥	[5]	207
泽泻	[1]	571	荆茎	[5]	517
泽漆	[2]	445	茜根	[2]	21
学木核	[5]	512	荚蒾	[3]	442
宜南草	[2]	493	荛花	[2]	453
空青	[1]	131	荜拨	[2]	255
郎君子	[4]	357	荜澄茄	[2]	305
郎耶草	[1]	657	草三棱	[3]	77
建水草	[5]	373	草石蚕	[3]	86
屈草	[5]	523	草龙胆	[1]	578
孟娘菜	[1]	657	草果	[1]	560
降真香	[3]	197	草禹余粮	[3]	85
姑活	[5]	521	草豉	[1]	565
姑获	[4]	203	草犀根	[1]	562
虱	[4]	483	草蒿	[2]	409
虱建草	[2]	363	茧卤汁	[4]	479
参果根	[5]	516	茼蒿	[5]	127
练石草	[5]	522	茵芋	[2]	447
练鹊	[4]	168	茵陈蒿	[2]	46
细辛	[1]	582	茴香子	[2]	239
终石	[5]	505	茈草	[5]	511
贯众	[2]	451	荞麦	[5]	74
			茯苓	[3]	119
九画			荏子	[5]	162
春牛角上土	[1]	265	茗苦	[3]	261
珂	[4]	465	荠	[5]	178
珍珠	[4]	227	荠苨	[2]	293
珊瑚	[1]	259	茨菰	[4]	544
玻璃	[1]	186	茺蔚子	[1]	519
毒菌	[3]	85	荨麻	[5]	441
封石	[5]	504	故木砧	[3]	354
封华	[5]	511	故茅屋上尘	[1]	321
垣衣	[2]	319	故鱼网	[2]	363

故炊帚	[2]	608	柚子	[4]	501
故麻鞋底	[2]	544	枳壳	[3]	254
故绯帛	[4]	480	枳实	[3]	256
故蓑衣结	[2]	608	枳椇	[3]	436
故锦烧作灰	[4]	480	柞木皮	[3]	516
故鞋底下土	[1]	265	柏实	[3]	115
故甑蔽	[3]	289	栀子	[3]	241
故缴脚布	[2]	363	栎木皮	[3]	289
茛草	[3]	9	枸杞	[3]	109
胡瓜叶	[5]	129	枸杞上虫	[4]	484
胡豆子	[5]	86	栅木皮	[3]	212
胡面莽	[2]	171	柳华	[3]	374
胡荽	[5]	122	柳絮矾	[1]	108
胡桐泪	[3]	276	柱下土	[1]	320
胡桃	[4]	588	柿	[4]	536
胡堇草	[5]	361	枷上铁钉	[1]	137
胡黄连	[2]	307	威灵仙	[2]	471
胡萝卜	[5]	237	研朱石槌	[1]	139
胡麻	[5]	4	研药	[3]	288
胡麻油	[5]	9	厚朴	[3]	258
胡葱	[5]	255	砒霜	[1]	334
胡椒	[3]	410	砂挼子	[4]	360
胡燕窠内土	[1]	320	斫合子	[2]	268
荫命	[3]	85	牵牛子	[2]	475
荔枝子	[4]	549	韭	[5]	199
南烛枝叶	[3]	416	省藤	[3]	289
南藤	[3]	459	昨叶何草	[3]	21
荭草	[2]	298	毗梨勒	[3]	305
药王	[1]	562	虾	[4]	391
药实根	[3]	482	虾蟆	[4]	367
柰	[4]	595	虻母草	[2]	608
柯树皮	[3]	445	蚁穴中土	[1]	320
柘木	[3]	514	骨碎补	[2]	548
柘虫屎	[4]	358	骨路支	[2]	74
相乌	[5]	509	钢铁	[1]	291

钩吻	[2]	417	独脚蜂	[4]	481
钩栗	[4]	562	疥拍腹	[5]	518
钩鹬	[4]	203	帝休	[3]	214
香附子	[2]	300	姜石	[1]	426
香圆	[4]	613	姜黄	[2]	252
香菜	[5]	231	类鼻	[5]	517
香麻	[5]	419	迷迭香	[2]	363
香蒲	[1]	655	前胡	[2]	157
香薷	[5]	219	柒紫	[5]	507
秋石	[3]	546	活师	[4]	485
秋露水	[1]	392	突厥白	[3]	494
泉水	[1]	379	扁青	[1]	172
鬼	[5]	517	扁前	[5]	520
鬼车	[4]	204	神丹	[1]	137
鬼目	[5]	507	神护草	[5]	509
鬼臼	[2]	527	鸩鸟毛	[5]	524
鬼齿	[3]	352	鸩鸟威	[5]	429
鬼钗草	[2]	609	鸩鸟浆	[3]	291
鬼屎	[1]	319	屋内墉下虫尘土	[1]	319
鬼盖	[5]	507	屋游	[3]	39
鬼督邮	[2]	67	屋漏水	[1]	463
鬼膊藤	[3]	352	陟釐	[2]	321
禹余粮	[1]	144	蚤休	[2]	595
食茱萸	[3]	249	结杀	[3]	527
食盐	[1]	271	络石	[1]	637
鸰	[4]	196			
狨兽	[4]	101	**十画**		
狮子屎	[4]	49	耕香	[2]	170
独用将军	[2]	72	秦艽	[2]	119
独用藤	[5]	459	秦皮	[3]	264
独自草	[2]	268	秦龟	[4]	224
独行根	[2]	589	秦荻梨	[5]	239
独活	[1]	535	秦椒	[3]	267
独脚仙	[5]	333	蚕网草	[2]	364
			蚕退	[4]	303

载	[5]	519	根子	[5]	391
载盐车牛角上土	[1]	265	索干	[5]	517
盐胆水	[1]	464	栗子	[4]	510
盐麸子	[3]	461	夏台	[5]	507
都角子	[4]	525	夏冰	[1]	394
都咸子及皮叶	[3]	289	夏枯草	[3]	25
都管草	[5]	349	砺石	[1]	234
热汤	[1]	383	原蚕蛾	[4]	301
莽草	[3]	387	逐折	[5]	517
莱菔根	[5]	154	烈节	[5]	467
莳萝	[2]	313	柴胡	[1]	527
莸草	[3]	61	鸬鹚屎	[4]	174
荻皮	[5]	512	鸭跖草	[3]	29
莘草	[5]	511	晕石	[1]	186
莨菪子	[2]	406	鸦目	[4]	202
莙荙	[5]	288	蚌蛤	[4]	381
莼	[5]	257	蚖类	[5]	520
桂	[3]	92	蚬	[4]	377
桔梗	[2]	402	蚊母鸟翅	[4]	202
桄榔子	[3]	401	铁	[1]	285
桐叶	[3]	407	铁华粉	[1]	295
桐皮	[3]	446	铁线	[5]	399
株子	[4]	623	铁浆	[1]	300
栝楼实	[2]	89	铁粉	[1]	289
栝楼根	[2]	86	铁葛	[1]	566
桦木皮	[3]	472	铁落	[1]	293
桃朱术	[1]	566	铁锈	[1]	137
桃竹笋	[3]	446	铁槌柄	[3]	352
桃花石	[1]	236	铁精	[1]	297
桃核仁	[4]	568	铅	[1]	344
桃橛	[3]	354	铅丹	[1]	342
栒核	[5]	512	铅霜	[1]	449
格注草	[3]	70	特生礜石	[1]	413
栟榈木	[3]	444	特蓬杀	[1]	189
栲木皮叶	[3]	527	秫米	[5]	43

秤锤	[1]	302	唐夷	[5]	518
积雪草	[2]	288	瓷中里白灰	[1]	264
秘恶	[5]	518	羖羊角	[4]	15
笔头灰	[4]	39	瓶香	[2]	493
倚待草	[1]	565	拳参	[5]	389
倒挂藤	[3]	353	粉锡	[1]	347
俳蒲木	[5]	512	粉霜	[1]	459
射干	[2]	419	益奶草	[1]	658
皋芦叶	[3]	153	益决草	[5]	510
息王藤	[3]	290	益符	[5]	520
徐长卿	[2]	56	益智子	[1]	558
徐李	[5]	512	烧石	[1]	138
徐黄	[5]	514	烟药	[1]	188
殷孽	[1]	214	酒	[5]	36
豺皮	[4]	77	消石	[1]	109
豹肉	[4]	46	海马	[4]	355
鸥头	[4]	160	海月	[4]	478
鸲鹆	[4]	170	海红豆	[3]	152
狸骨	[4]	41	海松子	[4]	593
狼	[4]	79	海金沙	[3]	66
狼把草	[2]	493	海带	[2]	358
狼尾草	[5]	23	海蚕沙	[4]	357
狼毒	[2]	509	海桐皮	[3]	311
狼跋子	[3]	37	海根	[2]	73
狼筋	[4]	101	海豚鱼	[4]	263
鸵鸟屎	[4]	132	海蛤	[4]	238
留师蜜	[4]	484	海蕴	[2]	171
留军待	[2]	72	海鹞鱼齿	[4]	264
鸳鸯	[4]	192	海獭	[3]	601
栾华	[3]	486	海螺	[4]	478
栾荆	[3]	476	海藻	[2]	220
浆水	[1]	369	浮烂罗勒	[3]	154
高良姜	[2]	233	流黄香	[1]	186
离鬲草	[2]	269	浣裈汁	[3]	551
离楼草	[5]	509	朗榆皮	[3]	215

诸土有毒	[1]	321	菝葜	[2]	192
诸木有毒	[3]	529	蒳蓂子	[1]	602
诸水有毒	[1]	465	菘菜	[5]	157
诸鸟有毒	[4]	204	堇	[5]	274
诸朽骨	[3]	601	勒草	[5]	511
诸虫有毒	[4]	361	黄石华	[5]	504
诸肉有毒	[4]	101	黄石脂	[1]	162
诸血	[4]	101	黄龙眼	[3]	288
诸果有毒	[4]	629	黄白支	[5]	514
诸金	[1]	138	黄芝	[1]	615
诸鱼有毒	[4]	267	黄虫	[5]	521
诸草有毒	[3]	86	黄护草	[5]	510
冢井中水	[1]	465	黄花了	[5]	415
冢上土及砖石	[1]	265	黄芩	[2]	140
屐屧鼻绳灰	[3]	55	黄芪	[1]	643
陵石	[5]	504	黄连	[1]	633
陬华	[5]	511	黄环	[3]	430
通草	[2]	104	黄鱼	[4]	262
难火兰	[1]	658	黄药根	[3]	392
预知子	[2]	606	黄栌	[3]	518
桑上寄生	[3]	163	黄秫	[5]	514
桑花	[3]	334	黄屑	[3]	215
桑茎实	[5]	512	黄银	[1]	137
桑根下土	[1]	265	黄赖鱼	[4]	262
桑根白皮	[3]	221	黄蜀葵	[5]	165
桑螵蛸	[4]	232	黄粱米	[5]	57
桑蠹虫	[5]	520	黄雌鸡	[4]	115
继母草	[2]	609	黄精	[1]	471
十一画			黄褐侯	[4]	151
舂杵头细糠	[5]	61	黄寮郎	[5]	405
理石	[1]	224	黄辩	[5]	516
捶胡根	[1]	657	黄檗	[3]	134
赦日线	[4]	480	乾陀木皮	[3]	153
接骨木	[3]	466	菴罗果	[4]	597
恭菜	[5]	205	菴摩勒	[3]	307

菴藺子	[1]	599	雀梅	[5]	509
菖蒲	[1]	478	雀翘	[5]	509
萝摩子	[2]	260	常山	[2]	423
菌桂	[3]	98	常吏之生	[5]	518
萎蕤	[1]	522	悬钩根皮	[4]	562
萆薢	[2]	184	野兰根	[5]	347
菟丝子	[1]	512	野驼	[4]	86
菟枣	[5]	508	野猪尾	[5]	465
菟葵	[2]	334	野猪黄	[4]	75
菊花	[1]	482	曼诸石	[5]	506
菊花水	[1]	373	曼游藤	[3]	155
菩萨石	[1]	178	啄木鸟	[4]	184
菩萨草	[5]	353	蚶	[4]	385
萍蓬草根	[1]	564	蚰蜒	[4]	358
菠薐	[5]	282	蚺蛇胆	[4]	393
萤火	[4]	471	蛊虫	[4]	359
营实	[2]	11	蚱蝉	[4]	287
菰根	[2]	504	蚱蜢	[4]	358
梗鸡	[5]	520	蛇舌	[5]	509
梅雨水	[1]	393	蛇芮草	[2]	608
梅实	[4]	530	蛇含	[2]	421
梓白皮	[3]	420	蛇床子	[2]	37
梳篦	[3]	353	蛇莓汁	[2]	567
棂木	[3]	290	蛇黄	[1]	453
梭头	[3]	354	蛇婆	[4]	483
救月杖	[3]	354	蛇蜕	[4]	396
救穷草	[1]	564	蛏	[4]	387
救赦人者	[5]	518	累根	[5]	516
豉	[5]	78	崖棕	[5]	451
豉虫	[4]	479	婴桃	[5]	524
硇砂	[1]	339	铛墨	[1]	337
雀麦	[2]	577	铜青	[1]	359
雀医草	[5]	510	铜矿石	[1]	406
雀卵	[4]	136	铜弩牙	[1]	408
雀瓮	[4]	437	铜盆	[1]	137

铜器盖食器上汗	[1]	465
银杏	[4]	621
银屑	[1]	245
银膏	[1]	316
甜瓜	[5]	142
甜藤	[1]	657
梨	[4]	578
梨豆	[3]	86
兜木香	[1]	562
兜纳香	[2]	170
盘蝥虫	[4]	481
船底苔	[2]	309
船虹	[5]	523
豚耳草	[2]	495
豚卵	[4]	56
象牙	[3]	589
象豆	[3]	290
猪苓	[3]	281
猪腰子	[3]	350
猪膏莓	[2]	591
猪槽上垢及土	[1]	321
猪槽中水	[1]	464
獐菜	[2]	171
猕猴	[4]	88
猕猴桃	[4]	591
毫猪膏	[4]	99
麻伯	[5]	516
麻黄	[2]	98
麻蕡	[5]	13
鹿角菜	[5]	286
鹿良	[5]	508
鹿茸	[4]	4
鹿药	[3]	81
鹿藿	[2]	593
商陆	[2]	468

旋花	[2]	29
旋覆花	[2]	412
羚羊角	[4]	25
断罐草	[2]	495
清风藤	[5]	481
淋石	[1]	423
淮木	[5]	524
淫羊藿	[2]	137
淡菜	[4]	389
婆罗得	[3]	498
婆娑石	[1]	180
梁上尘	[1]	417
寄居虫	[4]	358
密陀僧	[1]	257
弹丸土	[1]	264
续断	[2]	4
续随子	[2]	556
绿豆	[5]	82
绿青	[1]	170
绿矾	[1]	107
绿盐	[1]	283

十二画

琥珀	[3]	123
琼田草	[5]	381
斑	[4]	164
斑珠藤	[3]	155
斑蝥	[4]	414
鼋	[4]	357
款冬花	[2]	242
塔剌不花	[4]	97
越王余算	[2]	73
越瓜	[5]	147
越砥	[5]	507
博落回	[2]	268

握雪礜石	[1]	415	紫石华	[5]	503
葫	[5]	249	紫石英	[1]	153
葫芦	[5]	225	紫加石	[5]	505
葫芦巴	[3]	5	紫芝	[1]	617
葛上亭长	[4]	411	紫衣	[3]	353
葛根	[2]	81	紫苏	[5]	213
葛粉	[2]	84	紫金牛	[5]	385
葎草	[2]	572	紫金藤	[5]	457
葡萄	[4]	508	紫参	[2]	176
葱实	[5]	195	紫荆木	[3]	453
葶苈	[2]	398	紫草	[2]	154
落葵	[5]	272	紫背龙牙	[5]	315
落雁木	[3]	212	紫背金盘草	[5]	357
萱草根	[3]	68	紫给	[5]	514
萹蓄	[2]	507	紫珠	[3]	291
朝生暮落花	[2]	494	紫真檀	[3]	455
葈耳实	[2]	78	紫袍	[5]	375
楮实	[3]	137	紫堇	[5]	307
椰子皮	[4]	608	紫菀	[2]	151
猴华	[5]	511	紫葳	[3]	273
椑柿	[4]	560	紫葛	[2]	587
椋子木	[3]	336	紫蓝	[5]	514
棕榈子	[3]	520	紫铆	[3]	245
椪子	[4]	629	紫藤	[3]	315
粟米	[5]	40	凿孔中木	[3]	289
棘刺花	[3]	280	棠毬子	[4]	627
酢浆草	[3]	19	景天	[2]	44
酥	[3]	583	蛔虫汁	[4]	360
雁肪	[4]	126	蛞蝓	[4]	316
雄黄	[1]	194	蛤蚧	[4]	424
雄黄虫	[5]	519	蛤蜊	[4]	375
雄鹊	[4]	172	蛴螬	[4]	292
翘根	[5]	523	黑石华	[5]	504
翘摇	[5]	241	黑石脂	[1]	166
紫贝	[4]	349	黑芝	[1]	609

黑羊石	[1]	317	蒜	[5]	252
黑雌鸡	[4]	113	薯实	[1]	604
铸钟黄土	[1]	264	蓝实	[1]	621
铸铧锄孔中黄土	[1]	264	蓝蛇	[4]	484
犊子脐屎	[4]	51	蓝藤根	[1]	659
鹅抱	[5]	453	蓖麻子	[2]	478
鹅管石	[1]	184	蓬草子	[5]	112
黍米	[5]	51	蓬砂	[1]	447
筋子根	[2]	170	蓬莪茂	[2]	285
腊雪	[1]	377	蓬蔂	[4]	513
腜	[5]	519	蒿雀	[4]	151
腜颗虫	[4]	361	蒺藜子	[1]	640
鲂鱼	[4]	262	蒟酱	[2]	258
猬皮	[4]	273	蒴藋	[2]	603
猯膏	[4]	68	蒲公草	[3]	11
粪蓝	[5]	516	蒲黄	[1]	653
道中热尘土	[1]	320	蒟头	[3]	23
遂石	[5]	505	椿木叶	[3]	380
遂阳木	[5]	512	椿荚	[3]	504
曾青	[1]	134	楠木枝叶	[3]	290
鹈鹕	[4]	190	楠材	[3]	512
温石及烧砖	[1]	188	楝实	[3]	377
温汤	[1]	394	楄梓	[4]	602
温藤	[3]	352	楸木皮	[3]	444
滑石	[1]	125	槐花	[3]	106
溲疏	[3]	432	槐实	[3]	103
寒食麦仁粥	[5]	112	槐胶	[3]	108
寒食饭	[5]	23	榆皮	[3]	128
富家中庭土	[1]	321	楤根	[3]	445
犀角	[4]	28	桐木	[3]	288
犀洛	[5]	508	椊树皮	[3]	405
缘桑螺	[4]	305	酪	[3]	585
			感藤	[3]	490
十三画			雷丸	[3]	395
璕瑻	[4]	230	零余子	[1]	563

零陵香	[2]	279	蓝药	[2]	269
雹	[1]	394	廉姜	[3]	86
路石	[5]	506	麂	[4]	84
蜈蚣	[4]	421	麂目	[3]	86
蜗牛	[4]	318	新生小儿脐中屎	[3]	559
蜗篱	[5]	520	新雉木	[5]	512
蜂子	[4]	213	雍菜	[5]	292
蜣螂	[4]	447	粳米	[5]	46
蜀羊泉	[2]	332	粮罂中水	[1]	395
蜀胡烂	[1]	658	数低	[2]	269
蜀格	[5]	516	慈母	[3]	353
蜀椒	[3]	364	慈鸦	[4]	186
蜀漆	[2]	426	满阴实	[5]	512
锡灰	[1]	350	溪狗	[4]	482
锡铜镜鼻	[1]	357	溪鬼虫	[4]	480
雉	[4]	149	溺白垽	[3]	548
鼠耳	[5]	509	鲎	[4]	353
鼠曲草	[3]	49	辟虺雷	[1]	562
鼠妇	[4]	469			
鼠李	[3]	434	**十四画**		
鼠尾草	[2]	540	碧石青	[5]	504
鼠姑	[5]	523	碧海水	[1]	392
鼠蓑草	[3]	85	嘉鱼	[4]	345
鼠黏子	[2]	203	蔓荆实	[3]	149
鼠藤	[3]	154	蔓椒	[3]	488
鼠壤土	[1]	319	蓣草	[2]	336
催风使	[5]	407	蔡苴机屎	[3]	601
魁蛤	[4]	243	蓼实	[5]	192
鮀鱼甲	[4]	310	莎木	[3]	152
膃肭脐	[4]	81	蓼荞	[1]	658
詹糖香	[3]	193	蓼螺	[4]	483
鲈鱼	[4]	351	榛子	[4]	604
鲍鱼	[4]	257	榧实	[4]	611
酱	[5]	101	榼藤子	[3]	474
鹑	[4]	182	榬子	[3]	510

槟榔	[3]	238	蜜蒙花		[3]	328
酸枣	[3]	131	蜜蜡		[4]	216
酸草	[5]	510	熊脂		[3]	571
酸恶	[5]	515	鹜肪		[4]	121
酸浆	[2]	166	缩砂蜜		[2]	282
酸赭	[5]	515	緵木		[3]	155
磁石	[1]	226				
豨莶	[2]	511		**十五画**		
蛰厉	[5]	520	撒馥兰		[5]	447
蜚虻	[4]	326	撮石合草		[5]	323
蜚蠊	[4]	328	赭魁		[2]	449
雌黄	[1]	201	蕙实		[5]	513
鹖鸡	[4]	151	蕈草		[5]	522
蜻蛉	[4]	467	蕨		[5]	182
蜡	[4]	481	蕤核		[3]	176
蜘蛛	[4]	399	蕺		[5]	276
蝉花	[4]	290	樗木		[3]	382
罂子桐子	[3]	447	樗鸡		[4]	313
罂子粟	[5]	105	樱桃		[4]	521
鹘嘲	[4]	188	橡实		[3]	422
锻灶灰	[1]	421	槲若		[3]	397
鲙	[4]	265	樟脑		[3]	209
鲍鱼	[4]	264	橄榄		[4]	599
鲚鱼	[4]	262	豌豆		[5]	108
鲛鱼皮	[4]	332	醋		[5]	90
鲟鱼	[4]	262	醋林子		[5]	493
獐骨	[4]	44	震肉		[4]	51
腐木	[3]	290	震烧木		[3]	214
腐婢	[5]	99	鹠		[4]	130
韶子	[4]	629	蝎		[4]	453
漆姑草	[3]	86	蝮蛇胆		[4]	402
漏芦	[2]	7	蝼蛄		[4]	456
寡妇床头尘土	[1]	319	墨		[3]	284
寡妇荐	[2]	73	稷米		[5]	96
蜜香	[3]	154	箭竿		[3]	288

鲤鱼	[4]	259	**十七画**		
鲩鱼	[4]	266	薗茹	[2]	565
鲫鱼	[4]	251	藿菌	[2]	436
摩厨子	[4]	562	薥车香	[2]	494
蒭草	[2]	361	藕豆	[5]	76
鹤虱	[2]	574	薰陆香	[3]	185
			薰草	[5]	521
十六画			藁本	[2]	179
燕齿	[5]	515	檀	[3]	528
燕屎	[4]	139	檀香	[3]	195
燕蓐草	[3]	27	檀桓	[3]	214
薤	[5]	202	螺厣草	[2]	609
薇	[1]	563	蟥螗	[4]	482
薇菜	[5]	233	繁露水	[1]	392
薇衔	[2]	60	鼢鼠壤堆上土	[1]	264
薏苡仁	[1]	555	爵床	[2]	341
薄荷	[5]	222	鮡鱼、鲲鱼、鳅鱼、鼠尾鱼、		
檽木灰	[3]	446	地青鱼、鲋鮧鱼、邵阳鱼	[4]	266
橙子皮	[4]	519	鮧鱼	[4]	248
橘	[4]	496	螽	[4]	360
醍醐	[3]	587	蟅虫	[4]	330
醍醐菜	[5]	240	麋鱼	[5]	520
壑	[3]	126	麋脂	[4]	9
壑菜	[1]	658	糟笋中酒	[5]	112
鹧鸪	[4]	198	鹬	[4]	130
鲮鲤甲	[4]	463			
鲵鱼	[4]	267	**十八画**		
鲻鱼	[4]	347	藕实	[4]	493
獭肝	[4]	65	藜芦	[2]	414
鹧鸪	[4]	124	藤黄	[3]	152
凝水石	[1]	208	覆盆子	[4]	515
甑气水	[1]	396	礞石	[1]	424
甑带灰	[2]	579	瞿麦	[2]	113
壁钱	[4]	479	礜石	[1]	331

鮹鱼　　　　　　　[4]　264　　　灌草　　　　　　　　[5]　511

鹰屎白　　　　　　　[4]　147

璧玉　　　　　　　　[5]　503　　　　　　二十一画

　　　　　　　　　　　　　　　　露筋草　　　　　　　[5]　335

　　　　十九画　　　　　　　　露蜂房　　　　　　　[4]　276

鼋　　　　　　　　　[4]　461　　　霹雳针　　　　　　　[1]　187

藿香　　　　　　　　[2]　461　　　鳢肠　　　　　　　　[2]　338

蘑菇　　　　　　　　[5]　229　　　鳣鱼肝　　　　　　　[4]　265

攀倒甑　　　　　　　[5]　317　　　鳠鱼白　　　　　　　[4]　263

穬麦　　　　　　　　[5]　69　　　麝香　　　　　　　　[3]　568

鳗鲡鱼　　　　　　　[4]　307　　　蠡鱼　　　　　　　　[4]　245

鳙鱼　　　　　　　　[4]　360　　　蠡实　　　　　　　　[2]　111

鲸鱼　　　　　　　　[4]　262

蟹　　　　　　　　　[4]　283　　　　　二十二画及以上

蟹膏投漆中化为水　　[1]　464　　　鹳骨　　　　　　　　[4]　176

麒麟竭　　　　　　　[3]　247　　　蘽米　　　　　　　　[5]　59

䖯舌　　　　　　　　[5]　522　　　蘼芜　　　　　　　　[1]　631

鳖甲　　　　　　　　[4]　279　　　鳜鱼肝及子　　　　　[4]　266

　　　　　　　　　　　　　　　　鷿鷉　　　　　　　　[4]　151

　　　　二十画　　　　　　　　蠮螉　　　　　　　　[4]　408

蘩蒌　　　　　　　　[5]　267　　　鼹鼠　　　　　　　　[4]　70

蘘草　　　　　　　　[5]　523　　　鼷鼠　　　　　　　　[4]　361

醴泉　　　　　　　　[1]　394　　　鸐雉鸟　　　　　　　[4]　130

鳜鱼　　　　　　　　[4]　337　　　鸬鹚　　　　　　　　[4]　162

鳝鱼　　　　　　　　[4]　254　　　蠷螋　　　　　　　　[4]　359

鲦鮧鱼　　　　　　　[4]　262　　　鼺鼠　　　　　　　　[4]　73

糯稻米　　　　　　　[5]　93

后 记

  《本草品汇精要》系明孝宗敕命太医院刘文泰等 49 人纂修的明代唯一的一部官修本草，定稿于明弘治十八年（1505），比《本草纲目》还早 73 年。原书系朱墨分书及丹青写生的宫廷彩绘抄本，共 36 帙。书凡 42 卷，外序例、凡例、目录 1 卷，实际载药 1809 种，存图 1383 幅。由于历史的原因，该书一直被内府束之高阁，在历史上鲜有人知。弘治朝以降，明清官修目录学书籍《明史·艺文志》《明书·经籍志》《国史·经籍志》《续文献通考》《四库全书提要》《天禄琳琅书目》《武英殿聚珍本丛书书目》等，对《本草品汇精要》均没有收录。其仅见于中国第一历史档案馆珍藏的《御药房医书总档》，此书记载乾隆二十一年（1756）十一月御药房所存医书的目录，内收有《本草品汇精要》弘治原本和康熙重绘本两部书，各四函。

  直至 20 世纪 30 年代，国内学者才注意到该书。近代目录学记录始于民国时期，1932 年，北平哈佛燕京图书馆所藏李晋华编《明代敕撰书考》，收录了故宫博物院藏清康熙四十年（1701）康熙校正本。1933 年，陶湘编《故宫殿本书库现存目》《内府写本书目》《清代殿板书目》，首次记录了康熙重绘本残本 13 册和康熙校正本。1935—1936 年，北平图书馆馆长袁同礼、王重民考察欧洲图书馆后，在报告中说在梵蒂冈教皇博物馆（系罗马国立中央图书馆之讹）珍藏明五彩图原稿。1936 年，商务印书馆将故宫博物院所藏康熙校正本文字部分首次铅印刊行。谢观氏虽对其做过部分校勘，但未作句读，且所参校之本亦无考。其更无原书特色之一的彩绘药图。

1959 年，《北京图书馆善本书目》收录明抄彩绘残本 2 册、郑振铎旧藏《本草图谱》彩绘图谱残本 3 册。1961 年，《中医图书联合目录》收录中国科学院图书馆朱丝栏抄本。1975 年，《栖芬室架书目》收录范行准旧藏《本草图谱》彩绘图谱残本 2 册。1986 年，《中国古籍善本书目》收录上海图书馆藏彩绘本草残本 2 册。

在国外，1877 年，佛罗伦萨出版的《罗马国立中央图书馆近藏和汉图书目录》收录一部"关于自然史的百科全书"（罗马本）。1966 年，《德国国家图书馆所藏东方稿本目录》第 12 册《汉满文手稿及珍稀刊物》收录柏林本。1982 年，《杏雨书屋藏书目录》收录所藏弘治原本全本 36 册、康熙重绘本残本 23 册、旧抄彩绘本 2 册、精绘本草图残本 8 册 4 种彩绘抄本。

弘治原本的彩图重摹记录始于明正德、嘉靖年间。吴门绘画代表人物文徵明以岁贡生身份从家乡长洲（今江苏苏州）应荐举赴京城做宫廷画师，被授翰林院待诏。文氏供事宫中画院时期，正值《本草品汇精要》成为禁书才十余年，其绘图副本则有可能留存画院被文徵明临摹出宫，并带回了长洲故里(已佚)。第二次传摹于万历四十五年至四十八年（1617—1620），文俶对其曾祖传下的正德摹写本进行临摹，因不知当年内府本草原名，故改题《金石昆虫草木状》。第三次传摹于崇祯年间（1620—1631），文俶女弟子江阴周淑祜、周淑禧姊妹改编《金石昆虫草木状》药图之节摹传抄本，易名曰《本草图谱》。第四次传摹则是清康熙三十九年（1700）圣祖皇帝诏命武英殿监造赫士享、张常住依照原书正本格式重抄摹了一部，世称"康熙重绘本"。第五次传摹则是法国传教士汤执中和韩国英于乾隆年间（1770—1772）在北京摹绘"康熙重绘本"三套副本。

《本草品汇精要》文字校勘、彩图重摹出版等记录，始于清康熙四十年（1701），太医院奉旨对弘治原本之校勘整理。此书彩绘图谱的首次正式出版物是1871年由巴克霍兹在法国巴黎出版的包含303幅植物图的《中华药用植物图集》。

20世纪70年代，国外学者开始研究该书。1973年，意大利和德国汉学家分别据罗马国立中央图书馆和柏林国家图书馆所藏此书彩绘本药图做了关于此书的部分影印和考证，并出版了两本研究专著。

笔者于1985年考入中国中医研究院（今中国中医科学院）中药研究所，师从本草生药学家、中药品种理论创立者谢宗万和本草文献专家章国镇先生，在读研究生期间的课题就是《本草品汇精要》版本源流、内容特色和品种考证研究，从此与该书结下了不解之缘。

《本草品汇精要》编纂时重在删繁补阙式改编，忽视了资料严谨引据，这给该书质量带来了一定的影响，错误、纰漏屡见不鲜。又如序例中竟误以《政和本草》为掌禹锡所撰；文中标注时以"别录云"代替唐宋本草注文，这造成一些混乱。但《本草品汇精要》在总结整理金元至明中叶近三百余年的药学理论及药学实践成果方面，在药物分类、编写体例和图绘诸方面较前代本草有所发挥，颇具特色，具有一定的学术价值。于是笔者于1989年申请了国家中医药管理局青年基金课题"《本草品汇精要》校点注释研究"，并有幸中标。当时，在国内，此书仅存几部彩绘抄本残卷，而其全本仅有故宫博物院图书馆藏康熙校正本，且无图谱。通过版本考证，笔者在 1990 年 3 月至 1992 年 8 月取以康熙校正本为蓝本的商务印书馆铅印本作为底本，将其中内容录入电脑，并加以标点、校勘，又通过王会钧先生复制了台北图书馆的《金石昆虫草木状》（约占弘治原本 96% 药图）黑白缩微胶卷配备图谱。1992 年 9 月，在罗马大学白佐良博士帮助下，自筹外汇复制了意大利罗马国立中央图书馆所藏明抄彩绘全本的黑白缩微胶卷，但考虑到底本选择应以更早的善本为准，故于 1992 年 10 月至 1995 年 9 月将校点原稿改以罗马本为底本，再次校勘一遍，并重新配以罗马本药图。经过两次反复，最后在确定底本、主校本、参校本的基础上对全书进行了校点、注释研究工作，历时五年半余。此后十年间笔者陆续收集到的中日两国彩色或黑白影印的罗马本、东京本、故宫校正本、万历传抄本、崇祯传抄本、正德宫廷彩绘《食物本草》、万历宫廷彩绘《补遗雷公炮制便览》等 7 种彩绘抄本达 17 种出版物。经过反复对比不同出版物的文字和图片，于 2004 年首次整理出版了《本草品汇精要》（校注研究本），出校记达 3000 余条，惜因当时经费所限，1300 余幅药图只能采用黑白影印方式插入正文。为展现原书的精美丹青图绘及比较各抄本图式变化，特从国内外收集到的 11 种不同抄本中选取各卷有代表性的彩图 270 余幅，辑成"《本草品汇精要》彩色插图"附于书前，并将课题研究期间已发表或未发表的 16 篇有关研究论文汇集成"《本草品汇精要》丛考"附于书后。

作为本课题的研究成果——"《本草品汇精要》校释研究"于 1993 年 8 月通过了国家中医药管理局组织的以北京中医药大学王绵之教授为首的专家组鉴定，并荣获 1993 年度中国中医研究院中医药科技成果三等奖。

在 2004 年至今的 15 年间，笔者多次前往日本大阪杏雨书屋考察《本草品汇精要》弘治原本，发表 10 篇研究论文，其中以《本草品汇精要》（校注研究本）为基础的"明代药典《本草品汇精要》的整理研究"荣获 2009 年度中华中医药学会科学技术奖二等奖。

非常幸运的是，日本武田科学振兴财团于 2014 年以非卖品方式出版了弘治原本彩色影印本，台湾世界书局也出版了万历传抄本《金石昆虫草木状》。笔者有幸获赠二书后，经过近 5 年艰苦的文献研究工作，在北京市 2018 年度优秀古籍整理出版选题扶持入选项目及北京科学技术出版社的大力支持下，终于完成了这部接近原貌、图文并茂的新校注本。

谨在此衷心地感谢武田科学振兴财团理事会、台湾李定杰先生提供此书弘治原本、万历传抄本出版物。感谢北京科学技术出版社为弘扬和振兴中国医药学，发掘中华医药文化遗产，不计经济风险，承担出版工作。

最后，感谢刘信丹、周娜娜、孙洁、何倾、田芳、李楠欣、张金聚、董思含、罗思敏、周宇、韩子洲等研究生帮助校对书稿。

曹　晖

于暨南大学羊城苑

2019 年春